2020 年
国家医疗服务与质量安全报告
——超声医学分册

National Report on the Services,
Quality and Safety in Medical Care System

国家超声医学质量控制中心 编

人民卫生出版社
·北京·

图书在版编目（CIP）数据

2020年国家医疗服务与质量安全报告 . 超声医学分册 /
国家超声医学质量控制中心编 . —北京：人民卫生出版
社，2021.8

ISBN 978–7–117–31831–0

Ⅰ. ①2⋯ Ⅱ. ①国⋯ Ⅲ. ①医疗卫生服务 – 质量管
理 – 安全管理 – 研究报告 – 中国 –2020②超声波诊断 – 质
量管理 – 安全管理 – 研究报告 – 中国 –2020 Ⅳ.
①R197.1②R445.1

中国版本图书馆 CIP 数据核字（2021）第 144730 号

人卫智网	www.ipmph.com	医学教育、学术、考试、健康，购书智慧智能综合服务平台
人卫官网	www.pmph.com	人卫官方资讯发布平台

2020 年国家医疗服务与质量安全报告——超声医学分册
2020 Nian Guojia Yiliao Fuwu yu Zhiliang Anquan Baogao
—— Chaosheng Yixue Fence

编　　写：国家超声医学质量控制中心
出版发行：人民卫生出版社（中继线 010-59780011）
地　　址：北京市朝阳区潘家园南里 19 号
邮　　编：100021
E - mail：pmph @ pmph.com
购书热线：010-59787592　010-59787584　010-65264830
印　　刷：三河市潮河印业有限公司
经　　销：新华书店
开　　本：787 × 1092　1/16　印张：20
字　　数：551 千字
版　　次：2021 年 8 月第 1 版
印　　次：2021 年 8 月第 1 次印刷
标准书号：ISBN 978-7-117-31831-0
定　　价：99.00 元
打击盗版举报电话：010-59787491　E-mail：WQ @ pmph.com
质量问题联系电话：010-59787234　E-mail：zhiliang @ pmph.com

编写工作组名单

顾　问　郭燕红　马旭东　高嗣法

主　编　姜玉新　李建初　王红燕

编　委（按姓氏笔画排序）

王　辉	吉林大学中日联谊医院
王文平	复旦大学附属中山医院
王红燕	北京协和医院
王金锐	北京大学第三医院
尹立雪	四川省人民医院
叶　军	赣南医学院第一附属医院
叶玉泉	河北省人民医院
田家玮	哈尔滨医科大学附属第二医院
冉海涛	重庆医科大学附属第二医院
尼玛玉珍	西藏自治区人民医院
朱　梅	昆明医科大学第一附属医院
任卫东	中国医科大学附属盛京医院
米成嵘	宁夏医科大学总医院
许　迪	江苏省人民医院
李建初	北京协和医院
杨　斌	东部战区总医院
谷　颖	贵州医科大学附属医院
张　梅	山东大学齐鲁医院
张玉英	青海省人民医院
陈　武	山西医科大学第一医院
周　平	中南大学湘雅三医院
周　青	武汉大学人民医院
南瑞霞	海南医学院第一附属医院
姜　凡	安徽医科大学第二附属医院
姜玉新	北京协和医院
袁建军	河南省人民医院
聂　芳	兰州大学第二医院
郭盛兰	广西医科大学第一附属医院
黄品同	浙江大学医学院附属第二医院
焦　彤	天津市人民医院
谢晓燕	中山大学附属第一医院
薛红元	河北省人民医院
薛恩生	福建医科大学附属协和医院
穆玉明	新疆医科大学第一附属医院

编写组工作人员（按姓氏笔画排序）

马　莉　　北京协和医院
马文琦　　西安交通大学第二附属医院
王　欣　　天津市第三中心医院分院
王义成　　河北北方学院附属第一医院
王丽丽　　安徽医科大学第二附属医院
邓　燕　　广西医科大学第一附属医院
田　霞　　新疆医科大学第一附属医院
庄博文　　中山大学附属第一医院
刘利平　　山西医科大学第一医院
刘晓明　　贵州医科大学附属医院
关　莹　　海南医学院第一附属医院
杜国庆　　哈尔滨医科大学附属第二医院
杜智慧　　鄂尔多斯市中心医院
李　闯　　河南省人民医院
肖际东　　中南大学湘雅三医院
谷　杨　　北京协和医院
应春花　　青海省人民医院
张红梅　　四川省人民医院
张群霞　　重庆医科大学附属第二医院
陈　珂　　西安交通大学第二附属医院
陈　舜　　福建医科大学附属协和医院
陈洪艳　　昆明医科大学第一附属医院
武雅婷　　宁夏医科大学总医院
范培丽　　复旦大学附属中山医院
杭　菁　　江苏省人民医院
赵　彤　　吉林大学中日联谊医院
徐永远　　浙江大学医学院附属第二医院
高璐滢　　北京协和医院
陶国伟　　山东大学齐鲁医院
陶蒽茜　　北京协和医院
黄　瑛　　中国医科大学附属盛京医院
曹　省　　武汉大学人民医院
章春泉　　南昌大学第二附属医院
董甜甜　　兰州大学第二医院
德　央　　西藏自治区人民医院

序

人民健康是社会文明进步的基础,是民族昌盛和国家富强的重要标志,也是广大人民群众的共同追求。党中央国务院在"十四五"规划和2035年远景目标中明确提出将人民健康放在优先发展的战略地位,深入推进健康中国建设。构建优质高效的医疗卫生服务体系是推进健康中国建设,实现健康中国战略的重要举措。

近年来,经济便捷、安全有效的超声诊疗技术迅速普及,成为临床最常用的诊疗技术之一,其应用质量对整体医疗质量具有重大影响。但不同地区、医疗机构及人员间的超声诊疗水平存在着较大差异,不利于医疗质量的提升。为保障超声诊疗的质量与安全,促进超声医学专业高质量发展,国家卫生健康委员会医政医管局于2017年筹建了国家超声医学质量控制中心。中心成立以后,以加强质量管理,提高超声诊断同质化、规范化水平为核心,迅速完善组织架构,建立覆盖全国的质控网络,制定质控指标,收集分析质控数据,实现超声质控工作信息化。自2018年起,中心连续3年组织编写了《国家医疗服务与质量安全报告——超声医学分册》(以下简称《报告》),实现了全国层面的超声医学科医疗质量现状的系统分析,并在行业内发行,得到广泛认可,对全面、精细化推进全国超声科质控工作,提升超声医疗质量与服务水平具有重要作用。

2020年《报告》在总结过去工作经验的基础上,依托全国超声质控工作网络平台,精心组织力量,对相关质控数据进行研究分析并广泛吸纳意见,更准确、客观地反映了我国超声医学专业的医疗质量现状,兼具科学性、权威性,是了解我国超声医学专业发展情况的重要途径。

未来,希望国家超声医学质量控制中心再接再厉,不断完善组织体系和指标体系,加强本专业医疗质量安全数据收集与分析,不断充实报告内容,提高报告的科学性、权威性,将《报告》打造成医疗质量管理领域的常青树,实现超声医学专业医疗质量和服务水平的持续改进,为促进医疗卫生事业高质量发展做出更多更大贡献。

国家卫生健康委员会医政医管局

2021年4月

前　言

保证医疗质量与医疗安全是医疗管理的永恒主题,是卫生事业改革和发展的重要内容。党和政府历来高度重视和关注我国医疗质量和安全。党的十九届五中全会提出,要全面推进健康中国建设,把保障人民健康放在优先发展的战略位置,深入实施健康中国行动,完善国民健康促进政策,为人民提供全方位全周期健康服务。《"健康中国 2030"规划纲要》指出,要建立与国际接轨、体现中国特色的医疗质量管理与控制体系,基本健全覆盖主要专业的国家、省、市三级医疗质量控制组织,实现全方位精准、实时管理与控制,持续改进医疗质量与安全,推进基本公共卫生服务均等化,使全体人民享有所需要的、有质量的、可负担的预防、治疗、康复、健康促进等健康服务,全面维护人民健康。

超声波技术作为一项迅速发展的影像学诊疗技术,已成为临床诊疗中不可或缺的部分。当前,我国超声检查从业人员众多,超声检查数量庞大,但不同地区、不同机构的超声诊疗水平还存在差异。随着我国医疗卫生事业的发展和医药卫生体制改革的不断深化,进一步加强超声专业的医疗质量安全管理,对当前分级诊疗体系建设的顺利推进、提升超声诊疗安全与质量,更好地保障人民群众健康权益具有重要意义。

为更全面、客观地评估我国超声专业医疗服务和医疗质量安全工作现状,提升精细化管理水平,在国家卫生健康委员会医政医管局的指导下,自 2018 年起,国家超声医学质量控制中心每年组织编写《国家医疗服务与质量安全报告——超声医学分册》。报告以国家卫生健康委员会对全国医疗机构的医疗质量数据抽样调查为基础,经过国家和各省级质量控制中心及国家超声医学质量控制中心专家组的科学统计分析及精心书写,全面展现了全国医疗机构超声专业质量控制形势与现状,对超声医学质量管理工作发挥了积极的指导作用。

2020 年的报告延续去年的形式,详细展现了 2019 年度全国及各省(自治区、直辖市)超声专业结构指标、过程指标和结果指标的情况,并加入与 2017 年度及 2018 年度的数据对比分析,反映了超声医疗质量指标几年来的动态变化情况。同时,本报告亦加入了 2019 年度各省级超声医学质量控制中心的基本情况及工作总结。希望为全国超声医学医疗质量监测与改进提供有价值的参考,为各级卫生行政部门、各级超声医学质量控制中心及各级医疗机构的管理工作和下一步政策制定提供循证依据,实现医疗服务和质量安全持续改进。

衷心感谢国家卫生健康委员会医政医管局的领导在本书编写过程中对国家政策进行解读和引导,并对数据上报和收集提供指导和帮助。感谢国家超声医学质量控制中心专家为质控指标的制定和分析贡献的专业化意见。感谢全国各省超声医学质量控制中心专家在撰写过程中所倾注的心血。由于时间和资料有限,书中如存在疏漏之处,恳请广大读者予以谅解,并提出宝贵意见与建议。谢谢!

国家超声医学质量控制中心

姜玉新　李建初　王红燕

2021 年 3 月

目　录

第一章

超声医学专业医疗质量控制指标含义

根据《关于开展〈2020年国家医疗服务与质量安全报告〉数据抽样调查工作的函》,在国家卫生健康委员会医政医管局的领导下,国家超声医学质量控制中心协助开展全国范围内的超声医学专业数据抽样调查工作,并完成《国家医疗服务与质量安全报告——超声医学分册》的编写。本次采用网络调查的形式,各相关医疗机构登录 www.ncis.cn 网站"年度全国医疗质量数据抽样调查"专栏进行数据填报。本分册的数据来源为全国抽样调查填报,主要截取2019年1月1日至2019年12月31日的相关数据,为全国各省、自治区、直辖市(含新疆生产建设兵团、不含港澳台地区)抽取的设有超声医学专业的5 964家医疗机构(含公立综合和民营综合,妇幼保健院、肿瘤、儿科、妇产、心血管等专科医院)网络填报的相关医疗服务数据。

(一)结构指标分析

指标1. 超声科医师配置情况

1. 超声科医患比

定义:超声科医师总人数占同期超声科完成超声检查总人次的比例

计算公式:

$$超声科医患比 = \frac{超声科医师总人数}{同期超声科完成超声检查总人次}$$

2. 各类医疗机构超声科医师学历分布情况

计算公式:

$$科室医师学士以下学历构成比 = \frac{学士以下医师人数}{年末科室医师总人数} \times 100\%$$

$$科室医师学士学历构成比 = \frac{学士医师人数}{年末科室医师总人数} \times 100\%$$

$$科室医师硕士学历构成比 = \frac{硕士医师人数}{年末科室医师总人数} \times 100\%$$

$$科室医师博士学历构成比 = \frac{博士医师人数}{年末科室医师总人数} \times 100\%$$

3. 各类型医疗机构超声科医师职称分布情况

计算公式：

$$科室医师住院医师职称构成比 = \frac{住院医师人数}{年末科室医师总人数} \times 100\%$$

$$科室医师主治医师职称构成比 = \frac{主治医师人数}{年末科室医师总人数} \times 100\%$$

$$科室医师副主任医师职称构成比 = \frac{副主任医师人数}{年末科室医师总人数} \times 100\%$$

$$科室医师主任医师职称构成比 = \frac{主任医师人数}{年末科室医师总人数} \times 100\%$$

4. 各类医疗机构超声科医师年龄分布情况

计算公式：

$$科室医师 \leq 25 \text{ 岁年龄构成比} = \frac{科室医师 \leq 25 \text{ 岁人数}}{年末科室医师总人数} \times 100\%$$

$$25 \text{ 岁} < 科室医师 \leq 35 \text{ 岁年龄构成比} = \frac{25 \text{ 岁} < 科室医师 \leq 35 \text{ 岁人数}}{年末科室医师总人数} \times 100\%$$

$$35 \text{ 岁} < 科室医师 \leq 45 \text{ 岁年龄构成比} = \frac{35 \text{ 岁} < 科室医师 \leq 45 \text{ 岁人数}}{年末科室医师总人数} \times 100\%$$

$$科室医师 > 45 \text{ 岁年龄构成比} = \frac{科室医师 > 45 \text{ 岁人数}}{年末科室医师总人数} \times 100\%$$

指标 2. 超声诊室配置情况

定义：超声诊室总数与同期超声科完成超声检查总人次之比。

计算公式：

$$超声诊室数与超声检查人次比 = \frac{超声诊室总数}{同期超声科完成超声检查总人次}$$

指标 3. 工作量

1. 平均每日门诊、急诊、体检、住院超声检查人次

定义：年门诊、急诊、体检、住院超声检查人次与同期工作日数或同期日历日数之比。

计算公式：

$$平均每日门诊超声检查人次 = \frac{年门诊超声检查人次}{同期工作日数}$$

$$平均每日急诊超声检查人次 = \frac{年急诊超声检查人次}{同期日历日数}$$

$$平均每日体检超声检查人次 = \frac{年体检超声检查人次}{同期工作日数}$$

$$平均每日住院超声检查人次 = \frac{年住院超声检查人次}{同期工作日数}$$

2. 每日人均工作量

计算公式:

$$每日人均工作量 = \frac{同期超声科完成超声检查总人次}{每年工作日总数 \times 超声科室医师人数}$$

指标4. 超声科医师数与超声诊断仪器数比

定义:超声科医师总人数与超声诊断仪总数之比。

计算公式:

$$超声科医师数与超声诊断仪数比 = \frac{超声科医师总人数}{超声诊断仪总台数}$$

(二)过程指标分析

指标5. 住院超声检查预约时间

定义:临床申请超声检查至患者接受检查的平均时间。

计算公式:无

指标6. 危急值上报例数

定义:超声检查发现危急值并上报的例数。

计算公式:无

(三)结果指标分析

指标7. 超声报告阳性率

定义:抽查的超声报告中阳性结果的例数占随机抽查超声报告总数的比重。

计算公式:

$$超声报告阳性率 = \frac{超声报告中发现阳性结果的例数}{随机抽查超声报告总数} \times 100\%$$

指标8. 超声诊断符合率

定义:报告期内超声诊断与病理或临床诊断符合例数占超声报告有对应病理或临床诊断总例数的比重。

计算公式:

$$超声诊断符合率 = \frac{超声诊断与病理或临床诊断符合例数}{超声报告有对应病理或临床诊断的总例数} \times 100\%$$

第二章

全国超声医学专业医疗质量管理与控制数据分析

一、医疗服务与质量安全情况分析

(一)数据上报概况

全国共有5 964家设有超声医学专业的医疗机构参与数据上报,数据完整率为97.18%。全国各省、直辖市、自治区均参与数据上报。其中公立医院包括三级综合医院1 394家(23.37%),二级综合医院2 394家(40.14%),三级专科医院282家(4.73%),二级专科医院660家(11.07%);民营医院1 234家(20.69%)。各省详细数据见表2-0-1。

表2-0-1 2019年全国超声医学专业医疗质量控制指标抽样医疗机构分布情况

单位:家

省(自治区、直辖市)	二级专科	二级综合	三级专科	三级综合	民营	合计
安徽省	2	49	5	40	51	147
北京市	12	23	3	34	24	96
福建省	13	75	7	40	28	163
甘肃省	2	31	3	21	6	63
广东省	47	142	29	124	74	416
广西壮族自治区	37	71	12	48	15	183
贵州省	30	100	6	34	95	265
海南省	4	18	2	13	5	42
河北省	79	221	7	57	107	471
河南省	56	199	15	60	91	421
黑龙江省	16	58	14	46	16	150
湖北省	27	61	10	62	21	181
湖南省	14	41	7	40	19	121
吉林省	10	51	6	24	31	122

续表

省（自治区、直辖市）	二级专科	二级综合	三级专科	三级综合	民营	合计
江苏省	12	59	21	69	89	250
江西省	25	60	9	31	38	163
辽宁省	11	90	8	83	97	289
内蒙古自治区	7	42	4	29	6	88
宁夏回族自治区	11	16	1	10	10	48
青海省	0	14	3	11	3	31
山东省	34	164	19	104	81	402
山西省	29	143	13	36	38	259
陕西省	23	114	8	42	31	218
上海市	7	34	6	28	16	91
四川省	62	136	24	113	89	424
天津市	8	20	8	28	19	83
西藏自治区	2	49	0	10	0	61
新疆维吾尔自治区	4	56	5	23	1	89
新疆生产建设兵团	0	7	0	8	0	15
云南省	28	137	10	33	49	257
浙江省	16	56	14	66	14	166
重庆市	32	57	3	27	70	189
全国	660	2 394	282	1 394	1 234	5 964

（二）结构指标分析

指标 1. 超声科医师配置情况

（1）超声科医患比

超声科医患比指的是每万人次超声检查患者平均拥有的超声科医师数。2019 年，全国的平均超声科医患比为 1.18∶10 000（即每万人次超声检查患者对应 1.18 名超声科医师）。其中超声科医患比排名较高的地区包括西藏、山西、贵州、河北、海南；而排名较低的地区则包括浙江、上海、宁夏、江苏、北京、广东等，多为经济相对发达地区（图 2-0-1）。超声科医患比最高的为西藏自治区，为 2.09∶10 000，最低的浙江省仅为 0.68∶10 000，说明经济较发达地区诊疗水平较高，但同时面对诊疗压力相对较大的问题。可能与其人口相对密集，或存在异地就医有关，造成超声医患分布相对不均衡。

2017—2019 年全国超声科医患比变化不大，其中 2018 年最低，为 1.16∶10 000，2017 年最高，为 1.43∶10 000（图 2-0-2）。

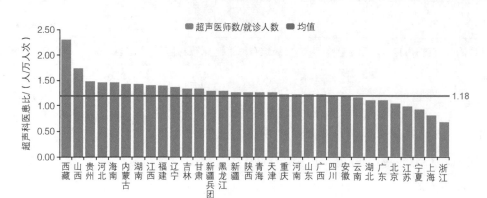

图 2-0-1   2019 年各省（自治区、直辖市）超声科医患比

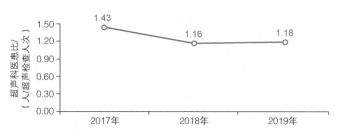

图 2-0-2   2017—2019 年全国平均超声科医患比

（2）各类医疗机构超声科医师学历分布情况

2019 年，全国各类医疗机构中的超声科医师主要学历为学士及学士以下学历，分别占比57.24%、30.71%，而博士学历最少，仅为0.76%，硕士学历为11.29%（图 2-0-3）。其中，博士、硕士高学历人才主要集中于三级医院，较二级医院及民营医院明显增多（图 2-0-4），说明高端人才聚集于三级医院，而基层及民营医院缺乏高学历人才。

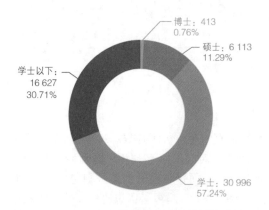

图 2-0-3   2019 年全国超声科医师学历构成情况

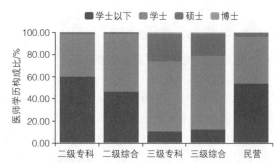

图 2-0-4   2019 年全国不同类型医疗机构超声科医师学历构成情况

（3）各类型医疗机构超声科医师职称分布情况

2019 年，全国各类型医疗机构超声科医师职称主要为住院医师及主治医师，分别为42.27%、37.32%；主任医师占比最少，为4.80%；副主任医师为15.61%（图 2-0-5）。在不同类型的医疗机构

中,均呈现住院医师、主治医师、副主任医师、主任医师数量依次递减的规律(图2-0-6)。其中,二级及民营医院初级职称医师比例更高,高级职称的医师占比较三级医院明显减少,说明三级医院的高年资超声科医师资源较丰富,而二级及民营医院则相对缺乏。

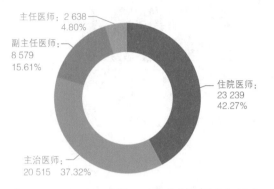

图2-0-5 2019年全国医疗机构超声科医师职称构成比

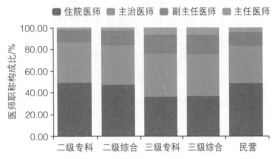

图2-0-6 2019年全国不同类型医疗机构超声科医师职称构成比

(4)各类医疗机构超声科医师年龄分布情况汇总

2019年,全国各类型医疗机构中,>25~35岁医师占比最大,为42.64%,>35~45岁医师次之,为34.79%,而≤25岁的医师占比最少,仅为3.13%(图2-0-7)。在不同类型的医疗机构中,超声科医师年龄分布情况基本相似(图2-0-8)。说明在不同类型医疗机构的超声科中,青年医师均为科室的主要人群,相应承担大部分的医疗工作。

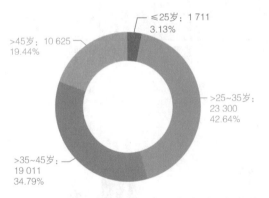

图2-0-7 2019年全国医疗机构超声科医师年龄构成比

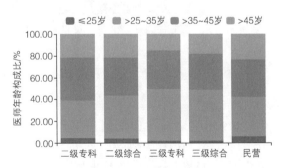

图2-0-8 2019年全国不同类型医疗机构超声科医师年龄构成比

指标2. 超声诊室配置情况

超声诊室的配置情况直接反映了医疗机构超声科的工作承载容量。在2019年,各省(自治区、直辖市)医疗机构超声诊室数/就诊人次数如图2-0-9所示,全国平均每万人次患者拥有诊室数为0.83个。

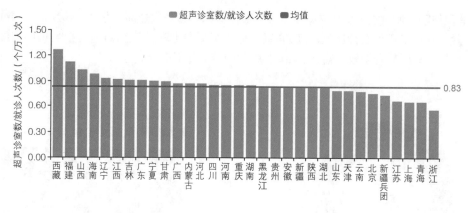

图 2-0-9　2019 年各省（自治区、直辖市）医疗机构超声诊室数 / 就诊人次数

指标 3. 工作量

（1）门诊工作量

2019 年全国日均门诊超声工作量为 190.95 人次，较高的为浙江、上海、北京、江苏、广东等经济较发达地区（图 2-0-10）。按医疗机构类型来看，三级专科及三级综合的日均门诊超声工作量明显高于二级医院及民营医院（图 2-0-11）。这一方面与三级医院多具有较大的医疗机构规模有关；另一方面也反映了三级医院仍承担了大量的门诊超声检查工作。

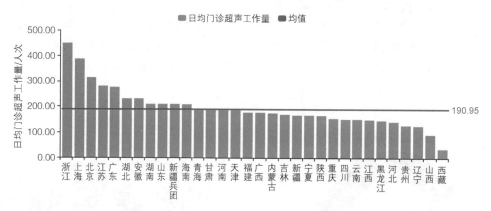

图 2-0-10　2019 年各省（自治区、直辖市）医疗机构日均门诊超声工作量

（2）住院工作量

2019 年全国日均住院超声工作量为 105.73 人次。与门诊类似，2019 年的日均住院超声工作量较大的省份仍多见于人口及经济大省，如浙江、湖北、上海、北京等，同时青海、新疆等地区也有较多的住院工作量（图 2-0-12）。按医疗机构类型来看，三级医院的住院超声工作量明显高于二级医院及民营医院；另外，与门诊超声不同，综合医院较专科医院的日均住院超声工作量明显增多（图 2-0-13），这可能与专科医院多为妇产医院，检查多在门诊完成有关。

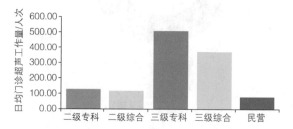

图 2-0-11　2019 年全国不同类型医疗机构日均门诊超声工作量

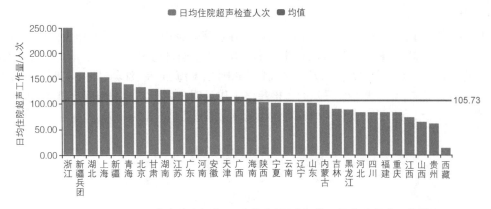

图 2-0-12　2019 年各省（自治区、直辖市）医疗机构日均住院超声工作量

（3）急诊工作量

2019 年全国日均急诊超声工作量为 13.15 人次。日均急诊超声工作量较大的有浙江、宁夏、天津、北京、江苏、上海等地区（图 2-0-14）。按医疗机构类型来看，三级医院的急诊超声工作量明显高于二级医院及民营医院（图 2-0-15），反映了三级医院承担了大量的急诊超声检查工作，面对较大的急诊工作诊疗压力，这可能与群众更信任三级医院的诊疗水平有关，从一定程度上说明分级诊疗在现阶段仍需进一步推行。

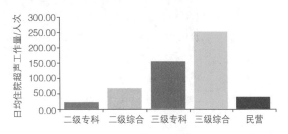

图 2-0-13　2019 年全国不同类型医疗机构日均住院超声工作量

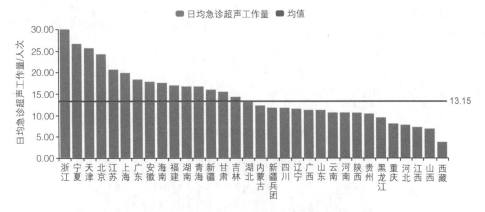

图 2-0-14　2019 年各省（自治区、直辖市）医疗机构日均急诊超声工作量

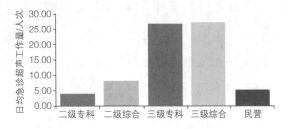

图 2-0-15　2019 年全国不同医疗机构日均急诊超声工作量

（4）体检工作量

由于超声检查具有便捷、无辐射等优点，超声在疾病筛查中有重要作用，作为体检中最重要的检查手段之一，超声科承担了大量的体检工作。2019年全国日均体检超声工作量为60.87人次，工作量较大的地区主要集中在人口及经济大省，如浙江、上海、北京、江苏、广东等地（图2-0-16）。按医疗机构类型来看，三级综合医院的体检超声工作量明显高于其他类型医疗机构，而二级专科、二级综合、三级专科及民营医院的日均体检超声工作量近似（图2-0-17）。

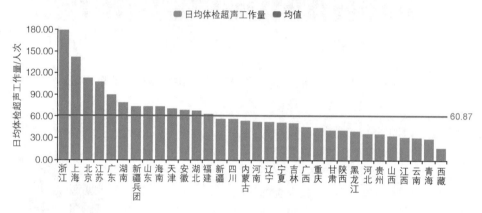

图 2-0-16　2019 年各省（自治区、直辖市）医疗机构日均体检超声工作量

（5）全国各地医疗机构日均超声工作量构成

2019 年，在不同类型工作量的构成上，全国门诊超声工作量占比最高，约占 50%，其次为住院超声工作量，体检和急诊占比较低，各地情况基本相同（图2-0-18）。从不同类型医疗机构来看，专科医院的门诊工作量比例高，而民营医院体检工作量占比较高（图2-0-19），说明不同类型医院主要承担的医疗工作内容不同。

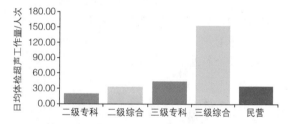

图 2-0-17　2019 年全国不同类型医疗机构日均体检超声工作量

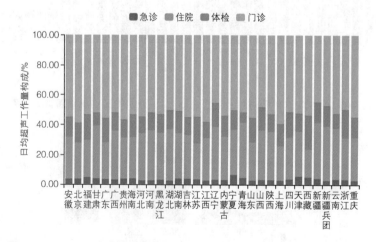

图 2-0-18　2019 年各省（自治区、直辖市）医疗机构日均超声工作量构成

（6）每日人均工作量

2019年全国超声科医师的每日人均工作量为35.28人次，排名较高的包括浙江、上海、江苏、宁夏、北京、安徽等地区，不同类型的医疗机构差别不大，三级综合医院最高（图2-0-20、图2-0-21）。2017—2019年的每日人均工作量逐年上升，说明临床对超声检查的需求不断增加（图2-0-22）。

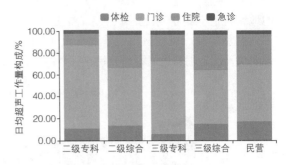

图 2-0-19　2019年全国不同类型医疗机构日均超声工作量构成

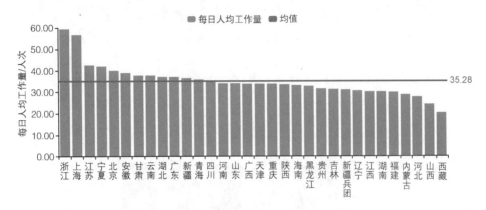

图 2-0-20　2019年各省（自治区、直辖市）医疗机构超声科每日人均工作量

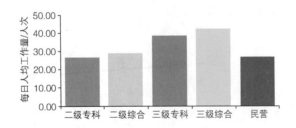

图 2-0-21　2019年全国不同类型医疗机构超声科每日人均工作量

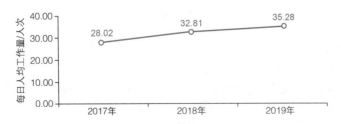

图 2-0-22　2017—2019年全国医疗机构超声科每日人均工作量

指标4．超声科医师数与超声诊断仪器数比

该比值反映了超声科的医师资源与仪器配置是否匹配合理。2019年该比值为1.27，即约1.27名超声科医师对应1台超声机器，说明超声科医师与超声仪器的配置基本匹配，其中该比值较小

的地区包括宁夏、广东、上海、北京、浙江等(图2-0-23),说明这些地区的超声仪器配置更为充足。不同类型的医疗机构该比值差别不大(图2-0-24)。2017—2019 年该比值逐年下降(图2-0-25),说明仪器配置随着发展不断充足,与医师资源基本匹配。

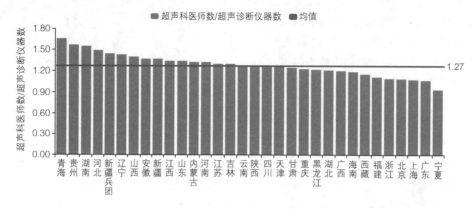

图 2-0-23　2019 年各省(自治区、直辖市)医疗机构超声科医师数 / 超声诊断仪器数

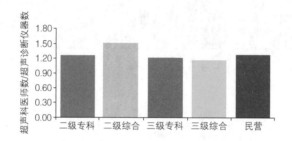

图 2-0-24　2019 年全国不同类型医疗机构超声科医师数 / 超声诊断仪器数

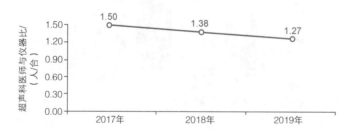

图 2-0-25　2017—2019 年全国医疗机构超声科医师数 / 超声诊断仪器数

(三) 过程指标分析

指标 5. 住院超声检查预约时间

超声检查预约时间为患者从预约检查到检查完成的时间,反映患者的等待时间和医院的诊疗效率,与超声科的预约管理制度直接相关。若预约时间较长,将影响患者的有效医疗诊治。本次调查主要统计了住院患者超声检查预约时间。

住院超声检查预约时间:2019 年,全国各地的住院超声预约时间在 0.58~2.17 天,平均 1.25 天;各类医疗机构在 0.90~1.49 天。这些数据体现了住院超声的完成较为及时迅速,为患者的及时诊疗提供了保障,缩短了就医时间,减少医疗资源浪费(图2-0-26、图2-0-27)。2017—2019 年,住院超声平均预约时间相近,在 1.05~1.25 天,2019 年较前两年稍有上升(图2-0-28)。

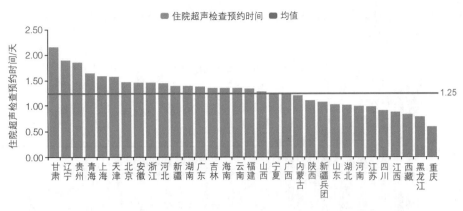

图 2-0-26 2019 年各省（自治区、直辖市）医疗机构住院超声检查平均预约时间

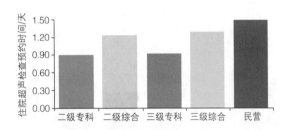

图 2-0-27 2019 年全国不同类型医疗机构住院超声检查平均预约时间

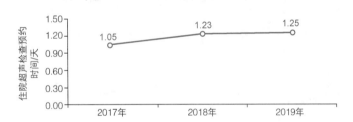

图 2-0-28 2017—2019 年全国医疗机构住院超声检查平均预约时间

指标 6. 危急值上报例数

超声的危急值上报数反映了超声对临床危重症疾病的检出价值以及及时上报的情况，亦体现超声与临床沟通的及时性，帮助临床医师更快速且有效地进行诊断并及时处置，减少医疗纠纷，确保患者的医疗安全，提高患者预后。

超声检查危急值包含：①外伤见腹水，疑似肝、脾、肾等内脏器官破裂出血的危重患者；②急性胆囊炎考虑胆囊化脓并急性穿孔；③考虑急性坏死性胰腺炎；④怀疑异位妊娠破裂并腹腔内出血；⑤晚期妊娠出现羊水过少并胎儿心率过快或过慢，心率大于 160 次 /min 或小于 110 次 /min；⑥子宫破裂；⑦胎盘早剥、前置胎盘并活动性出血；⑧心脏普大合并急性心力衰竭；⑨首次发现心功能减退小于 45%；⑩大量心包积液合并心脏压塞；⑪急性动脉夹层；⑫心脏破裂；⑬室间隔穿孔；⑭心脏游离血栓；⑮急性上下肢动脉栓塞；⑯瓣膜换瓣后卡瓣。

2019 年全国超声危急值报告数平均为 63.38 例，甘肃、宁夏、浙江、湖北、新疆等地报告数较高，较低的地区有西藏、江西、山西、海南、辽宁（图 2-0-29）。在不同类型的医疗机构中，三级综合及三级专科医院的危急值报告数更高（图 2-0-30），这体现了三级医院承担了更多的危重症患者，也一定程度上反映了危急值上报的及时性。

2017—2019 年全国平均超声危急值报告数分别为 59.29 例、73.45 例、63.38 例,2019 年较 2018 年有所下降(图 2-0-31)。

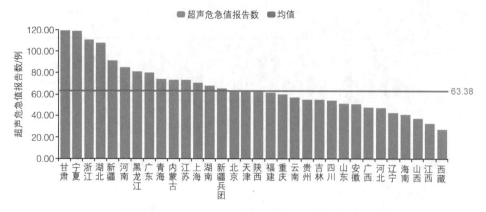

图 2-0-29 2019 年各省(自治区、直辖市)医疗机构超声危急值上报例数

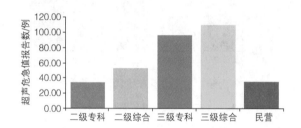

图 2-0-30 2019 年全国不同类型医疗机构超声危急值上报例数

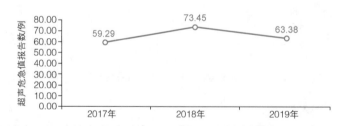

图 2-0-31 2017—2019 年全国医疗机构平均超声危急值上报例数

(四)结果指标分析

指标 7. 超声报告阳性率

超声报告阳性率反映疾病检出情况,体现了超声检查的价值。本次调查要求上报医疗机构随机抽取 300 份超声报告,其中包括门诊、急诊及住院超声报告各 100 份,统计阳性结果的报告比率。2019 年全国超声报告阳性率平均为 73.60%,即大部分的超声检查均有阳性发现,各地区医疗机构的阳性率差异不大,阳性率较高的省份或地区包括湖南、新疆生产建设兵团、河南、甘肃、黑龙江(图 2-0-32)。不同类型医疗机构中,三级综合医院的阳性率最高,为 76.83%;二级专科医院阳性率最低,为 58.73%,可能是二级专科医院的患者疾病谱较综合医院窄,或门诊与体检患者区分不明确,常规检查患者及正常人群疾病筛查在门诊完成检查,导致了二级专科医院阳性率较低(图 2-0-33)。在 2017—2019 年,超声检查阳性率逐渐升高,从 2017 年的 56.79%,上升至 2019 年的 73.60%,说明超声检查在临床应用中愈加合理及必要(图 2-0-34)。

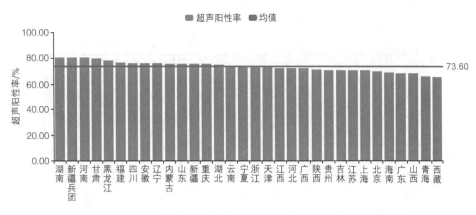

图 2-0-32　2019 年各省(自治区、直辖市)医疗机构超声报告阳性率

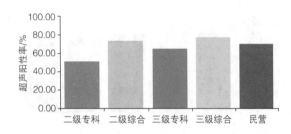

图 2-0-33　2019 年全国不同类型医疗机构超声报告阳性率

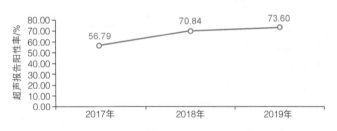

图 2-0-34　2017—2019 年全国医疗机构超声报告阳性率

指标 8. 超声诊断符合率

超声诊断符合率是反映超声诊断质量最重要的指标,基本上能反映一定时期内超声科室诊断水平,对临床有较大的诊疗价值。本次调查要求上报医疗机构随机抽查 2019 年获得病理或临床诊断结果的超声报告,每名超声科医师抽查的报告份数人均不少于 20 份。统计超声诊断符合的份数。

2019 年全国医疗机构的超声诊断符合率平均约为 83.64%,分布范围为 73.95%~90.52%(图2-0-35),符合率较高的地区包括海南、福建、西藏、山东、上海。不同类型医疗机构之间的超声诊断符合率相近(图 2-0-36)。在 2017—2019 年,超声诊断符合率差别不大,2017 年及 2018 年分别为 82.66%、89.23%(图 2-0-37)。

二、问题分析及改进措施

(一)存在的主要问题及原因分析

1. 超声科临床需求高,三级医院诊疗压力较大

超声检查无创、经济、安全,疾病适用范围广,且方便复查随访,因此超声检查人数、检查频次

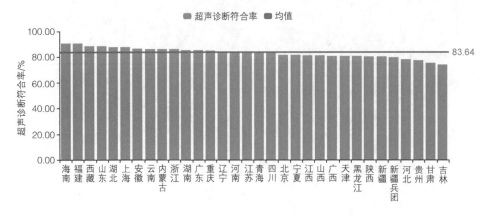

图 2-0-35 2019 年各省(自治区、直辖市)医疗机构超声诊断符合率

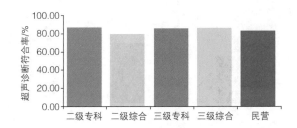

图 2-0-36 2019 年全国不同类型医疗机构超声诊断符合率

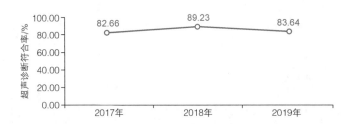

图 2-0-37 2017—2019 年全国医疗机构超声诊断符合率

非常高,超声科医师的每日人均工作量在 2017—2019 年这三年内逐年上升。从不同医疗机构类型来看,相较二级医院及民营医院,三级医院的工作量较大,门诊、急诊、住院、体检的工作量均远超其他类型医院。这一方面与三级医院较高的诊疗水平有关,是大部分群众首选的就医机构,另一方面也说明三级医院面对较高的诊疗压力,分级诊疗仍需继续向前推进。另外,在体检工作量的数据调研中显示,三级综合医院的体检工作量远超其他类型医院,三级综合医院拥有较高的诊疗水平,主要精力应更多地集中于疑难疾病的诊治中,所以从一定程度上说明现阶段医疗资源的分配并不合理。

2. 超声科人才短缺、分布不均

现阶段我国超声检查的完成与报告的书写均由超声科医师完成,与部分国家的超声技师采图,超声科医师读图及完成报告不同。因而我国超声科医师进行超声检查需承担较大的工作量,对操作手法及理论知识的掌握均要求较高。一次完整的超声检查包括病史询问、部位扫查、报告书写等过程,均需要超声科医师(有或无记录人员)亲自完成,因此一次高质量的超声检查耗时很长,一些较为复杂的检查如产检更是需要 30 分钟甚至以上的时间才能完成。虽然我国现有的超声科医师绝对数量高于放射科,但相对患者的数量仍较为不足。人力不足进一步导致工作负荷过重,诊断质量被影响。其次,目前我国超声科医师的学历普遍较低,博士及硕士学历者仅占比约12%,说明超声科严重缺乏高学历人才,影响我国超声医学专业的发展。并且高学历人才主要集中于三级医院,二级及民营医院严重缺乏,说明二级及民营医院的超声学科的发展及诊断水平的提高面对更加严峻的挑战。这可能与超声医学起步较晚,早期超声科室对入职医师学历不做过多要求有关,也与部分医院对超声科重视不足,导致学科发展受限有关。

3. 超声诊断质量有待进一步提高

超声检查的阳性率和诊断准确率反映了超声检查的临床应用价值。目前,超声检查的阳性率和诊断准确率有待提升,国家超声医学质量控制中心拟通过加强各级各类医疗机构对质量控制工作的重视,规范化培训,提高超声科医师的诊断水平。

（二）改进措施

1. 进一步完善超声医学专业质量控制体系建设

加强超声质量控制体系建设,组建更加完善的全国超声质量控制网络,进一步优化和细化质量控制指标,并通过多种形式鼓励和规范质量控制工作,建立规范化检查流程及标准化报告,提高质量控制工作的精度。

2. 加强三级医院对二级医院超声学科的业务指导

建立良好的转会诊及远程会诊机制,切实提高二级医院的超声诊疗水平。发挥三级医院优势专业,以学习班、专家会、线上学习、对口支援等形式帮扶基层医院,提高其诊断水平。

3. 强化继续教育,加强人才队伍建设

因超声专业普遍缺乏高学历人才,需要强化超声科医师的继续教育,进行超声规范化培训,全面提高超声科医师的理论水平和实践能力,促进不同类型医院超声学科的不断发展,诊疗水平的不断提高。

第三章

各省(自治区、直辖市)超声医学专业医疗质量管理与控制数据分析

第一节 北京市

一、医疗服务与质量安全情况分析

(一) 数据上报概况

北京市共有96家设有超声医学专业的医疗机构参与数据上报,数据完整率为96.60%。其中,公立医院72家,包括三级综合医院34家(35.42%),二级综合医院23家(23.96%),三级专科医院3家(3.12%),二级专科医院12家(12.50%);民营医院24家(25.00%)。各区及各类别医院分布情况见表3-1-1。

表 3-1-1　2019年北京市超声专业医疗质量控制指标抽样医疗机构分布情况

单位:家

区县	二级专科	二级综合	三级专科	三级综合	民营	合计
昌平区	0	1	0	4	3	8
朝阳区	1	1	1	5	9	17
大兴区	1	1	0	2	1	5
东城区	1	1	1	2	0	5
房山区	1	2	0	1	1	5
丰台区	1	2	0	3	2	8
海淀区	1	6	0	5	4	16
怀柔区	1	1	0	0	0	2
门头沟区	1	2	0	1	0	4
密云区	0	1	0	0	0	1
平谷区	1	0	0	0	2	3
石景山区	0	1	0	1	0	2
顺义区	1	1	0	1	0	3
通州区	0	0	0	1	1	2

续表

区县	二级专科	二级综合	三级专科	三级综合	民营	合计
西城区	1	2	1	7	2	13
延庆区	1	1	0	0	0	2
全市	12	23	3	34	24	96

(二)结构指标分析

指标1. 超声科医师配置情况

(1)超声科医患比

超声检查对医师的依赖性大,检查质量直接与检查者的操作及诊疗水平有关,因此,人力资源的分布情况对超声检查及报告的质量尤为重要。根据超声科医患比的数据显示,2019年北京市平均每万人次患者拥有1.03名超声科医师(图3-1-1)。2017年、2018年北京市平均每万人次患者拥有超声科医师数分别为1.17名、1.21名(图3-1-2)。与上一年度相比,2019年北京市平均每万人次患者拥有的超声科医师减少14.88%,反映出今年的超声医疗需求增加,超声科医师的数量在北京市处于短缺状态。

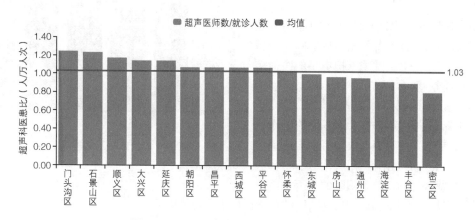

图3-1-1　2019年北京市各区超声科医患比

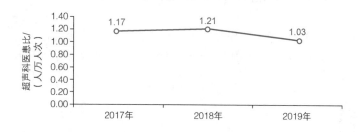

图3-1-2　2017—2019年北京市超声科医患比变化情况

(2)各类医疗机构超声科医师学历分布情况

北京市的各类医院中,三级医院超声科医师的构成以获硕士及以上学位医师为主,二级及民营医院超声科医师的构成以获学士学位医师为主,三级医院超声科获硕士及以上学位医师明显多于二级及民营医院,反映出在北京市各类型各医院的超声科医师学历参差不齐、差异较大(图3-1-3)。

(3) 各类型医疗机构超声科医师职称分布情况

北京市的各类医院中,三级及二级医院的超声科医师职称分布较为均衡,三级、二级医院拥有的住院医师比例明显高于民营医院(图 3-1-4)。

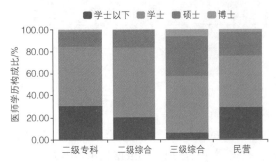

图 3-1-3 2019 年北京市不同类型医疗机构超声科医师学历构成情况

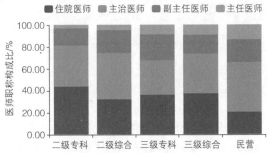

图 3-1-4 2019 年北京市不同类型医疗机构超声科医师职称构成比

(4) 各类医疗机构超声科医师年龄分布情况汇总

民营医院 >45 岁医师的比例明显高于二级及三级医院,公立医院的超声科医师年龄相对较年轻,提示公立医院需承担更多的医师培养及教育任务(图 3-1-5)。

指标 2. 超声诊室配置情况

该指标反映了医疗机构超声科的工作承载容量,北京市平均每万人次患者拥有诊室数为 0.76 个。其中石景山区、门头沟区、丰台区、昌平区、东城区、西城区、朝阳区的每万人次患者拥有诊室数位于平均值以上,其余区的该指标位于平均值以下。

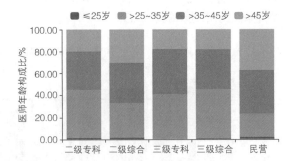

图 3-1-5 2019 年北京市不同类型医疗机构超声科医师年龄构成比

指标 3. 工作量

超声科医师人均工作量反映该医疗机构超声科的工作负荷水平。

(1) 门诊工作量

北京市医疗机构日均门诊超声工作量为 314.98 人次,其中东城区、通州区、顺义区、大兴区、密云区、西城区、房山区高于均值,表明以上区的门诊患者就诊量较大(图 3-1-6)。

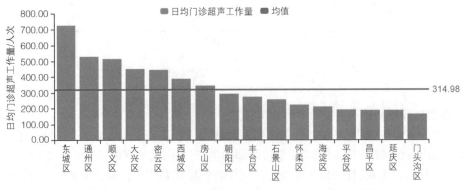

图 3-1-6 2019 年北京市各区医疗机构日均门诊超声工作量

(2) 住院工作量

医疗机构日均住院超声工作量为 133.20 人次,其中密云区、西城区、怀柔区、大兴区、房山区高于均值,表明以上区的住院超声患者就诊量较大(图 3-1-7)。

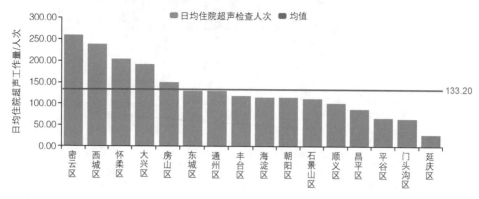

图 3-1-7　2019 年北京市各区医疗机构日均住院超声工作量

(3) 急诊工作量

医疗机构日均急诊超声工作量为 24.17 人次,其中密云区、通州区、东城区、大兴区、西城区、朝阳区明显高于均值,提示承担了大量的急诊超声检查工作。

(4) 体检工作量

医疗机构日均体检超声工作量为 112.92 人次,其中海淀区、昌平区、西城区、平谷区、丰台区、密云区的日均体检超声工作量位于均值以上,其余区的该指标位于均值以下。

(5) 每日人均工作量

超声科医师每日人均工作量为 39.92 人次(图 3-1-8)。三级、二级医院的每日人均工作量明显高于民营医院,提示其超声科医师工作负荷明显高于民营医院(图 3-1-9)。2017 年、2018 年北京市超声科医师每日人均工作量为 34.20 人次、36.45 人次(图 3-1-10)。北京市超声科医师每日人均工作量增加,反映出超声医疗需求逐年增加,超声科医师的数量在北京市处于短缺状态。

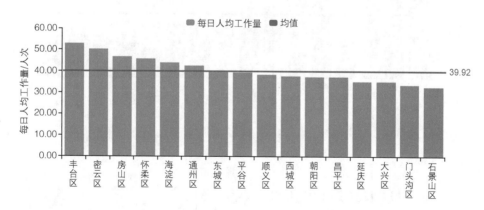

图 3-1-8　2019 年北京市各区医疗机构超声科每日人均工作量

指标 4. 超声科医师数与超声诊断仪器数比

2019 年北京市超声科医师数与超声诊断仪器数比为 1.09。不同类型的医疗机构超声科医师数与超声诊断仪器数比无显著性差异,提示在不同医疗机构里,超声科医师数与仪器数量配备相对平衡。

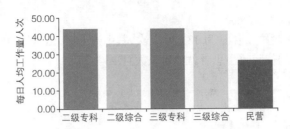

图 3-1-9 2019 年北京市不同类型医疗机构超声科每日人均工作量

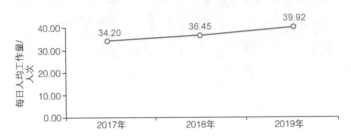

图 3-1-10 2017—2019 年北京市超声科每日人均工作量变化情况

(三) 过程指标分析

指标 5. 住院超声检查预约时间

北京市医疗机构平均住院超声检查预约时间为 1.47 天,体现了住院超声基本可做到即时性 (图 3-1-11)。综合医院的住院超声检查预约时间长于专科及民营医院,可能是由于综合医院的住院患者超声检查量大、住院超声的工作负荷高(图 3-1-12)。

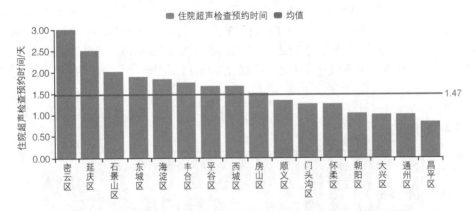

图 3-1-11 2019 年北京市各区医疗机构住院超声检查平均预约时间

指标 6. 危急值上报例数

超声危急值上报数反映了超声对临床危重疾病的检出与及时上报的情况。北京市医疗机构超声危急值报告数平均为 62.96 例 (图 3-1-13)。与民营医院相比较,公立医院有更多的危急值上报数,体现了公立医院承担了更多的危重疾病患者(图 3-1-14)。

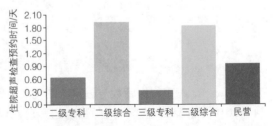

图 3-1-12 2019 年北京市不同类型医疗机构住院超声检查平均预约时间

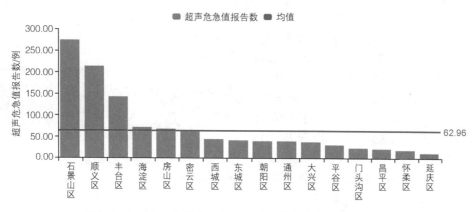

图 3-1-13　2019 年北京市各区医疗机构超声危急值上报例数

(四)结果指标分析

指标 7. 超声报告阳性率

北京市医疗机构超声报告阳性率均值为 69.62%,该指标体现了超声检查的价值(图 3-1-15)。2017 年、2018 年北京超声报告阳性率均值分别为 52.84%、68.69%,与 2017、2018 年相比较,2019 年北京超声阳性率升高(图 3-1-16)。在各类型医疗机构中,除二级专科医院外,总体阳性率无显著差异(图 3-1-17)。二

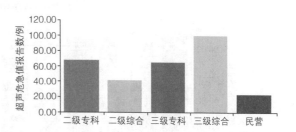

图 3-1-14　2019 年北京市不同类型医疗机构超声危急值上报例数

级专科医院阳性率最低,可能是由于二级专科医院承担了较多正常产检或妇科筛查的缘故。三级综合医院的超声报告阳性率最高。

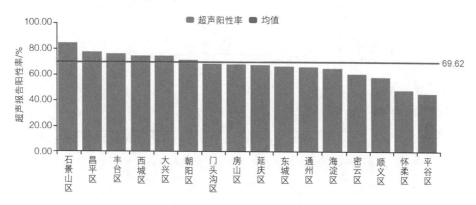

图 3-1-15　2019 年北京市各区医疗机构超声报告阳性率

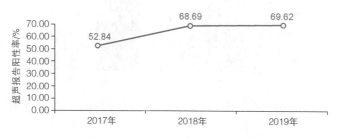

图 3-1-16　2017—2019 年北京市超声报告阳性率变化情况

指标 8. 超声诊断符合率

北京市医疗机构超声诊断符合率均值为 81.52%,分布范围为 70.70%~92.80%,该指标基本上能反映一定时期内超声科室诊断水平,提示北京市超声诊断水平有一定差异(图 3-1-18)。2017 年、2018 年北京超声诊断符合率分别为 85.26%、88.60%,与 2017 年及 2018 年相比,2019 年的超声诊断符合率无明显变化(图 3-1-19)。在各类型医疗机构中,超声诊断符合率无明显差异(图 3-1-20)。

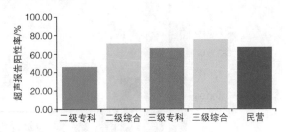

图 3-1-17　2019 年北京市不同类型医疗机构超声报告阳性率

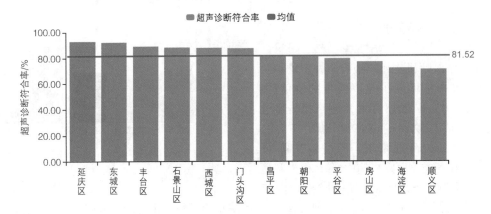

图 3-1-18　2019 年北京市各区医疗机构超声诊断符合率

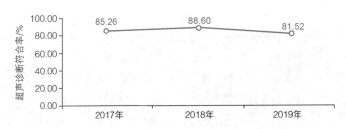

图 3-1-19　2017—2019 年北京市超声诊断符合率变化情况

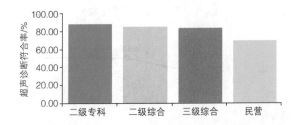

图 3-1-20　2019 年北京市不同类型医疗机构超声诊断符合率

二、问题分析及改进措施

(一) 存在的主要问题及原因分析

1. 超声科人才队伍短缺

超声从业人员短缺是影响超声质量的最大瓶颈,与欧美及日本等国家相比,目前超声科医师数量严重不足,一次完整的高质量超声检查包括病史询问、部位扫查、报告书写,耗时较长,一些复杂的检查如产科排畸筛查更是需要30分钟以上的时间。人员不足导致过高的工作负荷,过大的工作量易导致诊断差错。针对这样的现状,北京市超声医学质量控制与改进中心拟通过制订标准化、科学化的工作流程,保证超声检查的质量。

2. 不同等级医院的差异程度大

不同等级的医院超声科在人员配置、工作量、服务能力等方面,仍存在较大的差异。民营、二级公立医院的大部分质量指标显著落后于三级医院。需进一步优化配置超声服务资源,使优质的超声专家资源向基层下沉。

3. 超声质量控制体系尚需进一步完善

良好的超声质量控制是准确超声诊断的基础,缺乏质量控制必然影响超声报告的质量。目前,超声检查的阳性率及准确率等有待提高,北京市超声医学质量控制与改进中心拟通过加强各级各类医疗机构对质量控制工作的重视、规范化的培训,提高超声医生的诊断水平。

(二) 改进措施

1. 制定统一的超声质量控制规范,完善质量控制体系

将已经颁布的超声质量控制指标落实到质量控制体系中,并进一步优化和细化质量控制指标。编纂《北京市超声质量规范化检查手册》,加强超声质量控制体系的建设。并通过多种形式鼓励和规范质量控制工作。

2. 加强人才队伍建设,提高基层超声质量

加强三级医院对二级及民营医院的超声学科业务指导,建立良好的转会诊及远程会诊机制,切实提高二级医院的超声诊疗水平。

第二节　天津市

一、医疗服务与质量安全情况分析

(一) 数据上报概况

2019年天津市共有83家设有超声医学专业的医疗机构参与数据上报,数据完整率为93.39%。其中,公立医院64家,包括三级综合医院28家(33.74%),二级综合医院20家(24.10%),三级专科医院8家(9.63%),二级专科医院8家(9.63%);民营医院19家(22.90%)。各区及各类别医院分布情况见表3-2-1。

表3-2-1　2019年天津市超声专业医疗质量控制指标抽样医疗机构分布情况

单位:家

区县	二级专科	二级综合	三级专科	三级综合	民营	合计
宝坻区	1	1	0	1	0	3
北辰区	1	0	1	3	2	7
滨海新区	1	5	1	2	3	12

续表

区县	二级专科	二级综合	三级专科	三级综合	民营	合计
东丽区	0	2	1	1	0	4
和平区	1	1	1	1	2	6
河北区	0	2	0	3	1	6
河东区	0	2	0	2	2	6
河西区	2	1	1	3	1	8
红桥区	0	1	0	2	0	3
蓟州区	0	1	0	1	0	2
津南区	0	1	2	1	1	5
静海区	0	0	0	0	0	3
南开区	1	2	1	2	2	8
宁河区	0	0	0	1	0	1
武清区	0	1	0	2	2	5
西青区	1	0	0	2	1	4
全市	8	20	8	28	19	83

(二) 结构指标分析

指标 1. 超声科医师配置情况

(1) 超声科医患比

超声科医患比指的是每万人次就诊患者平均拥有的超声科医师数。此次统计显示,天津市83 医疗机构超声科医患比平均值为 1.23∶10 000,较 2018 年的 0.87∶10 000 有了明显提高,说明天津市超声科医师短缺的情况有所缓解。西青区、宝坻区、静海区、蓟州区该数值明显低于均值,反映了这些区域超声科医师工作量较大,医师缺少。和平区、东丽区、河北区、武清区的超声科医患比在均值以上。此指标反映出天津市各区医患比分布仍不均衡,工作强度差异较大,一些地区超声科医师处于严重短缺状态(图 3-2-1、图 3-2-2)。

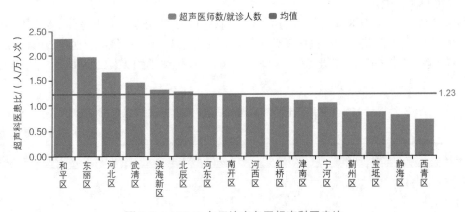

图 3-2-1　2019 年天津市各区超声科医患比

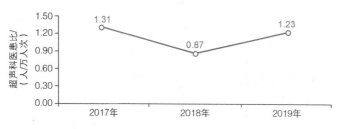

图 3-2-2 2017—2019 年天津市超声科医患比变化

(2)超声科医师学历分布情况

天津市超声科医师中拥有博士学历者极少,仅占 1.12%,学士学历者仍然是各类医疗机构中占比最多的,达 50% 以上。该构成体现出天津市各类医疗机构的超声科医师整体学历水平仍较低,尤其是极其缺乏拥有博士学位的高学历人才(图 3-2-3)。

(3)超声科医师职称分布情况

天津市超声科医师中,中级和初级职称占 80% 以上,高级职称占比较低,这与近几年天津市各级医院尤其是三甲医院晋升条件提高、晋升难度增加有一定关系,同时也与天津市高学历超声科医师较少有关(图 3-2-4)。

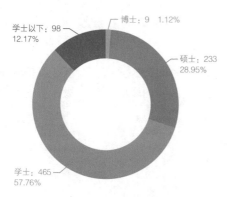

图 3-2-3 2019 年天津市超声科医师学历总占比分布情况

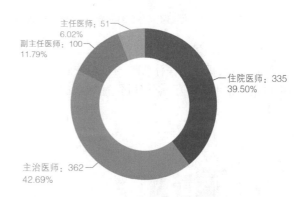

图 3-2-4 2019 年天津市超声科医师职称分布情况

(4)超声科医师年龄分布情况汇总

天津市超声科医师中 >25~35 岁的人数最多,达 43.11%,>35~45 岁者次之,达 36.47%。这与近几年超声医学的蓬勃发展息息相关,超声医学对人才的需求越来越大,越来越多的年轻医师选择超声这个职业,青年医师学历高、精力旺盛、求知欲强,他们的加入对超声医学的发展会起到良好的促进作用(图 3-2-5)。

指标 2. 超声诊室配置情况

此次统计显示,天津市医疗机构每万人次配备的超声诊室数平均为 0.79 个。其中和平区、东丽区高于平均值,反映出诊室较充裕及就诊环境较好,也有其中一些医疗机构患者就诊数量较少的原因。静海区、蓟州区诊室相对

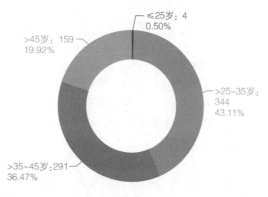

图 3-2-5 2019 年天津市超声科医师年龄分布情况

不足,与这两个区距离市区较远,医疗资源相对缺乏有一定关系。

指标 3. 工作量

(1) 门诊工作量

此次统计显示,2019 年天津市日均门诊超声工作量为 185.55 人次,与去年的 184.68 人次基本持平,而宝坻区、蓟州区、静海区以及南开区远远高于均值,宝坻区高达 380 人次以上,表明这三个区门诊患者就诊量较大,超声科医师工作压力较大(图 3-2-6)。

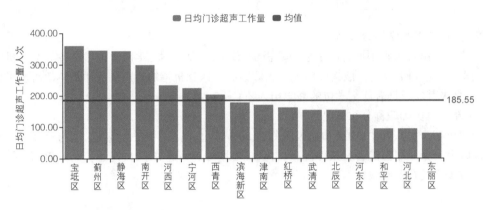

图 3-2-6 2019 年天津市各区医疗机构日均门诊超声工作量

(2) 住院工作量

统计显示,天津市医疗机构的日均住院超声工作量平均值为 113.93 人次,西青区、红桥区及津南区的数值明显高于其他地区,这与该次抽样调查中这三个区所抽取的医院三级医院占比较多有关(图 3-2-7)。

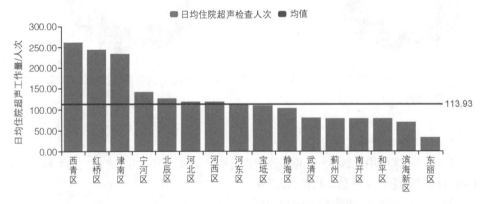

图 3-2-7 2019 年天津市各区医疗机构日均住院超声工作量

(3) 急诊工作量

天津市日均急诊超声工作量均值为 25.57 人次,其中西青区、宁河区、蓟州区、宝坻区高于均值较多,西青区、宁河区高于其他地区,可能与抽样医院有关,急诊多为重症,患者、家属及急救中心多选择等级高的医疗机构。而蓟州区、宝坻区数值较高与距离市区较远、医疗资源缺乏有关。

(4) 体检工作量

天津市各区医疗机构日均体检超声工作量均值为 70.29 人次,较 2018 年的日均 47.75 人次明显提高,说明现今单位和民众越发重视常规体检。各区此值差异较大,其中河西区、滨海新区、静海区、宁河区、河北区高于均值较多。

(5) 每日人均工作量

每日人均工作量反映了超声科医师的工作负荷,也从一定程度上反映了超声科医师工作的精细程度。2019 年,天津市超声科医师每日人均工作量为 33.73 人次,较 2018 年的 28.45 人次又增加了 18.56%,说明天津市超声科医师的工作负荷进一步增加,工作压力增大。综合分析不同类型医疗机构工作量差距较大,其中三级综合医院超声科医师每日工作量最大,接近二级专科医院及民营医院每日工作量的 2 倍(图 3-2-8~ 图 3-2-10)。

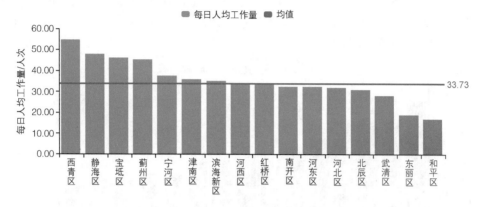

图 3-2-8　2019 年天津市各区医疗机构超声科每日人均工作量

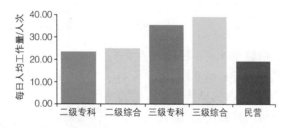

图 3-2-9　2019 年天津市不同类型医疗机构超声科每日人均工作量

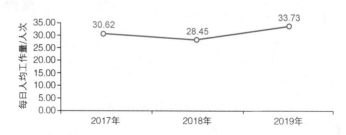

图 3-2-10　2017—2019 年天津市各医疗机构超声科每日人均工作量变化情况

指标 4. 超声科医师数与超声诊断仪器数比

此次统计显示,2019 年天津市医疗机构超声科医师数与超声诊断仪器数比为 1.27∶1,与2018 年基本持平,东丽区、河北区、宁河区、蓟州区等比值较高,说明仪器配置相对不足,西青区、津南区、静海区等低于平均值,说明超声科医师数量相对较少。

在不同类型医疗机构超声科医师数与超声诊断仪器数比的统计中显示,天津市医疗机构中,二级综合医院比值最高,说明该类型医院仪器配置相对不足,民营医院比值最低,反映出此类医疗机构超声科医师数量相对不足。

(三) 过程指标分析

指标 5. 住院超声检查预约时间

住院超声检查平均预约时间是指临床申请超声检查至住院患者接受检查的平均时间。调查结果显示,天津市医疗机构住院超声检查平均预约时间为 1.58 天,绝大多数的医疗机构可在 48 小时内完成超声检查工作,近 1/3 的医疗机构可在 24 小时内完成。河东区住院患者预约超声检查时间最长,为 72 小时左右,可能与医疗资源不足,住院患者超声检查需求量大有关(图 3-2-11)。

在不同类型医疗机构中,民营医院住院超声检查平均预约时间最长,这主要是因为民营医院超声科医师缺乏,部分民营医院医师为多点执业,不能保证每天都进行超声检查,而其住院患者多为慢性病,病情也相对稳定(图 3-2-12)。

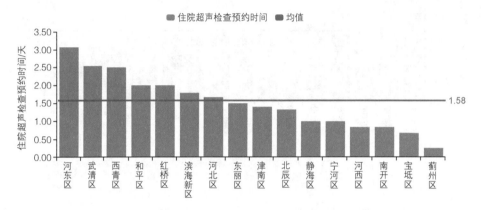

图 3-2-11　2019 年天津市各区医疗机构住院超声检查平均预约时间

指标 6. 危急值上报例数

超声危急值是指患者进行超声检查时,超声科医师发现可能危及患者生命的异常声像图表现,需临床医师及时得到检查信息,迅速给予患者有效的干预措施,以挽救患者生命。天津市各区医疗机构超声危急值报告数存在较大差异,首先反映了部分医疗机构平时工作中对危急值上报不够重视,导致上报数值差异较大。另外,与此次抽样调查中不同区域不同类型医院数量有一定关系(图 3-2-13)。

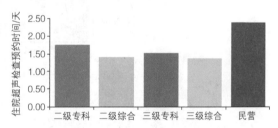

图 3-2-12　2019 年天津市不同类型医疗机构住院超声检查平均预约时间

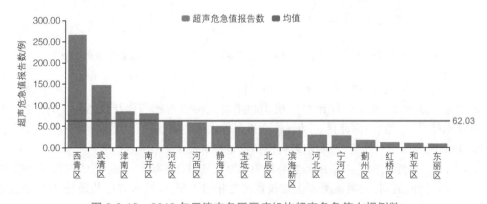

图 3-2-13　2019 年天津市各区医疗机构超声危急值上报例数

在不同类型医疗机构中,民营医院危急值上报例数最少,这与民营医院就医患者病情相对较稳定有关,而三级医院尤其是三级综合医院患者病情更急更复杂,危重患者比较集中,因而数值最高(图 3-2-14)。

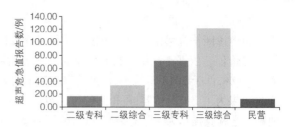

图 3-2-14 2019 年天津市不同类型医疗机构超声危急值上报例数

(四) 结果指标分析

指标 7. 超声报告阳性率

超声报告阳性率反映疾病检出情况,体现了超声检查的价值。统计显示,2019 年天津市总体超声报告阳性率为 72.73%,与 2018 年的 72.47% 基本持平。各区上报的数据差异不明显。在不同类型医疗机构中,三级医院及二级综合医院超声报告阳性率较高。二级专科医院与民营医院较低,这主要与服务对象有关,二级专科医院中包含部分二级妇儿中心和妇产医院,其承担了较多正常孕妇的产检任务,而民营医院就医者病情轻、病情稳定(图 3-2-15~ 图 3-2-17)。

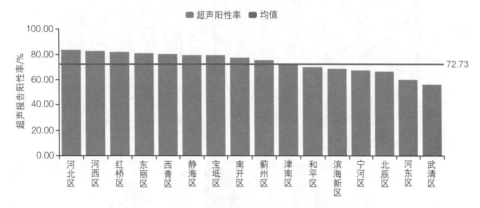

图 3-2-15 2019 年天津市各区医疗机构超声报告阳性率

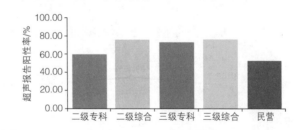

图 3-2-16 2019 年天津市不同类型医疗机构超声报告阳性率

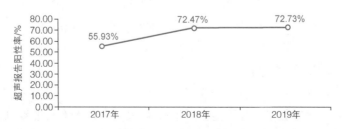

图 3-2-17 2017—2019 年天津市超声报告阳性率变化情况

指标 8. 超声诊断符合率

超声诊断符合率是反映超声诊断质量最重要的指标,可以反映超声诊断水平,对临床有较大的诊疗价值。依据本次统计得到的结果显示,天津市各区医疗机构的超声诊断符合率平均值约为 80.56%,低于 2018 年的 89.13%,与 2017 年的 80.08% 基本持平。三级医院以手术病例病理诊断结果为主要统计内容,可得到较可靠数据,一些基层及民营医院因条件所限,可能以临床及其他影像学检查提示为主要的标准统计,使超声诊断符合率统计结果不够精准。不同类型医疗机构之间的超声诊断符合率也有一定差异,二级及三级医院诊断符合率明显高于民营医院(图 3-2-18~图 3-2-20)。

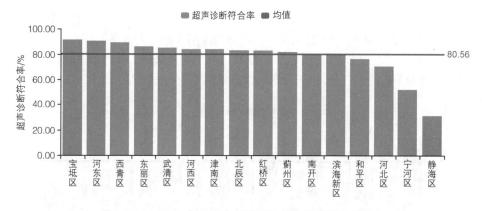

图 3-2-18 2019 年天津市各区医疗机构超声诊断符合率

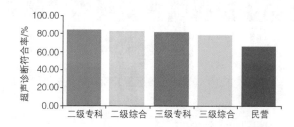

图 3-2-19 2019 年天津市不同类型医疗机构超声诊断符合率

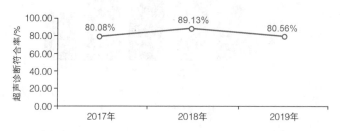

图 3-2-20 2017—2019 年天津市超声诊断符合率变化情况

二、问题分析及改进措施

(一)存在的主要问题及原因分析

1. 天津市超声科医师数量总体不足。近年来,随着超声技术不断进步,临床对超声医学的依赖性越来越强,超声检查数量不断增加,加之民营医院及体检中心的需求,导致超声科医师数量相对不足。

2. 超声科医师整体学历水平及诊断水平参差不齐,尤其缺乏高学历、高职称人才,而且年轻医师占比较高,诊疗经验相对不足。

3. 超声科医师尤其是三级医院超声科医师工作量大,导致患者平均检查时间减少,影响超声检查质量。

4. 部分医疗机构平时工作中对危急值上报不够重视,存在医疗安全隐患。

(二) 改进措施

1. 重视超声科学科发展,加强人才队伍建设,促进年轻医师尽快成长。继续进行三级医院超声科医师互培工作,继续组织质量控制培训工作,兼顾基层医院及民营医院,提高天津市超声队伍的整体水平。

2. 坚持三级医院超声质量控制指标及质量控制工作情况上报制度,在此基础上不定期组织随机实地督导检查工作,随时掌握各院质量控制工作开展情况。

3. 针对超声科医师工作量大等相关问题,积极与各级领导沟通,加强人员与仪器的引进。同时加强超声科医师的规范化诊疗培训,重视医疗质量和医疗安全。

4. 对部分医疗机构平时工作中对危急值上报不够重视等问题,要进行有针对性的实地督导检查工作。

第三节　河北省

一、医疗服务与质量安全情况分析

(一) 数据上报概况

2019 年河北省共有 471 家设有超声医学专业的医疗机构参与数据上报,数据完整率为96.32%。其中,公立医院 364 家,包括三级综合医院 57 家(12.10%),二级综合医院 221 家(46.92%),三级专科医院 7 家(1.49%),二级专科医院 79 家(16.77%);民营医院 107 家(22.72%)。各地级市及各类别医院分布情况见表 3-3-1。

表 3-3-1　2019 年河北省超声专业医疗质量控制指标抽样医疗机构分布情况

单位:家

地市	二级专科	二级综合	三级专科	三级综合	民营	合计
保定市	17	30	1	6	34	88
沧州市	3	16	0	5	13	37
承德市	4	11	0	3	3	21
邯郸市	13	24	1	5	6	49
衡水市	8	14	0	4	2	28
廊坊市	7	14	0	4	16	41
秦皇岛市	4	11	1	2	2	20
石家庄市	7	26	3	10	9	55
唐山市	6	23	1	9	13	52
邢台市	3	25	0	6	3	37
张家口市	7	27	0	3	6	43
全省	79	221	7	57	107	471

（二）结构指标分析

指标1. 超声科医师配置情况

（1）超声科医患比

全省医院超声科医患比平均值为1.45人/万人次，即每万人次就诊患者拥有的平均超声科医师数为1.45名。其中衡水市比值最高，为1.89人/万人次，邯郸市比值最低，为1.04人/万人次；衡水市、承德市、张家口市、廊坊市、沧州市、邢台市、保定市比值都在均值之上，11个市中有4个市比值低于全省平均水平，分别为石家庄市、秦皇岛市、唐山市、邯郸市，这4个市的超声科医师相对紧缺（图3-3-1）。

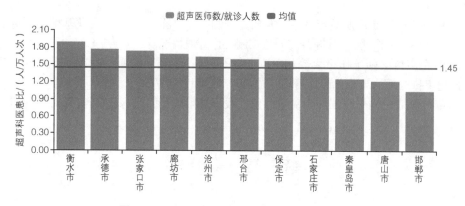

图3-3-1　2019年河北省各地市超声科医患比

2017—2019年，全省医院超声科医患比平均值呈现下降趋势，由2017年的1.71人/万人次下降到2019年的1.45人/万人次，这表明河北省超声科医师人力资源日趋紧张（图3-3-2）。

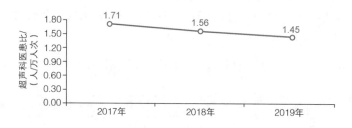

图3-3-2　2017—2019年河北省超声科医患比变化情况

（2）各类医疗机构超声科医师学历分布情况

不同类型医疗机构学历分布情况：二级及民营医院以学士及以下为主，三级医院以学士以上为主，硕士及博士占比较少，学历普遍较低，此指标反映河北省应进一步优化人才队伍建设（图3-3-3）。

（3）各类型医疗机构超声科医师职称分布情况

不同类型医疗机构超声科医师职称构成比如下：二级医院及民营医院以主治医师及住院医师为主，三级医院以主治医师为主，副主

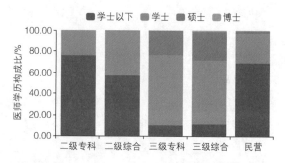

图3-3-3　2019年河北省不同类型医疗机构超声科医师学历构成情况

任医师及主任医师占据少数,此指标反映河北省应进一步优化职称配比,提高超声科医师的专业技术水平(图3-3-4)。

(4) 各类医疗机构超声科医师年龄分布情况汇总

不同类型医疗机构超声科医师年龄分布如下:从年龄构成比来看,各级医院超声科仍以中青年医师居多(图3-3-5)。

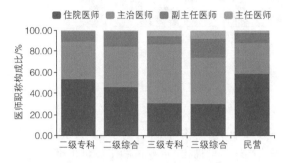

图3-3-4 2019年河北省不同类型医疗机构超声科医师职称构成比　　图3-3-5 2019年河北省不同类型医疗机构超声科医师年龄构成比

指标2. 超声诊室配置情况

全省医院超声诊室数/就诊人次数平均值为0.87个/万人次,邢台市比值最高,为0.99个/万人次;秦皇岛市比值最低,为0.68个/万人次;除邢台市外,承德市、张家口市、衡水市、廊坊市、邯郸市、石家庄市、沧州市、保定市的比值也在均值之上。11个市中有2个市比值低于全省平均水平。

指标3. 工作量

(1) 门诊工作量

全省日均门诊超声检查工作量均值为140.89人次,石家庄市工作量最高,为206.32人次;张家口市工作量最低,为79.52人次;除石家庄市外,邯郸市、沧州市、秦皇岛市、唐山市工作量也都在均值之上。11个市中有6个市日均门诊超声检查工作量低于全省平均水平(图3-3-6)。

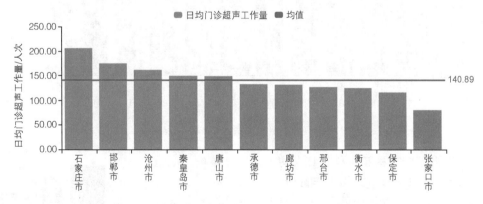

图3-3-6 2019年河北省各地市医疗机构日均门诊超声工作量

(2) 住院工作量

全省日均住院超声检查工作量均值为83.15人次,石家庄市工作量最高,为152.21人次;廊坊市工作量最低,为48.40人次;除石家庄市外,唐山市、秦皇岛市、沧州市工作量也都在均值之上。11个市中有7个市工作量低于全省平均水平(图3-3-7)。

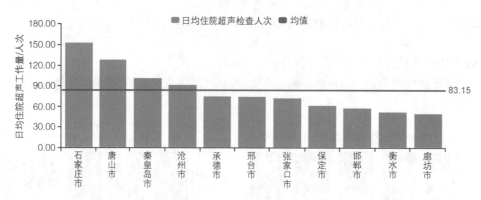

图 3-3-7　2019 年河北省各地市医疗机构日均住院超声工作量

（3）急诊工作量

全省日均急诊超声检查工作量均值为 7.67 人次，唐山市工作量最高，为 12.08 人次；邢台市工作量最低，为 4.56 人次；除唐山市外，沧州市、廊坊市、秦皇岛市、承德市的工作量也都在均值之上。11 个市中有 6 个市工作量低于全省平均水平。

（4）体检工作量

全省日均体检超声检查人次均值为 36.12 人次，唐山市工作量最高，为 62.73 人次；衡水市工作量最低，为 24.99 人次；除唐山市外，秦皇岛市、廊坊市、邢台市工作量也都在均值之上。11 个市中有 7 个市工作量低于全省平均水平。

（5）每日人均工作量

全省每日人均超声工作量平均值为 27.76 人次，其中唐山市每日人均超声工作量最高，为 33.16 人次；衡水市每日人均超声工作量最低，为 20.74 人次。除唐山市外，邯郸市、石家庄市都在均值之上。11 个市中有 8 个市工作量低于全省平均水平（图 3-3-8）。

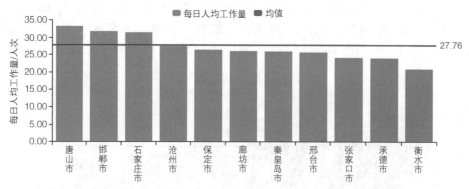

图 3-3-8　2019 年河北省各地市医疗机构超声科每日人均工作量

不同类型医疗机构超声科每日人均工作量：三级专科医院每日人均工作量最高，为 38.15 人次；二级专科医院每日人均工作量最低，为 21.10 人次；三级综合医院为 32.91 人次，民营医院为 25.74 人次，二级综合医院为 25.58 人次（图 3-3-9）。

全省 2017—2019 年每日人均超声工作量平均值分别为 23.46 人次、26.52 人次、

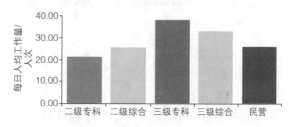

图 3-3-9　2019 年河北省不同类型医疗机构超声科每日人均工作量

27.76人次,呈逐年上升趋势(图3-3-10)。

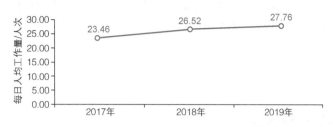

图 3-3-10　2017—2019年河北省每日人均超声工作量变化情况

指标4. 超声科医师数与超声诊断仪器数比

全省超声科医师数/超声诊断仪器数均值为1.49,其中衡水市比值最高,为1.82;石家庄市比值最低,为1.15;除衡水市外,廊坊市、张家口市、邯郸市、秦皇岛市、承德市、保定市、唐山市比值也都在均值之上,11个市中比值低于全省平均水平的有3个市。

不同类型医疗机构中超声科医师数/超声诊断仪器数分别为:二级综合医院比值最高,为1.76;三级专科医院比值最低,为0.85;三级综合医院为1.29,二级专科医院为1.45,民营医院为1.59。

(三)过程指标分析

指标5. 住院超声检查预约时间

全省各医疗机构住院超声检查预约时间平均值为1.45天,其中衡水市住院超声检查预约时间最短,为0.27天;唐山市住院超声检查预约时间最长,为2.36天。除衡水市外,石家庄市、廊坊市、保定市、邯郸市、秦皇岛市住院超声检查预约时间也都短于平均值。11个市中有5个市住院超声检查预约时间高于全省平均预约天数(图3-3-11)。

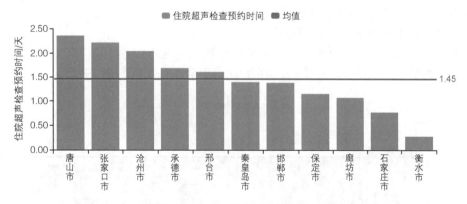

图 3-3-11　2019年河北省各地市医疗机构住院超声检查平均预约时间

二级专科医院住院超声检查预约时间最长,为1.91天;三级专科医院住院超声检查预约时间最短,可当日完成检查;三级综合医院住院超声检查预约时间为1.87天,民营医院住院超声检查预约时间为1.58天,二级综合医院住院超声检查预约时间为1.21天(图3-3-12)。

指标6. 危急值上报例数

全省超声危急值报告数平均值为47.14例,

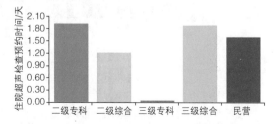

图 3-3-12　2019年河北省不同类型医疗机构住院超声检查平均预约时间

其中承德市危急值报告数最高,为108.17例;张家口市危急值报告数最低,为25.64例。除承德市外,秦皇岛市、沧州市、邢台市、邯郸市、石家庄市危急值报告数也都在均值之上。11个市中有5个市危急值报告数低于全省平均水平(图3-3-13)。

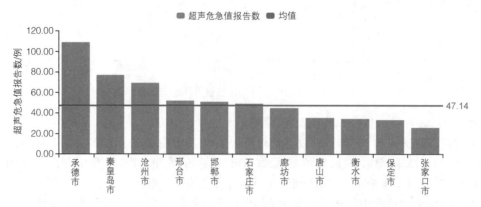

图 3-3-13　2019 年河北省各地市医疗机构超声危急值上报例数

三级专科医院超声危急值报告数最高,为168.71例;二级专科医院超声危急值报告数最低,为14.93例;二级综合医院为44.67例,民营医院为41.36例,三级综合医院为101.09例(图3-3-14)。

(四)结果指标分析

指标 7. 超声报告阳性率

全省各医疗机构超声报告阳性率平均值为72.13%,其中秦皇岛市阳性率最高,为

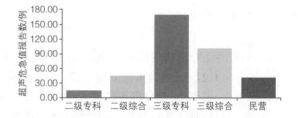

图 3-3-14　2019 年河北省不同类型医疗机构超声危急值上报例数

78.67%;邢台市阳性率最低,为65.93%。除秦皇岛市外,保定市、石家庄市、衡水市、邯郸市的阳性率也都在均值之上。11个市中有6个市阳性率低于全省平均水平(图3-3-15)。

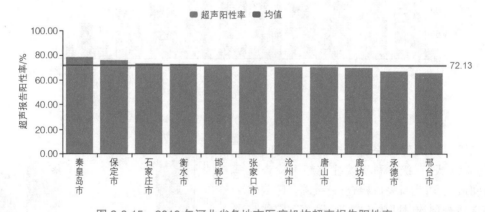

图 3-3-15　2019 年河北省各地市医疗机构超声报告阳性率

三级综合医院超声报告阳性率最高,为76.68%;二级专科医院阳性率最低,为51.63%;三级专科医院阳性率为60.77%,二级综合医院阳性率为73.53%,民营医院阳性率为75.21%(图3-3-16)。

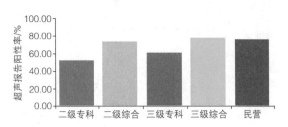

图 3-3-16　2019 年河北省不同类型医疗机构超声报告阳性率

2017—2019 年全省各医疗机构超声阳性率分别为 52.01%、66.61%、72.13%,呈逐年上升趋势(图 3-3-17)。

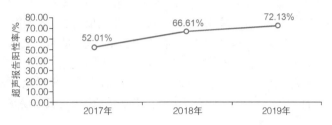

图 3-3-17　2017—2019 年河北省超声报告阳性率变化情况

指标 8. 超声诊断符合率

全省各医疗机构超声诊断符合率平均值为 78.06%,其中衡水市最高,为 90.19%;张家口市最低,为 59.43%。除衡水市外,邯郸市、秦皇岛市、廊坊市、邢台市、沧州市、承德市、石家庄市、保定市也都在均值之上。11 个市中有 2 个市超声诊断符合率低于全省平均水平(图 3-3-18)。

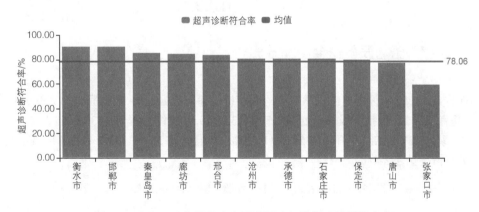

图 3-3-18　2019 年河北省各地市医疗机构超声诊断符合率

三级专科医院超声诊断符合率最高,为 92.59%;二级综合医院最低,为 69.97%;二级专科医院为 80.54%,三级综合医院为 87.87%,民营医院为 89.01%(图 3-3-19)。

2017—2019 年全省各医疗机构超声诊断符合率分别为 84.32%、87.78%、78.06%(图 3-3-20)。

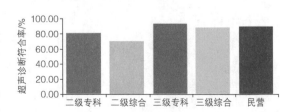

图 3-3-19　2019 年河北省不同类型医疗机构超声诊断符合率

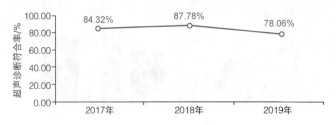

图 3-3-20　2017—2019 年河北省超声诊断符合率变化情况

二、问题分析及改进措施

1. 全省大约每 1 万人次就诊患者对应 0.87 个超声诊室和 1.45 名超声科医师,平均每 1.49 名超声科医师共用一台诊断仪。全省每日人均超声工作量均值为 27.76 人次。就硬件设施而言,人均超声诊断仪及诊室比较低;就医师资源而言,医患比低,这可能是患者候诊时间长的原因之一。鉴于此,全省下一步的工作重点还需加大设备和人员的投入。

2. 全省不同类型医疗机构超声科医师学历普遍较低,需要进一步优化人才队伍建设。

3. 三级医院超声日均工作量远远高于二级及民营医院,说明三级医院承担较多超声检查工作量。

4. 三级医院危急值报告数、超声报告阳性率及诊断符合率要相对高于二级医院,说明三级医院承担较多疑难重症的接诊工作,其诊断水平高于二级医院,二级医院应进一步提升自身的专业技术水平。

5. 不同类型医疗机构超声检查预约时间差异较大,需进一步落实并完善分级诊疗工作。

第四节　山西省

一、医疗服务与质量安全情况分析

(一) 数据上报概况

山西省共有 259 家设有超声医学专业的医疗机构参与数据上报,数据完整率为 97.93%。其中,公立医院 221 家,包括三级综合医院 36 家(13.90%),二级综合医院 143 家(55.21%),三级专科医院 13 家(5.02%),二级专科医院 29 家(11.20%);民营医院 38 家(14.67%)。各地级市及各类别医院分布情况见表 3-4-1。

表 3-4-1　2019 年山西省超声专业医疗质量控制指标抽样医疗机构分布情况

单位:家

地市	二级专科	二级综合	三级专科	三级综合	民营	合计
长治市	8	18	1	7	1	35
大同市	0	11	1	3	10	25
晋城市	6	7	1	3	1	18
晋中市	3	11	0	3	2	19
临汾市	1	19	1	3	6	30
吕梁市	2	10	0	1	0	13

续表

地市	二级专科	二级综合	三级专科	三级综合	民营	合计
朔州市	0	6	0	1	3	10
太原市	1	24	6	7	7	45
忻州市	1	14	1	1	1	18
阳泉市	3	7	0	3	2	15
运城市	4	16	1	5	5	31
全省	29	143	13	36	38	259

(二)结构指标分析

指标 1. 超声科医师配置情况

(1) 超声科医患比

超声科医患比是指每万人次超声就诊患者拥有的超声科医师数。2019 年山西省平均每万人次患者拥有 1.72 名超声科医师,从图 3-4-1 可以看出运城市、晋城市、太原市、阳泉市的超声科医患比在均值以下,太原市平均每万人次患者对应 1.50 名超声科医师,阳泉市最低,为 1.44 名。2017 年山西省平均每万人次患者拥有 1.66 名超声科医师,2018 年平均每万人次患者拥有 1.79 名超声科医师,2019 年与 2018 年相比,超声科医患比有所减低(图 3-4-2),与巨大的医疗需求相比,超声科医师在山西省范围内依然处于短缺状态。

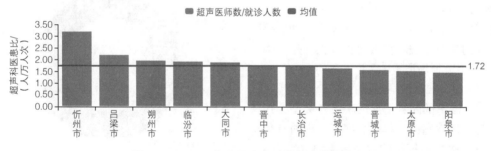

图 3-4-1　2019 年山西省各地市超声科医患比

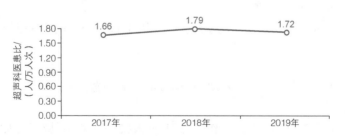

图 3-4-2　2017—2019 年山西省超声科医患比变化情况

(2) 各类医疗机构超声科医师学历分布情况

山西省超声科医师以学士学位占比最大,为 46.31%,硕士、博士占 17.05%,其中博士学位仅占 0.62%。硕士、博士高端人才主要集中于三级综合及三级专科医院,二级专科及民营医院以学士学位以下医师为主(图 3-4-3)。

(3) 各类型医疗机构超声科医师职称分布情况

山西省超声科医师职称分布为:主任医师占 5.30%,副主任医师 17.83%,主治医师 35.50%,住院医师 41.37%,全省总体职称构成比合理。主任医师、副主任医师高级职称人员三级综合医院占比最高(31.91%),依次为三级专科(23.78%)、二级综合(18.43%)、民营医院(17.19%)、二级专科(13.68%),见图 3-4-4。

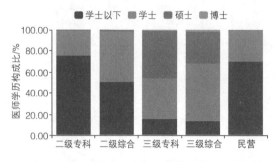

图 3-4-3 2019 年山西省各类医疗机构超声科医师学历分布情况

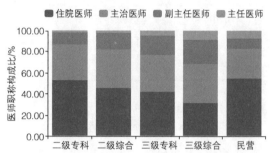

图 3-4-4 2019 年山西省不同类型医疗机构超声科医师职称构成比

(4) 各类医疗机构超声科医师年龄分布情况汇总

山西省超声科医师年龄分布以 >35~45 岁占比最大,为 38.14%,其次 >25~35 岁占 32.78%,>45 岁占 27.25%,≤25 岁最少,仅占 1.83%(图 3-4-5),说明成为执业超声医师需要长时间的学习过程。在山西省各类医疗机构中,中青年医师仍是超声医疗人员的主力。

指标 2. 超声诊室配置情况

超声诊室的配置情况反映了各类型医疗机构超声科诊室的工作承载容量。山西省平均每万人次患者拥有的诊室数 1.03 个,忻州市、朔州市、长治市、大同市、吕梁市每万人次拥有诊室数位于均值以上,其余地区的该指标位于均值以下。太原市及人口较多的地市,仪器使用率较高,太原市平均每万人次患者拥有的诊室数为 0.95 个。

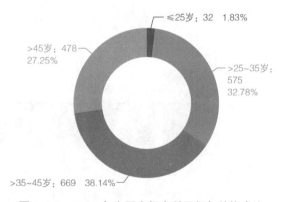

图 3-4-5 2019 年山西省超声科医师年龄构成比

指标 3. 工作量

超声科医师人均工作量反映该医疗机构超声科的工作负荷水平。

(1) 门诊工作量

山西省各地市医院日均门诊超声工作量为 91.04 人次,太原市、晋城市及大同市高于平均值,其中太原市日均门诊超声工作量最高,为 153.74 人次,忻州市最低,为 38.25 人次,统计显示经济发达及人口较多的地市该指标就越高(图 3-4-6)。在各类医疗机构,三级综合、三级专科医院的日均门诊超声工作量显著高于二级及民营医院。

(2) 住院工作量

山西省各地市医院日均住院超声工作量为 63.79 人次,太原市及运城市高于平均值,其中太原市日均住院超声工作量最高,为 120.89 人次,忻州市最低,为 31.51 人次(图 3-4-7)。

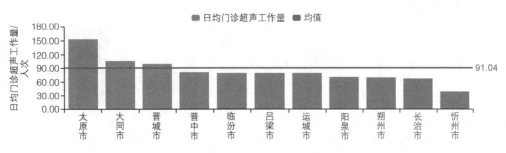

图 3-4-6　2019 年山西省各地市医疗机构日均门诊超声工作量

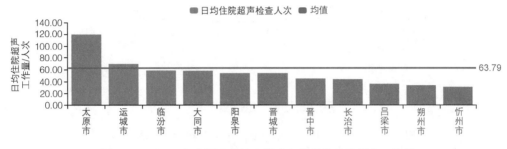

图 3-4-7　2019 年山西省各地市医疗机构日均住院超声工作量

（3）急诊工作量

山西省各地市医院日均急诊超声工作量为 6.77 人次，太原市及大同市高于平均值，其中太原市日均急诊超声工作量最高，为 13.71 人次，忻州市最低，为 3.49 人次。三级综合及三级专科医院的日均急诊超声工作量显著高于二级综合、二级专科及民营医院。

（4）体检工作量

山西省各地市医院日均体检超声工作量为 33.08 人次，太原市、临汾市及长治市高于平均值，其中太原市日均门诊超声工作量最高，为 50.76 人次，吕梁市最低，为 15.22 人次。三级综合医院日均体检超声工作量显著高于其他类型医院。

（5）每日人均工作量

山西省超声科医师每日人均工作量平均值为 24.15 人次，阳泉市、太原市、晋城市、长治市及运城市该指标高于平均值，三级医院明显高于二级医院，表明三级医院超声科医师工作负荷明显高于二级医院（图 3-4-8、图 3-4-9）。

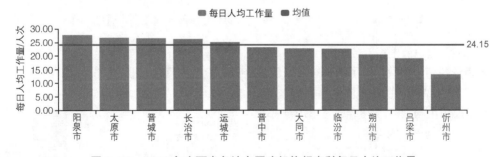

图 3-4-8　2019 年山西省各地市医疗机构超声科每日人均工作量

2017 年山西省平均每日人均超声工作量 24.15 人次，2018 年为 22.91 人次。与 2018 年相比，2019 年超声科医师每日人均工作量有所增加，同样也反映了超声科医师在山西省范围内依然处于短缺状态（图 3-4-10）。

指标 4. 超声科医师数与超声诊断仪器数比

山西省超声科医师数与超声诊断仪器数比为 1.40,其中忻州市、吕梁市、晋中市、运城市、临汾市高于平均值,不同类型医疗机构的超声科医师数与超声诊断仪器数比无显著差异,说明在不同类型的医疗机构超声科医师数与仪器数量匹配相对均衡。

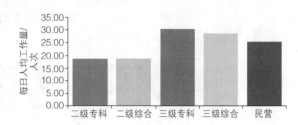

图 3-4-9　2019 年山西省不同类型医疗机构超声科每日人均工作量

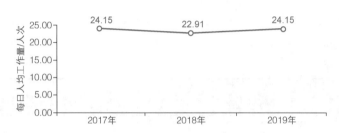

图 3-4-10　2017—2019 年山西省每日人均超声工作量变化情况

(三) 过程指标分析

指标 5. 住院超声检查预约时间

山西省医疗机构平均住院超声检查预约时间为 1.28 天,体现了住院超声检查基本可以做到即时性,吕梁市、晋城市、忻州市及长治市高于平均值(图 3-4-11);三级综合医院的住院超声检查预约时间长于其他类型医疗机构(图 3-4-12),为 1.91 天,可能是由于三级综合医院住院患者人数多、超声检查量大的缘故。

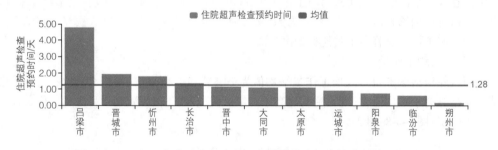

图 3-4-11　2019 年山西省各地市医疗机构住院超声检查平均预约时间

指标 6. 危急值上报例数

超声危急值上报数反映了超声对临床危重疾病的检出和及时上报的情况。山西省危急值上报数平均值为 37.46 例,在不同地市间有差异,吕梁市危急值上报最多,为 82.42 例(图 3-4-13);在各类医疗机构中三级综合医院危急值上报数明显高于三级专科、二级及民营医院,这体现了三级综合医院承担了更多危重症患者的诊治(图 3-4-14)。规范准确的危急值,能使患者第一时间得到相关科室的干预,提高抢救及治疗成功率,也能降低不良结局,避免医疗纠纷,因此

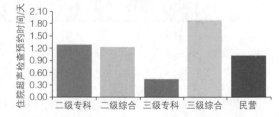

图 3-4-12　2019 年山西省不同类型医疗机构住院超声检查平均预约时间

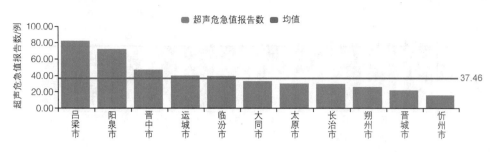

图 3-4-13　2019 年山西省各地市医疗机构超声危急值上报例数

不同级别医院超声科医师应熟悉超声危急值及其报告流程。

（四）结果指标分析

指标 7. 超声报告阳性率

阳性率反映出超声检查对疾病的检出率，体现超声检查的价值。2019 年山西省不同地市超声报告阳性率平均 67.91%，各地市医疗机构的阳性率差别不大（图 3-4-15）。在

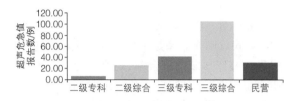

图 3-4-14　2019 年山西省不同类型医疗机构超声危急值上报例数

不同类型的医疗机构中，三级综合医院的阳性率最高，为 72.41%，二级专科医院的阳性率最低，为 57.42%，这可能与二级专科医院承担较多正常产检或妇科筛查有关（图 3-4-16）。

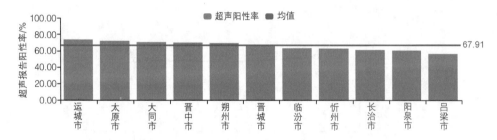

图 3-4-15　2019 年山西省各地市医疗机构超声报告阳性率

2017 年山西省超声报告阳性率平均 51.64%，2018 年 66.01%，2019 年与前两年相比超声报告阳性率有所提高，反映出超声检查对疾病检出率的提高，体现超声检查在临床诊断中具有重要的应用价值（图 3-4-17）。

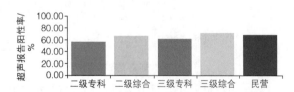

图 3-4-16　2019 年山西省不同类型医疗机构超声报告阳性率

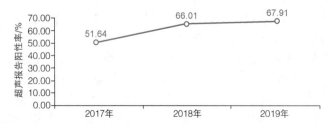

图 3-4-17　2017—2019 年山西省超声报告阳性率变化情况

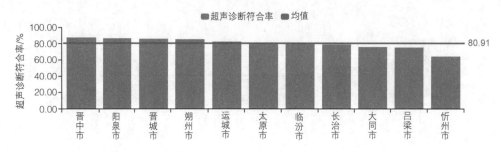

图 3-4-18　2019 年山西省各地市医疗机构超声诊断符合率

指标 8. 超声诊断符合率

超声诊断符合率是报告期内超声诊断与病理或临床诊断的符合率,是反映超声诊断质量最重要的指标,可反映一定时期内超声科的诊断水平。山西省平均超声诊断符合率为 80.91%,晋中市最高,为 87.89%,太原市为 81.15%,6 个地市大于 80%(图 3-4-18),各地市及不同类型医疗机构间的超声诊断符合率差异不大(图 3-4-19)。

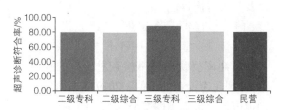

图 3-4-19　2019 年山西省不同类型医疗机构超声诊断符合率

2017 年山西省超声诊断符合率为 84.54%,2018 年超声诊断符合率为 78.96%,2017—2019 年山西省超声诊断符合率变化不大(图 3-4-20)。

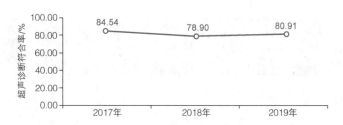

图 3-4-20　2017—2019 年山西省超声诊断符合率变化情况

二、问题分析及改进措施

(一) 存在的主要问题及原因分析

1. 超声科人才分布不均匀,硕士、博士高学历人员主要集中于三级医院;三级综合医院高级职称人员所占比例远远高于其他类型的医院。

2. 不同地市危急值上报数存在差异,总体上报例数偏少,部分医院妇产科超声在妇产科、急诊超声在急诊科,未进行规范化危急值上报及登记。

3. 超声医疗质量控制指标基线调查及上报,部分医院对指标理解存在偏差,上报工作不仔细,使上报数据的可靠性受到一定程度的影响。

4. 在全省范围内超声质量控制工作标准化普及工作难度大,尤其是基层医院超声科医师学历水平低,缺乏系统规范化的培训,超声诊断符合率有待提高。

(二) 改进措施

1. 完善山西省的超声质量管理控制体系。制定本专业相关的技术操作规范和质量考核标准,联合哨点医院,逐步对全省超声医疗质量实施动态监测与质量评估。

2. 加强三级医院对二级及民营医院的超声质量控制指导。对口医院定期下基层或派驻人员指导;实行基层人员进修;建立临床培训基地,开展规范化培训;建立统一的检查模式的报告模板及危急值报告制度,并严格执行。

3. 加强超声诊断规范化巡讲的力度和规模,逐步提高超声诊断符合率。积极开展各种形式的线上线下学术活动,进行相关指南、超声诊疗及新技术的规范化学习,继续开展医卫双优下基层项目,从而提升山西省的超声诊断符合率。

4. 通过会议培训、联合哨点医院等形式对超声质量控制指标网上数据正确填报进行指导。

第五节 内蒙古自治区

一、医疗服务与质量安全情况分析

(一)数据上报概况

内蒙古自治区共有 88 家设有超声医学专业的医疗机构参与数据上报,数据完整率为98.13%。其中,公立医院82 家,包括三级综合医院 29 家(32.95%),二级综合医院 42 家(47.73%),三级专科医院 4 家(4.55%),二级专科医院 7 家(7.95%);民营医院 6 家(6.82%)。各地级市及各类别医院分布情况见表 3-5-1。

表 3-5-1　2019 年内蒙古自治区超声专业医疗质量控制指标抽样医疗机构分布情况

单位:家

盟市	二级专科	二级综合	三级专科	三级综合	民营	合计
阿拉善盟	0	1	0	1	0	2
巴彦淖尔市	0	4	0	1	1	6
包头市	0	3	1	7	0	11
赤峰市	1	7	1	5	0	14
鄂尔多斯市	1	1	0	2	0	4
呼和浩特市	1	5	2	4	1	13
呼伦贝尔市	1	7	0	3	2	13
通辽市	2	5	0	3	2	12
乌海市	0	2	0	1	0	3
乌兰察布市	0	2	0	0	0	2
锡林郭勒盟	0	2	0	0	1	3
兴安盟	1	3	0	1	0	5
全自治区	7	42	4	29	6	88

(二)结构指标分析

指标 1. 超声科医师配置情况

(1)超声科医患比

内蒙古自治区 12 个盟市数据(图 3-5-1)显示,呼和浩特市、锡林郭勒盟及鄂尔多斯市的医患比例明显低于平均值,乌兰察布市和阿拉善盟医患比较高。但是由于不同地区上报医院级别及个数有明显差异,三级医院患者人数较多,其他级别医院患者人数较少,所以地区间差异较大。

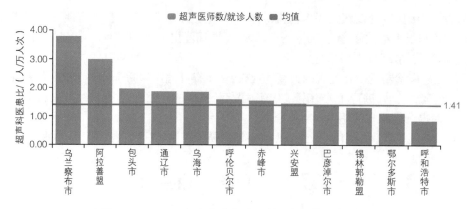

图 3-5-1 2019 年内蒙古自治区各盟市超声科医患比

图 3-5-2 的数据清晰显示,超声科医患比呈现逐年下降的趋势,可能与人民群众健康意识越来越强,就医越来越方便,来医院就诊人次增加有关。

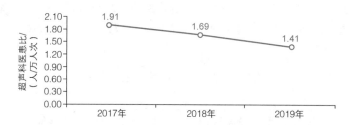

图 3-5-2 2017—2019 年内蒙古自治区超声科医患比变化情况

(2) 超声科医师学历分布情况

图 3-5-3 显示内蒙古自治区各类医疗机构超声科医师学历主要以学士学位为主,占所有超声科医师的 52.97%,而博士学位最少,仅占 1.12%,并且主要集中在三级综合医院。

(3) 超声科医师职称分布情况

图 3-5-4 的数据显示,内蒙古自治区医疗机构超声科医师主要以住院医师为主,占所有超声科医师的 36.86%,随着职称级别的提高,占比逐渐呈现递减模式,医师构成呈金字塔分布,主任医师仅占 11.21%。

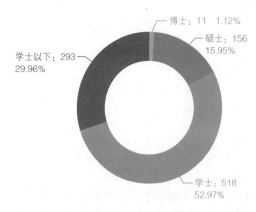

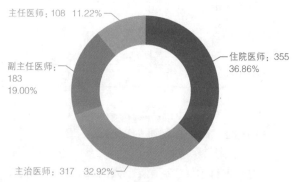

图 3-5-3 2019 年内蒙古自治区医疗机构超声科医师学历构成情况

图 3-5-4 2019 年内蒙古自治区医疗机构超声科医师职称构成比

(4) 超声科医师年龄分布情况汇总

图 3-5-5 的数据显示,超声科医师年龄主要集中到 >25~45 岁,占所有超声科医师的 73.87%,并且 >25~35 岁占比最多,约 38.17%。25 岁及以下占比最少,约 2.58%,这与目前医师学历要求越来越高有关。45 岁以上医师占比 23.55%,相对较少,与过去医院少及招收医师人数少有关。

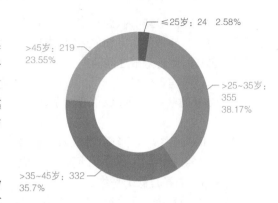

图 3-5-5　2019 年内蒙古自治区医疗机构超声科医师年龄构成比

指标 2. 超声诊室配置情况

数据显示,超声诊室数与就诊人次数均值为 0.87 个/万人次,12 个盟市的数据与均值相差不大。整体来看,现阶段超声诊室数与就诊人次数基本平衡。

指标 3. 工作量

(1) 门诊工作量

图 3-5-6 的数据显示,呼和浩特市的日均门诊超声工作量最高,将近均值的 2 倍,鄂尔多斯市及赤峰市均略高于均值,兴安盟、通辽市、包头市、锡林郭勒盟、呼伦贝尔市、巴彦淖尔市、乌海市、乌兰察布市和阿拉善盟均低于均值。该指标显示工作量与上报医院当地常住人口数量及本地患者异地就医有关。

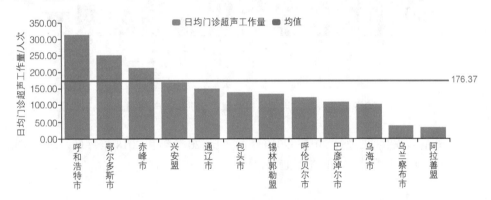

图 3-5-6　2019 年内蒙古自治区各盟市医疗机构日均门诊超声工作量

(2) 住院工作量

图 3-5-7 的数据显示,患者是否选择在本地住院治疗直接影响住院人数,其决定因素较多,如

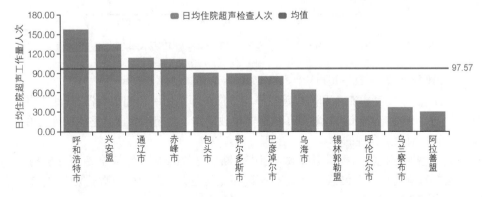

图 3-5-7　2019 年内蒙古自治区各盟市医疗机构日均住院超声工作量

当地医院在该地的影响力、医疗水平等,对于医疗水平落后、异地就医方便的盟市,本地住院患者流失,因此各盟市之间的差异较大。

(3) 每日人均工作量

图 3-5-8 的数据显示,12 个盟市超声科医师每日人均工作量的平均值为 28.70 人次,大多数盟市接近平均值,个别盟市如呼和浩特市及鄂尔多斯市高出平均值,而阿拉善盟及乌兰察布市明显是低于平均值。

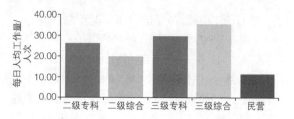

图 3-5-8 2019 年内蒙古自治区各盟市医疗机构超声科每日人均工作量

图 3-5-9 的数据显示,三级综合医院超声科医师每日人均工作量为 35.49 人次,三级专科医院 29.63 人次,二级专科医院 26.23 人次,二级综合医院 19.93 人次,而民营医院不足 15 人次,不同等级医院之间存在明显的差异。

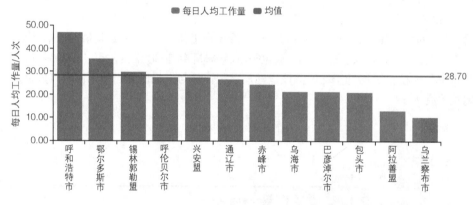

图 3-5-9 2019 年内蒙古自治区不同类型医疗机构超声科每日人均工作量

图 3-5-10 的数据显示,通过 2017—2019 年的对比,2017 年和 2018 年每日人均工作量基本保持不变,但是 2019 年发生明显的增长趋势,每日人均工作量约 28.70 人次。

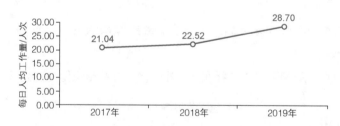

图 3-5-10 2017—2019 年内蒙古自治区超声科医师每日人均工作量变化情况

指标 4. 超声科医师数与超声诊断仪器数比

数据显示,除了乌兰察布市和阿拉善盟平均 2 位医师共用一台超声仪器,其他盟市基本是 3 位医师共用 2 台,呼和浩特市可以达到 1 位医师单独操作 1 台超声仪器。整体接近均值(1.33 人 / 台),说明目前的配比是合理的。

就不同类型医疗机构超声科医师数与超声诊断仪器数的配比而言,各级医疗机构基本可以实现 1 位医师独立使用 1 台仪器,二级综合医院相比其他类型医疗机构略显紧张,约 2 名超声科医师共用 1 台超声仪器。

（三）过程指标分析

指标 5. 住院超声检查预约时间

图 3-5-11 的数据显示,大部分地区住院超声预约时间在 1 天之内,部分医院预约时间为 1~2 天,鄂尔多斯市预约时间较长。

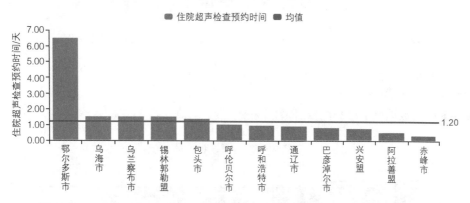

图 3-5-11　2019 年内蒙古自治区各盟市医疗机构住院超声检查平均预约时间

图 3-5-12 的数据显示,二级专科医院住院超声检查平均预约时间较长,约为 3 天,三级专科医院平均预约时间为 2 天多,二级综合、三级综合医院和民营医院平均预约时间为 1 天左右。

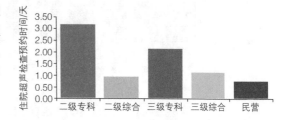

图 3-5-12　2019 年内蒙古自治区不同类型医疗机构住院超声检查平均预约时间

指标 6. 危急值上报例数

图 3-5-13 的数据显示,赤峰市危急值报告较多,阿拉善盟、呼伦贝尔市、锡林郭勒盟、兴安盟、乌兰察布市、包头市、巴彦淖尔市均较低,其他城市与均值相差较小。

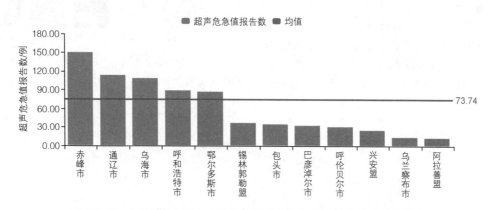

图 3-5-13　2019 年内蒙古自治区各盟市医疗机构超声危急值上报例数

图 3-5-14 的数据显示,三级专科医院及三级综合医院危急值上报例数较多,二级医院与民营医院危急值上报例数较少,与三级医院患者数及危重患者多有关。

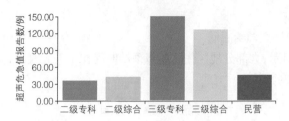

图 3-5-14　2019 年内蒙古自治区不同类型医疗机构超声危急值上报例数

（四）结果指标分析

指标 7. 超声报告阳性率

图 3-5-15 的数据显示，12 个盟市阳性率相近，接近均值，约 75.40%。

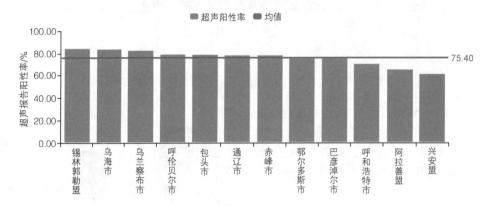

图 3-5-15　2019 年内蒙古自治区各盟市医疗机构超声报告阳性率

图 3-5-16 的数据显示，除二级专科医院阳性率较低，其他等级医院的超声报告阳性率接近 70%，保持着较高的阳性率。

图 3-5-17 的数据显示，2017—2019 年超声报告阳性率呈现上升的趋势，2019 年达到了 75.40%，说明超声在疾病检查 / 诊断中发挥重要价值（可能与医师诊断水平提高有关，也可能与临床医师开具的检查申请单有针对性有关）。

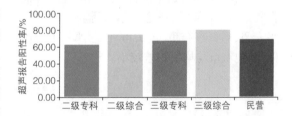

图 3-5-16　2019 年内蒙古自治区不同类型医疗机构超声报告阳性率

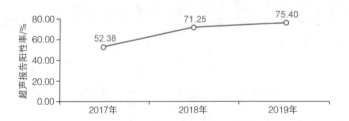

图 3-5-17　2017—2019 年内蒙古自治区超声报告阳性率变化情况

指标 8. 超声诊断符合率

图 3-5-18 的数据显示，呼伦贝尔市、鄂尔多斯市超声诊断符合率略低于平均值，其他盟市的

超声诊断符合率在 86% 左右,通辽市超声诊断符合率仅为 64.63%,说明地区间仍存在差异,需要进一步提高诊断准确性。

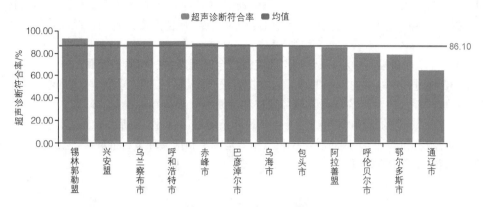

图 3-5-18　2019 年内蒙古自治区各盟市医疗机构超声诊断符合率

图 3-5-19 的数据显示,除二级专科医院外,其他等级医院均达到 82% 以上。而二级专科医院仅为 64.00%,超声诊断符合率有待进一步提高。

图 3-5-20 的数据显示,与 2017 年相比,2018 年超声诊断符合率明显提高,提高约 6%,但是 2019 年的超声诊断符合率与 2018 年相比稍有下降。

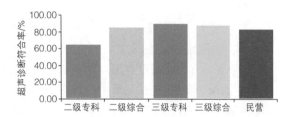

图 3-5-19　2019 年内蒙古自治区不同类型医疗机构超声诊断符合率

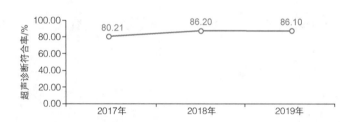

图 3-5-20　2017—2019 年内蒙古自治区超声诊断符合率变化情况

二、问题分析及改进措施

(一) 存在的主要问题及原因分析

1. 内蒙古自治区超声科医师队伍学历参差不齐,不同级别医院医师的专业知识和技术水平存在很大差距。过去超声科室对入职医师的学历要求不高,而且三级以下医院,特别是乡镇医院缺乏人员的培养,因此各级医院间诊断水平存在较大差距。

2. 通过网络课堂和各种培训班学习,全区超声科医师理解体会了规范化留图、超声医学术语及诊断规范的重要性,但在诊断准确性及操作标准化方面还需进一步提高。

3. 超声科医师单独作业,缺少讨论、审核、把关等环节,超声诊断有其自身的特殊性,工作量大、任务重,年轻医师由于缺乏经验可能更容易漏诊和误诊。

(二) 改进措施

1. 强化继续教育,促进人才培养和加强人才队伍建设

因各级医院诊断水平的个体化差异,只能通过具有针对性的继续教育方式进行超声规范化培训,提高超声工作人员专业理论知识和实践应用能力,全面提升各级医院超声科医师诊断水平。

2. 依托国家质量控制中心,联合哨点医院做好全区超声帮扶和质量控制工作

在国家质量控制中心的指导和支持下,发挥省级医院超声不同专业优势,共同学习全国各大医院超声检查规范,使全区各级医院超声检查和诊断不断规范和标准化。联合各级医院优势专业帮扶专业技术薄弱的基层医院,通过专业知识和技能培训,提高诊断水平。把质量控制工作做到各级医院,做实和做细。有效的质量控制工作就是审核和把关环节,提高年轻医师诊断标准化、规范化,从而减少漏诊和误诊。

第六节 辽宁省

一、医疗服务与质量安全情况分析

(一) 数据上报概况

辽宁省共有 289 家设有超声医学专业的医疗机构参与数据上报,数据完整率为 92.90%。其中,公立医院 192 家,包括三级综合医院 83 家(28.72%),二级综合医院 90 家(31.14%),三级专科医院 8 家(2.77%),二级专科医院 11 家(3.81%);民营医院 97 家(33.56%)。各地级市及各类别医院分布情况见表 3-6-1。

表 3-6-1　2019 年辽宁省超声专业医疗质量控制指标抽样医疗机构分布情况

单位:家

地市	二级专科	二级综合	三级专科	三级综合	民营	合计
鞍山市	0	6	2	8	7	23
本溪市	0	3	0	2	0	5
朝阳市	0	4	0	5	9	18
大连市	1	11	2	17	27	58
丹东市	1	6	0	7	2	16
抚顺市	2	9	0	4	1	16
阜新市	0	2	0	3	0	5
葫芦岛市	0	7	0	4	6	17
锦州市	0	5	1	4	3	13
辽阳市	0	5	0	2	6	13
盘锦市	0	2	0	2	4	8
沈阳市	3	19	3	19	18	62
铁岭市	1	8	0	3	3	15
营口市	3	3	0	3	11	20
全省	11	90	8	83	97	289

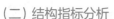

（二）结构指标分析

指标 1. 超声科医师配置情况

（1）超声科医患比

2019 年辽宁省各地市超声科医患比平均为 1.35 人 / 万人次，其中以盘锦、辽阳、朝阳等市超声科医患比较高，明显高于平均水平，而沈阳、大连、营口市超声科医患比明显低于平均水平（图 3-6-1）。

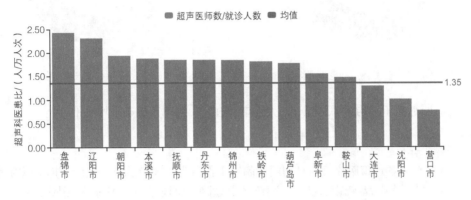

图 3-6-1 2019 年辽宁省各地市超声科医患比

2017—2019 年辽宁省超声科医患比逐步下降（图 3-6-2）。

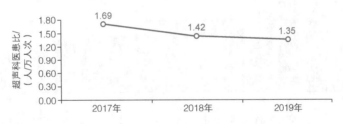

图 3-6-2 2017—2019 年辽宁省超声科医患比变化情况

（2）超声科医师学历分布情况

2019 年辽宁省不同类型医疗机构超声科医师学历以学士为主，达到 59.66%，学士以下占 25.97%，硕士占 13.42%，博士所占比例最低，为 0.95%（图 3-6-3）。

（3）超声科医师职称分布情况

2019 年辽宁省不同类型医疗机构超声科医师以主治医师所占比例最高，为 38.40%，住院医师占比 31.54%，副主任医师占比 20.10%，主任医师占比 9.96%（图 3-6-4）。

（4）超声科医师年龄分布情况汇总

2019 年辽宁省不同类型医疗机构超声科医师年龄构成比:>35~45 岁占比 34.33%,>25~35 岁占比 33.87%,>45 岁占比 30.50%,≤25 岁占比 1.30%（图 3-6-5）。

指标 2. 超声诊室配置情况

2019 年辽宁省各地市医疗机构超声诊室数 / 就诊人次数平均为 0.93 个 / 万人次，其中以盘锦市、葫芦岛市、

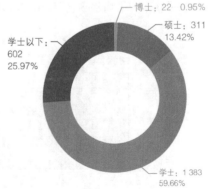

图 3-6-3 2019 年辽宁省超声科医师学历构成情况

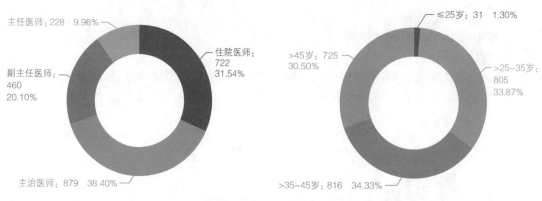

图 3-6-4 2019 年辽宁省超声科医师职称构成比   图 3-6-5 2019 年辽宁省超声科医师年龄构成比

抚顺市较高,明显高于平均水平,沈阳市、大连市、鞍山市、锦州市低于平均水平。

指标 3. 工作量

(1) 门诊工作量

2019 年辽宁省各地市医疗机构日均门诊超声工作量为 125.47 人次,其中锦州市、沈阳市、本溪市明显高于平均水平,盘锦市、抚顺市、葫芦岛市、丹东市明显低于平均水平(图 3-6-6)。

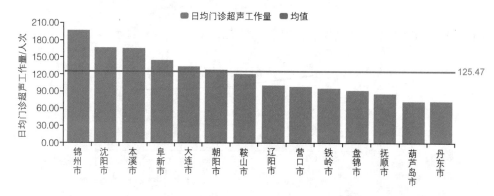

图 3-6-6 2019 年辽宁省各地市医疗机构日均门诊超声工作量

(2) 住院工作量

2019 年辽宁省各地市医疗机构日均住院超声工作量平均为 100.57 人次,其中以大连市、沈阳市明显高于平均水平,营口市、铁岭市、抚顺市、葫芦岛市、盘锦市明显低于平均水平(图 3-6-7)。

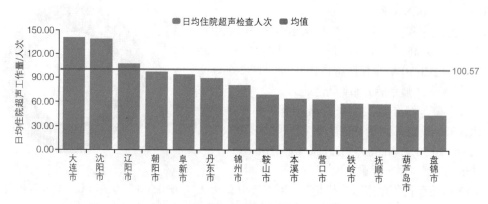

图 3-6-7 2019 年辽宁省各地市医疗机构日均住院超声工作量

（3）急诊工作量

2019年辽宁省各地市医疗机构日均急诊超声工作量平均为11.41人次,其中沈阳市、铁岭市、抚顺市明显高于平均水平,丹东市、葫芦岛市、营口市明显低于平均水平。

（4）体检工作量

2019年辽宁省各地市医疗机构日均体检超声工作量平均为52.10人次,其中沈阳市、阜新市、盘锦市明显高于平均水平,本溪市、丹东市、葫芦岛市、铁岭市明显低于平均水平。

（5）每日人均工作量

2019年辽宁省各地市医疗机构每日人均超声工作量为30.48人次,其中沈阳市、大连市明显高于平均水平,铁岭市、锦州市、本溪市、盘锦市明显低于平均水平(图3-6-8)。

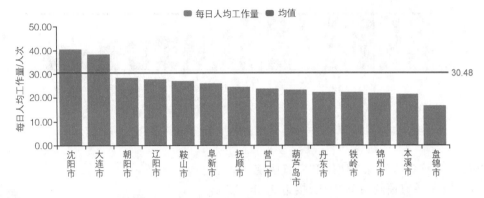

图3-6-8　2019年辽宁省各地市医疗机构每日人均超声工作量

2019年辽宁省不同类型医疗机构每日人均超声工作量以三级综合医院和三级专科医院较高,二级综合医院最低(图3-6-9)。

2017—2019年辽宁省每日人均超声工作量呈上升趋势,从2017年人均日工作量23.70人次到2019年30.48人次(图3-6-10)。

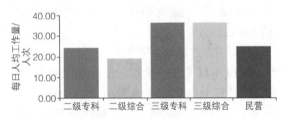

图3-6-9　2019年辽宁省不同类型医疗机构每日人均超声工作量

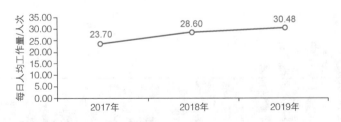

图3-6-10　2017—2019年辽宁省每日人均超声工作量变化

指标4. 超声科医师数与超声诊断仪器数比

2019年辽宁省各地市医疗机构超声科医师数/超声诊断仪器数平均为1.43人/台,其中锦州市、丹东市、本溪市明显高于平均水平,大连市、葫芦岛市、沈阳市明显低于平均水平。

2019年辽宁省不同类型医疗机构超声科医师数/超声诊断仪器数以二级综合医院比例最高,三级专科医院比例最低。

（三）过程指标分析

指标 5. 住院超声检查预约时间

2019 年辽宁省各地市医疗机构住院超声检查平均预约时间为 1.90 天,其中以营口市、朝阳市、沈阳市预约时间较长,明显高于平均水平,本溪市、葫芦岛市、铁岭市、辽阳市预约时间较短,明显低于平均水平(图 3-6-11)。

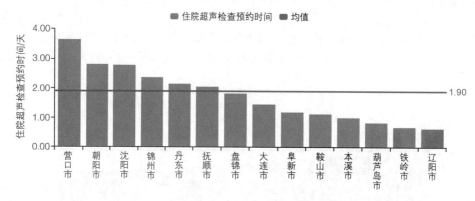

图 3-6-11 2019 年辽宁省各地市医疗机构住院超声检查平均预约时间

2019 年辽宁省二级综合医院和民营医院住院超声检查平均预约时间较长,接近 2.50 天,二级专科医院和三级专科医院预约时间较短,约 0.50 天,三级综合医院居中,约 1.50 天(图 3-6-12)。

指标 6. 危急值上报例数

2019 年辽宁省各地市医疗机构超声危急值上报例数平均值为 42.49 例,阜新市、本溪市、锦州市上报例数明显高于平均水平,铁岭市、朝阳市、辽阳市、丹东市明显低于平均水平(图 3-6-13)。

图 3-6-12 2019 年辽宁省不同类型医疗机构住院超声检查平均预约时间

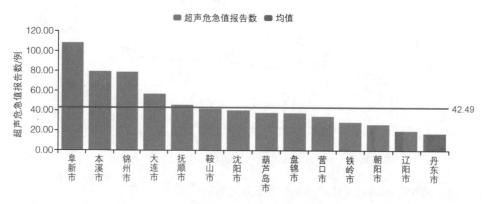

图 3-6-13 2019 年辽宁省各地市医疗机构超声危急值上报例数

2019 年辽宁省超声危急值上报例数以三级专科医院最多,三级综合医院次之,二级综合、二级专科及民营医院危急值上报明显少于三级医院(图 3-6-14)。

（四）结果指标分析

指标7. 超声报告阳性率

2019年辽宁省各地市医疗机构超声报告阳性率平均为75.61%，本溪市报告明显高于平均水平，盘锦市报告明显低于平均水平，其他地市超声报告阳性率比较均衡（图3-6-15）。

2019年辽宁省不同类型医疗机构超声报告阳性率差别不大，三级综合医院稍高（图3-6-16）。

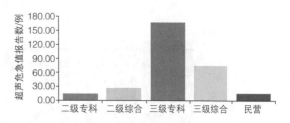

图3-6-14 2019年辽宁省不同类型医疗机构超声危急值上报例数

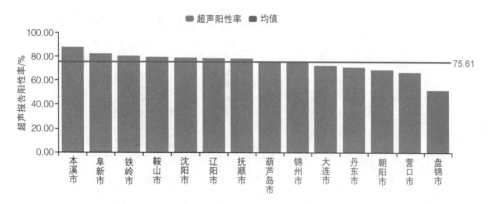

图3-6-15 2019年辽宁省各地市医疗机构超声报告阳性率

2018年、2019年辽宁省超声报告阳性率较2017年明显升高，而2018年、2019年两年间差异不显著（图3-6-17）。

指标8. 超声诊断符合率

2019年辽宁省各地市医疗机构超声诊断符合率平均值为84.36%，阜新市、大连市明显高于平均水平，铁岭市、丹东市明显低于平均水平（图3-6-18）。

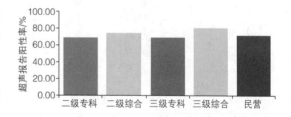

图3-6-16 2019年辽宁省不同类型医疗机构超声报告阳性率

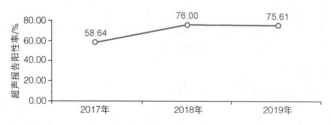

图3-6-17 2017—2019年辽宁省超声报告阳性率变化情况

2019年辽宁省不同类型医疗机构超声诊断符合率以三级专科医院和民营医院最高，三级综合医院与二级综合医院符合率相当，二级专科医院符合率最低（图3-6-19）。

2017—2019年辽宁省超声诊断符合率以2018年最高，达到91.34%，2017年最低，为79.59%，2019年为84.36%（图3-6-20）。

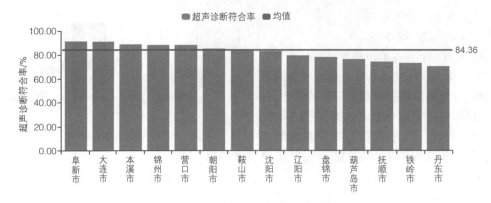

图 3-6-18　2019 年辽宁省各地市医疗机构超声诊断符合率

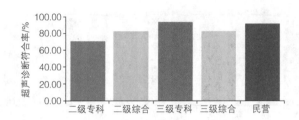

图 3-6-19　2019 年辽宁省不同类型医疗机构超声诊断符合率

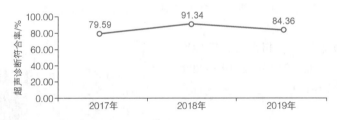

图 3-6-20　2017—2019 年辽宁省超声诊断符合率变化情况

二、问题分析及改进措施

(一) 存在的主要问题及原因分析

1. 超声科医师配置情况

辽宁省各地市超声科医患比明显不均衡,其中盘锦市的超声科医患比为邻近市营口市的 4 倍以上,全省各医疗机构中硕士、博士所占比例较低。

2. 超声诊室配置情况

辽宁省各地市医疗机构超声诊室资源配置略不均衡,以盘锦市超声诊室配置最多。

3. 工作量

工作量在一定程度上与超声科医师及机器配置成反比,盘锦市的超声科医患比最高,每日人均工作量最低,而省会城市沈阳市在门诊、住院、急诊、体检的工作量都远远超过平均水平;各级医疗机构间的工作量差异也较大,患者分布不均衡。

4. 超声科医师数与超声诊断仪器数比

辽宁省各地市间的超声科医师数与超声诊断仪器数比明显不均衡,省会城市沈阳市明显低于其他城市。

5. 住院超声检查预约时间

辽宁省各地市间的住院超声检查预约时间明显不均衡。

6. 危急值上报例数

辽宁省各地市及各级医疗机构间的危急值上报例数明显不均衡,可能与各地市及各医疗机构对危急值的理解及关注程度不同有关。

7. 超声报告阳性率及超声诊断符合率

辽宁省各地市及各级医疗机构间略有差别,部分地区超声诊断符合率存在提升空间。

(二)改进措施

对于医师及超声诊室资源配置不均的问题,质量控制中心将进一步了解原因,对于沈阳市等超声科医师明显低于平均水平的城市,建议扩大医师队伍和设备购置,降低这些城市医师的工作量,以保证医疗质量。而对于危急值、超声报告阳性率和诊断符合率的问题,会通过加强各医疗机构对指标的理解并进行相应的培训来解决。

第七节　吉林省

一、医疗服务与质量安全情况分析

(一)数据上报概况

2019年,吉林省共有122家设有超声医学专业的医疗机构参与数据上报,数据完整率为96.42%。其中,公立医院91家,包括三级综合医院24家(19.67%),二级综合医院51家(41.80%),三级专科医院6家(4.91%),二级专科医院10家(8.20%);民营医院31家(25.41%)。各地级市及各类别医院分布情况见表3-7-1。

表3-7-1　2019年吉林省超声专业医疗质量控制指标抽样医疗机构分布情况

单位:家

地市州	二级专科	二级综合	三级专科	三级综合	民营	合计
白城市	1	8	0	1	1	11
白山市	0	5	0	2	2	9
长春市	0	5	4	7	13	29
吉林市	3	7	0	4	3	17
辽源市	2	4	0	2	2	10
四平市	1	6	2	3	2	14
松原市	0	2	0	1	4	7
通化市	1	7	0	3	4	15
延边朝鲜族自治州	2	7	0	1	0	10
全省	10	51	6	24	31	122

(二)结构指标分析

指标 1. 超声科医师配置情况

在吉林省,超声检查几乎全部都是由超声专业医师进行检查操作并完成诊断报告。相较其他影像学科,超声检查对医师的依赖性更大,检查质量直接与检查者的操作及诊疗水平相关。因此,人力资源的分布情况对超声检查及报告的质量尤为重要。

(1) 超声科医患比

2019 年吉林省经济及医疗较发达的地区如长春市、吉林市等,超声科医患比较低,最少的长春市平均每万人次患者仅有 0.78 名超声科医师。拥有超声科医师相对较多的地区有辽源市、白山市、延边朝鲜族自治州等,最多的辽源市平均每万人次患者拥有 3.11 名超声科医师(图 3-7-1)。

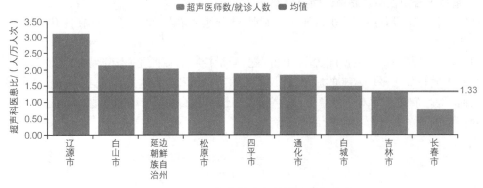

图 3-7-1　2019 年吉林省各地超声科医患比

(2) 各类医疗机构超声科医师学历分布情况

总体来看,吉林省各类医疗机构超声科医师学历以学士为主(图 3-7-2),在三级医院,高学历超声科医师(学士及以上)占据医院主体地位,二级医院及民营医院仍主要由学士及学士以下超声科医师组成,且学士以下医师占大多数。

(3) 各类型医疗机构超声科医师职称分布情况

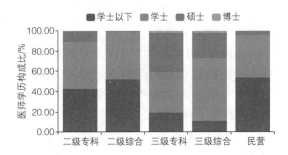

图 3-7-2　2019 年吉林省不同类型医疗机构超声科医师学历构成情况

医师职称构成比反映了医院的综合实力,2019 年在吉林省各级医疗机构中,主治医师均为医院的中坚力量(图 3-7-3),在二级专科医院中,副主任医师比例最高,为 33.71%;在三级专科医院,主治医师和主任医师比例最高,分别为 43.37% 和 15.66%。

(4) 各类医疗机构超声科医师年龄分布情况汇总

2019 年吉林省各级医疗机构中,>35~45 岁的超声科医师占比高(图 3-7-4),在二级综合医院中,45 岁以上的超声科医师也占据较高比例,达 38.48%。

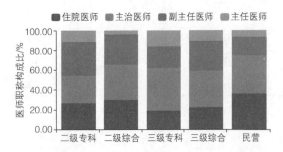

图 3-7-3　2019 年吉林省不同类型医疗机构超声科医师职称构成比

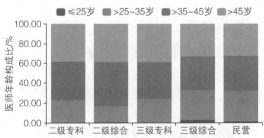

图 3-7-4　2019 年吉林省不同类型医疗机构超声科医师年龄构成比

指标 2. 超声诊室配置情况

2019 年吉林省平均每万人次患者拥有诊室数为 0.91 个，各地市差异不大（图 3-7-5）。

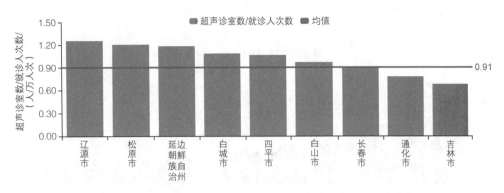

图 3-7-5　2019 年吉林省各地医疗机构超声诊室数／就诊人次数

指标 3. 工作量

超声检查需要超声科医师对相应部位进行全面的扫查评估，若工作数量巨大，必然影响每名患者的检查时间，从而直接影响检查质量。平均每日门诊、急诊、体检、住院超声检查人次，超声科医师人均工作量等是反映医疗机构超声医学专业医疗质量的重要结构性指标，反映该医疗机构超声科的工作负荷水平。适宜的工作量，合理分配工作时间，才能更好地满足医疗服务需要。

（1）门诊工作量

2017—2019 年，吉林省各地医疗机构日均门诊超声工作量逐年上升，2019 年已高达 170.96 人次，门诊超声工作量大的地区主要集中在人口及经济发达地区，如吉林市、长春市、松原市、通化市等（图 3-7-6）。按医疗机构类型来看，三级专科及三级综合的超声门诊工作量明显高于二级医院及民营医院，这一方面与医疗机构规模有关，另一方面也反映了三级医院仍承担了大量的门诊超声检查工作（图 3-7-7）。

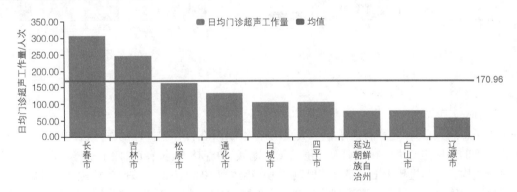

图 3-7-6　2019 年吉林省各地医疗机构日均门诊超声工作量

（2）住院工作量

与门诊超声工作量类似，2019 年吉林省日均住院超声工作量大的地区仍多见于人口及经济大市，如吉林市、长春市、通化市等，同时松原市、白城市等地区也有较多的住院工作量。2019 年吉林省日均住院超声工作量为 88.98 人次（图 3-7-8）。按医疗机

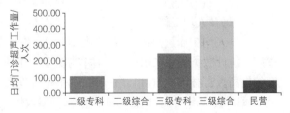

图 3-7-7　2019 年吉林省不同类型医疗机构日均门诊超声工作量

构类型来看,三级医院的超声住院工作量明显高于二级医院及民营医院;另外,与门诊超声不同,综合医院比专科医院的住院超声工作量明显提升,这可能是由于专科医院多为妇产医院,检查多在门诊完成的缘故(图3-7-9)。

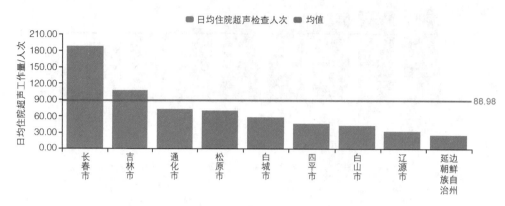

图 3-7-8　2019 年吉林省各地医疗机构日均住院超声工作量

(3) 急诊工作量

抽样的医疗机构中,绝大多数医疗机构设有急诊超声。三级医院的超声急诊工作量明显高于二级医院及民营医院,反映了三级医院承担了大量的急诊超声检查工作(图 3-7-10)。

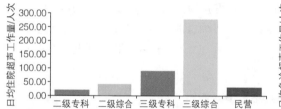

图 3-7-9　2019 年吉林省不同类型医疗机构日均住院超声工作量

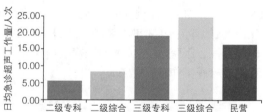

图 3-7-10　2019 年吉林省不同类型医疗机构日均急诊超声工作量

(4) 体检工作量

除了患病人群外,超声科还承担了大量的体检工作,在吉林省抽样的医疗机构中,体检超声工作量大的地区主要集中在人口及经济较发达地区,如吉林市、长春市、四平市等。近三年吉林省医疗机构日均体检超声工作量逐年升高,2019 年达到 50.83 人次。按医疗机构类型来看,三级综合医院的体检工作量明显高于其他类型医疗机构,并且工作量逐年升高,这体现了三级综合医院在体检方面的优势。

(5) 每日人均工作量

每日人均工作量反映了超声科医师的工作负荷,也从一定程度上反映出超声科工作的精细程度。统计数据显示,2019 年吉林省超声科医师每日人均工作量为 31.21 人次,较前两年有大幅度的提高。吉林市、长春市、白城市、四平市等地每日人均工作量较大(图 3-7-11)。

指标 4. 超声科医师数与超声诊断仪器数比

2019 年吉林省超声科医师数与超声诊断仪器数比均值为 1.30,近 1 名医师使用 1 台超声诊断仪器,医师与仪器配比较合理(图 3-7-12)。

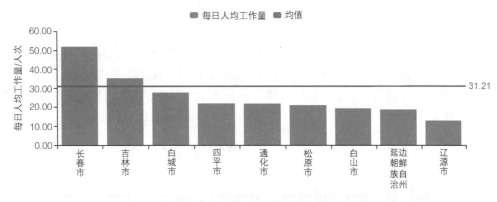

图 3-7-11 2019 年吉林省各地医疗机构每日人均超声工作量

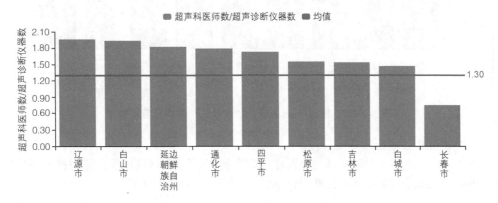

图 3-7-12 2019 年吉林省各地医疗机构超声科医师数 / 超声诊断仪器数

在吉林省不同类型医疗机构中,二级综合医院超声科医师数 / 超声诊断仪器数比值最高,为 1.93,2 名医师平均拥有 1 台超声诊断仪器,三级综合医院比值最低,为 0.93,为 1 名医师拥有 1 台超声诊断仪器,基本满足综合医院仪器配比。

(三)过程指标分析

指标 5. 住院超声检查预约时间

2019 年吉林省各类医疗机构住院超声检查预约时间在 0.21~2.53 天,其中三级综合医院患者量大,预约时间相对较长。这些数据体现了住院超声基本可做到即时性,为患者的及时诊断提供了保障(图 3-7-13)。

指标 6. 危急值上报例数

图 3-7-14 的数据显示,三级综合和三级专科医院的危急值上报数更多,这体现了三级医院承担了更多的危重症患者,也一定程度上反映了危急值上报的及时性。

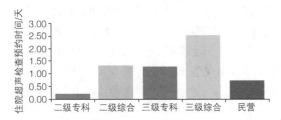

图 3-7-13 2019 年吉林省不同类型医疗机构住院超声检查平均预约时间

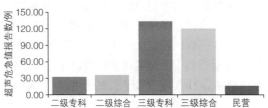

图 3-7-14 2019 年吉林省不同类型医疗机构超声危急值上报例数

（四）结果指标分析

指标 7. 超声报告阳性率

总体来看，2019 年吉林省各地医疗机构超声报告阳性率平均值为 70.28%，即多于半数的报告有阳性结果。各地区医疗机构的阳性率无明显差异，其中民营医院阳性率最高，达到 78.18%，二级专科医院阳性率最低，仅为 49.14%，这可能是由于承担了较多正常产检或妇科筛查的缘故（图 3-7-15，图 3-7-16）。

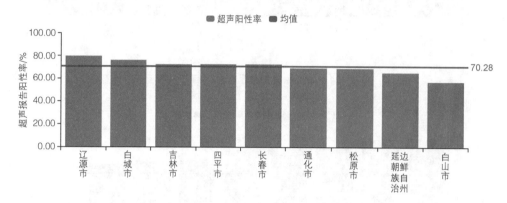

图 3-7-15　2019 年吉林省各地医疗机构超声报告阳性率

指标 8. 超声诊断符合率

数据显示，2019 年吉林省不同类型医疗机构之间，三级专科医院的超声诊断符合率最高，可达 91.95%，二级综合医院的超声诊断符合率最低，为 66.96%（图 3-7-17）。

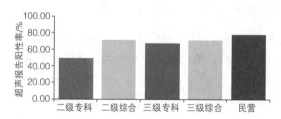

图 3-7-16　2019 年吉林省不同类型医疗机构超声报告阳性率

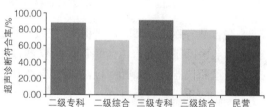

图 3-7-17　2019 年吉林省不同类型医疗机构超声诊断符合率

二、问题分析及工作重点

（一）存在的主要问题及原因分析

1. 超声科医师整体水平不均衡

一次高质量的超声检查耗时很长，从病史询问到部位扫查、报告书写等过程，均需要超声科医师一人完成。在吉林省，超声科医师学历水平存在参差不齐的现象，拥有学士以上学位超声科医师多分布在三级医院，二级医院及民营医院超声科医师多为学士及以下学位，人才水平分布不均，虽经过质量控制中心定期规范化培训，但仍然存在报告书写不规范、误诊漏诊等现象。所以，在今后的工作中，应加强上下级医院的互相交流，多开展业务学习，缩小各医院之间医师诊断水平的差距。

2. 患者分布不均

从 2019 年的调查数据来看，所有地区医疗机构的年门诊超声检查数均超过 1 万次，三级医院平均检查数超过 10 万次，需求量巨大。三级医院较二级医院及民营医院患者量大，承担了较多超声检查,大部分急诊和体检超声都集中在三级综合医院,另外,三级医院门诊工作量和人均工作量也远超二级医院和民营医院,由于患者量大,导致住院超声检查预约时间较长。

3. 超声科医师相对数量不足

虽然吉林省现有的超声科医师数量较多,但相对患者的数量仍然远远不足,超声科医患比近三年来呈逐年下降的趋势。由于人力的不足,每人单位时间工作量的要求提高,导致工作负荷过重,诊断质量受到影响。

4. 超声诊断符合率有待进一步提高

超声检查的诊断符合率反映了超声检查的临床应用价值,超声仪器质量、超声科医师水平均对超声诊断质量有一定影响。2019年吉林省各地医疗机构的平均超声诊断符合率较前两年有所下降,二级医院及民营医院较三级医院低,另外三级综合医院患者量大,检查时间不充分也是导致诊断符合率下降的原因,超声检查的诊断正确率有待进一步提升。

5. 二级及以下医院报告书写不规范

吉林省三级医院目前已经实现超声报告互认,但二级及以下医院仍存在扫查不标准、报告不规范的问题,导致临床医师对不同医院、不同医师的超声诊断报告信任度不同,使患者在上级医院就诊时,常需要重新进行超声检查,引起一系列矛盾,造成医疗资源的重复浪费。

(二)改进措施

1. 进一步完善超声医学专业质量控制体系建设

加强超声质量控制体系建设。组建更加完善的全省超声质量控制网络,进一步优化和细化质量控制指标,并通过多种形式鼓励和规范质量控制工作。

2. 加强三级医院对二级医院超声学科的业务指导

建立良好的转会诊及远程会诊机制,切实提高二级医院的超声诊疗水平。

3. 提高诊断质量,推行结构化报告

参照权威性临床指南,制定统一的标准化切面存图,设计结构化报告模板,减少报告书写时间,提高诊断效率。为不同医院间超声报告互信互认创造条件,减少重复检查,节约有效的医疗资源,改善医患关系。

4. 进一步加大规范化巡讲的力度和规模

在现有全省超声科医师规范化巡讲(匠心工程)的基础上,进一步加强培训范围和层次,重点深入基层医院,以提高二级及以下医院的超声诊疗水平,为推行结构化模式奠定基础。

5. 建立和完善分级诊疗制度

建立和完善分级诊疗制度,合理配置医疗资源,常见病、多发病患者首选二级及民营医院进行诊治,逐步实现不同级别和类别医疗机构的有序转诊,避免出现三级医院患者量巨大、人均工作量过多的现象。

6. 加强新技术、新项目的推广和应用

进一步加强新技术、新项目的推广和临床应用,以提高各类医疗机构的超声诊断符合率。

第八节 黑龙江省

一、医疗服务与质量安全情况分析

(一)数据上报概况

2019年黑龙江省共有150家设有超声医学专业的医疗机构参与数据上报,数据完整率96.76%。其中,公立医院134家,包括三级综合医院46家(30.66%),二级综合医院58家(38.67%),

三级专科医院 14 家(9.33%),二级专科医院 16 家(10.67%);民营医院 16 家(10.67%)。各地级市及各类别医院分布情况见表 3-8-1。

表 3-8-1　2019 年黑龙江省超声专业医疗质量控制指标抽样医疗机构分布情况

单位:家

地市	二级专科	二级综合	三级专科	三级综合	民营	合计
大庆市	0	10	0	4	2	16
大兴安岭地区	0	2	0	1	0	3
哈尔滨市	3	6	3	12	2	26
鹤岗市	0	1	0	3	0	5
黑河市	3	4	0	3	0	10
鸡西市	1	4	1	3	2	11
佳木斯市	2	5	2	4	0	13
牡丹江市	1	6	3	5	0	15
七台河市	0	0	1	1	1	3
齐齐哈尔市	1	3	0	4	5	13
双鸭山市	2	3	0	1	1	7
绥化市	3	7	1	3	3	17
伊春市	0	7	2	2	0	11
全省	16	58	14	46	16	150

(二) 结构指标分析

指标 1. 超声科医师配置情况

(1) 超声科医患比

此次统计显示,黑龙江省超声科医患比平均为 1.28 人 / 万人次,最高的为 1.88 人 / 万人次,鹤岗市、大庆市、牡丹江市、双鸭山市、绥化市、七台河市、齐齐哈尔市、佳木斯市、大兴安岭地区的超声科医患比均在均值以上。其余地区的该指标在均值以下(图 3-8-1)。此指标反映出与巨大的医疗需求相比,超声科医师的数量在黑龙江省处于短缺状态。从图 3-8-2 可以看出 2019 年医患比虽然比 2018 年有所增加,可是与 2017 年相比却略有下降,说明黑龙江省的超声科医师数量仍不足。

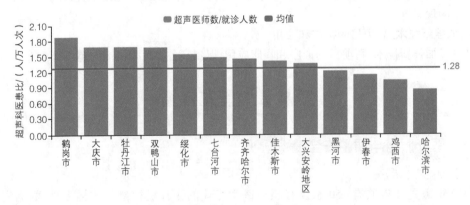

图 3-8-1　2019 年黑龙江省各地市超声科医患比

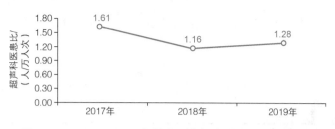

图 3-8-2　2017—2019 年黑龙江省超声科医患比变化情况

(2) 各类医疗机构超声科医师学历分布情况

在黑龙江省二级医院和民营医院超声科医师的硕士及博士学历比例明显低于三级医院,且专科学历构成比多于三级医院(图 3-8-3)。该分布体现出,在等级越高的医院中,高层次人才即具有博士和硕士学历的医师越多。同时也反映出在黑龙江省各级医院的超声科医师水平参差不齐,差异较大。

(3) 各类型医疗机构超声科医师职称分布情况

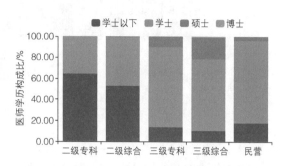

图 3-8-3　2019 年黑龙江省不同类型医疗机构超声科医师学历构成情况

三级医院、二级医院、民营医院的职称分布情况较均衡(图 3-8-4)。

(4) 各类医疗机构超声科医师年龄分布情况汇总

二级医院的医师以 45 岁以上居多,而三级医院的超声科医师以 >25~35 岁居多(图 3-8-5),年龄的分布代表了医师参加工作的时间,决定了超声科医师的经验水平。二级医院的超声科医师较三级医院的超声科医师可能经验更丰富一些,但另一方面,虽然三级医院的超声科医师年龄相对较年轻,但是三级医院的医师学历较高,疑难病例多、师资力量强,因此进步会更快。

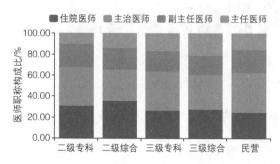

图 3-8-4　2019 年黑龙江省不同类型医疗机构超声科医师职称构成比

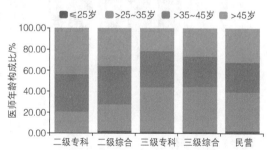

图 3-8-5　2019 年黑龙江省不同类型医疗机构超声科医师年龄构成比

指标 2. 超声诊室配置情况

黑龙江省各地级市医疗机构每万就诊人次配备的超声诊室数平均为 0.84 个。双鸭山市、鹤岗市、大兴安岭地区等高于平均值,这可能与这些地级市的人口少或患者就诊数量少有关。

指标 3. 工作量

(1) 门诊工作量

在黑龙江省各地级市,日均门诊超声工作量平均值为 147.08 人次,而哈尔滨市、佳木斯市以及齐齐哈尔市远远高于均值(图 3-8-6),表明这三个地市患者就诊量较大,其他地市的就诊量都在均值水平上下。而三级医院的门诊工作量明显多于二级医院和民营医院,表明大部分患者倾向于去更高等级的医院就诊。

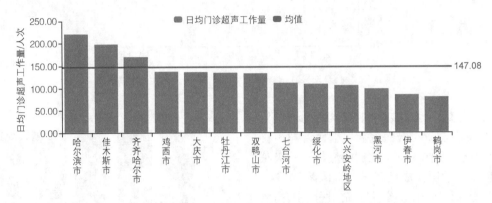

图 3-8-6 2019 年黑龙江省各地市医疗机构日均门诊超声工作量

(2) 住院工作量

各地级市医疗机构日均住院超声工作量的平均值为 88.02 人次,而哈尔滨市、鸡西市以及齐齐哈尔市的日均住院超声工作量远高于全省平均水平(图 3-8-7)。三级综合医院的日均住院超声工作量明显高于其他类型医院。而哈尔滨市、鸡西市、齐齐哈尔市经济较其他地级市发达,可能有着更多、更好的医院,患者更倾向于到大城市、更好的医院就诊。

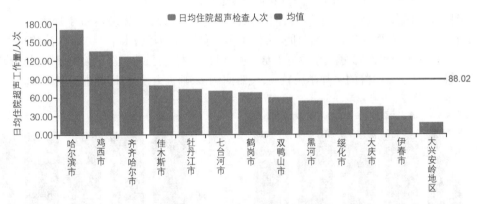

图 3-8-7 2019 年黑龙江省各地市医疗机构日均住院超声工作量

(3) 急诊工作量

在黑龙江省的日均急诊超声工作量中,各地级市平均工作量为 9.32 人次,而七台河市的日均急诊工作量最高,达 38.58 人次;而不同类型医疗机构中,三级医院和民营医院日均急诊工作量显著高于二级医院。

(4) 体检工作量

在黑龙江省各地级市日均体检超声工作量中,鸡西市的日均体检超声工作量高于其他地级市;三级综合医院远远高于其他类型的医院;这反映了患者更倾向于去更高等级的医院体检,间接反映了更高等级医院工作负荷重的问题。

(5) 每日人均工作量

人均工作量反映了超声科医师的工作负荷,也从一定程度上反映了超声科工作的精细程度。黑龙江省超声科医师每日人均工作量为 32.84 人次(图 3-8-8)。哈尔滨市、鸡西市等地区每日工作量较大。各类型医疗机构工作量差距较大,其中三级综合医院每日工作量约是二级专科医院的 2 倍(图 3-8-9)。近两年超声科医师人均工作量增加(图 3-8-10),不仅与增加的患者量有关,也从侧面显示出超声科医师数量不足的问题。

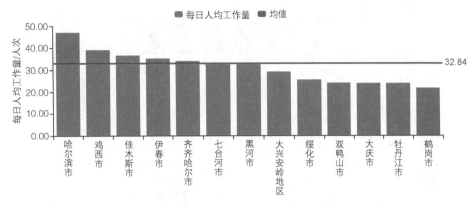

图 3-8-8　2019 年黑龙江省各地市医疗机构超声科每日人均工作量

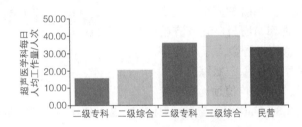

图 3-8-9　2019 年黑龙江省不同类型医疗机构超声科每日人均工作量

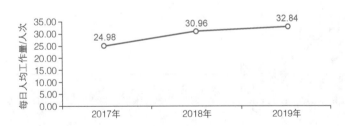

图 3-8-10　2017—2019 年黑龙江省超声科每日人均工作量变化情况

指标 4.　超声科医师数与超声诊断仪器数比

黑龙江省不同地级市以及不同类型医疗机构的超声科医师数 / 超声诊断仪器数分布没有太大的差异,且除哈尔滨市外,各地级市比值均大于 1。在不同医疗机构中,医师数量与仪器数量配备相对平衡。

(三) 过程指标分析

指标 5.　住院超声检查预约时间

平均住院超声检查预约时间是指临床申请超声检查至患者接受检查的平均时间。在一定的时间内出具诊断性超声结果报告,以满足患者和临床医师的需要。若预约时间较长,患者可能无法进行及时的医疗诊治。黑龙江省的调查结果显示,各地级市医疗机构住院超声检查平均预约时间为 0.78 天,除了双鸭山市、黑河市、大庆市外,其余均在 1 天内可以完成超声检查(图 3-8-11)。而在各类型医疗机构中二级专科医院的住院超声平均预约时间最长,为 1.18 天(图 3-8-12)。

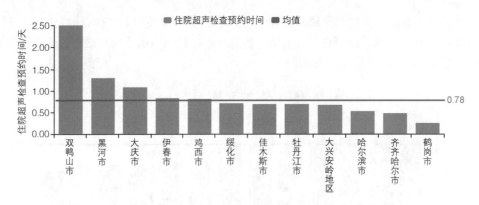

图 3-8-11 2019 年黑龙江省各地市医疗机构住院超声检查平均预约时间

指标 6. 危急值上报例数

"危急值"是指某项检查或某类检验的异常结果,而当这种异常结果出现时,表明患者可能处于生命危急状态,如不能及时给予有效的干预或治疗,就有可能危及患者的安全甚至生命。大兴安岭地区、鸡西市、牡丹江市、齐齐哈尔市以及大庆市等危急值报告数大于平均值(图 3-8-13)。在各类医疗机构中,三级综合和二级综合医院的危急值报告数平均值远远高于专科医院和民营医院(图 3-8-14),这可能与患者更倾向于去三级综合和二级综合医院看病有关。

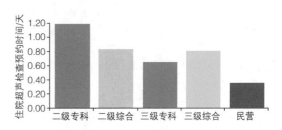

图 3-8-12 2019 年黑龙江省不同类型医疗机构住院超声检查平均预约时间

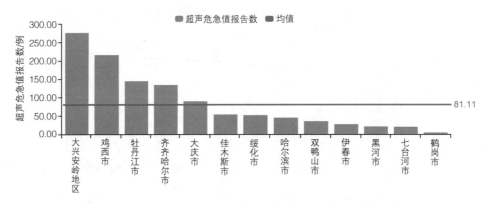

图 3-8-13 2019 年黑龙江省各地市医疗机构超声危急值上报例数

(四)结果指标分析

指标 7. 超声报告阳性率

黑龙江省总体超声报告阳性率均值约为 78%,即约 3/4 的报告有阳性结果(图 3-8-15)。在总体超声报告阳性率比较中,民营医院的阳性率最高;综合类医院次之,二级专科医院阳性率最低(图 3-8-16),这可能是由于承担了较多正常产检或妇科筛查的缘故。近两年黑龙江省超声报告阳性率也在逐年上升(图 3-8-17)。

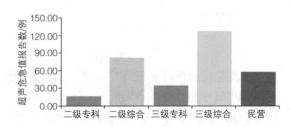

图 3-8-14 2019 年黑龙江省不同类型医疗机构超声危急值上报例数

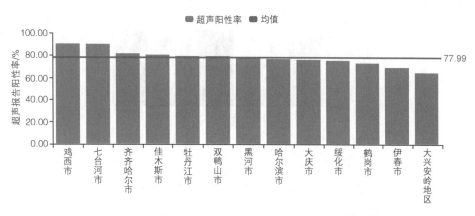

图 3-8-15 2019 年黑龙江省各地市医疗机构超声报告阳性率

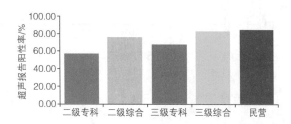

图 3-8-16 2019 年黑龙江省不同类型医疗机构超声报告阳性率

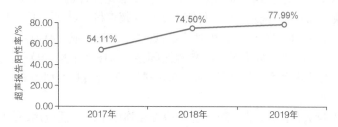

图 3-8-17 2017—2019 年黑龙江省超声报告阳性率变化情况

指标 8．超声诊断符合率

数据显示，黑龙江省各地级市医疗机构的超声诊断符合率平均值约为 80%（图 3-8-18）。不同类型医疗机构之间的超声诊断符合率没有显著差异（图 3-8-19）。与之前对比，2019 年的超声诊断符合率较 2018 年略有下降（图 3-8-20），有待进一步提升。

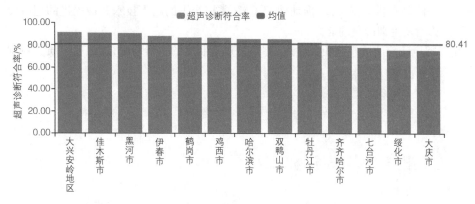

图 3-8-18 2019 年黑龙江省各地市医疗机构超声诊断符合率

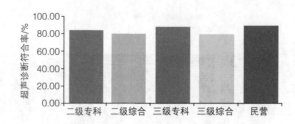

图 3-8-19　2019 年黑龙江省不同类型医疗机构超声诊断符合率

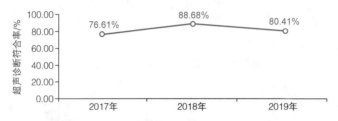

图 3-8-20　2017—2019 年黑龙江省超声诊断符合率变化情况

二、问题分析及改进措施

(一)存在的主要问题及原因分析

1. 超声科医师检查水平差异较大。主要原因为:①黑龙江省超声开展始于 20 世纪 60 年代,由于专业人才的缺乏,部分医院选调其他科室人员进入超声科,以技师、护师为主,这些医务人员超声专业知识不够深入,理论知识更新相对不足;近些年人员构成大有改观,但二级医院仍然缺乏统招本科生和硕士以上学历的人员。②年轻医师存在对图像采集、识别及分析等方面经验不足的情况。③超声新技术发展较快,然而部分超声科医师工作量大,精力有限,缺乏对新知识学习的主动性及积极性。

2. 超声科工作量大,任务繁重。随着超声检查在临床上的广泛应用,每天接受超声检查的患者越来越多,但是医院对超声科室的检查设备及工作人员数量的安排却没有相应的补充。

(二)改进措施

1. 加强学科建设和人才队伍建设。学科建设是医院全面协调可持续发展的基础和内在动力,人才培养又是学科建设的关键和重要支撑条件,是医院的核心竞争力。

2. 完善超声诊疗规范化培训,尤其是基层医院规范化培训。对于新上岗的人员,加强上岗前专业考核。对已从业的超声科医师,帮助其提高诊疗水平。进入医院从事超声工作的医师,可选派至上级医院进一步进修深造,推动他们了解、掌握当下的超声技术和最先进的超声设备,提高疾病超声诊断及鉴别诊断的能力。

3. 完善超声诊疗质量控制相关制度,并监督规范制度的执行情况,加强超声质量控制,以期提高全省整体超声诊疗水平。

第九节　上海市

一、医疗服务与质量安全情况分析

(一)数据上报概况

上海市共有 91 家设有超声医学专业的医疗机构参与数据上报,数据完整率为 97.80%。其中,公立医院 75 家,包括三级综合医院 28 家(30.77%),二级综合医院 34 家(37.37%),三级专科医院 6 家(6.59%),二级专科医院 7 家(7.69%);民营医院 16 家(17.58%)。各区及各类别医院分布情况见表 3-9-1。

表 3-9-1　2019 年上海市超声专业医疗质量控制指标抽样医疗机构分布情况

单位:家

区县	二级专科	二级综合	三级专科	三级综合	民营	合计
宝山区	0	3	0	2	1	6
长宁区	1	4	0	1	0	6
崇明区	0	2	0	0	0	2
奉贤区	0	1	0	1	0	2
虹口区	0	3	0	2	2	7
黄浦区	1	2	1	4	0	8
嘉定区	1	3	0	0	2	6
金山区	0	2	0	1	0	3
静安区	0	2	1	3	0	6
普陀区	1	1	0	1	1	4
浦东新区	1	2	1	5	4	13
青浦区	0	1	0	1	1	3
松江区	0	3	0	1	0	4
徐汇区	0	1	2	3	3	9
杨浦区	0	2	0	1	0	3
闵行区	2	2	1	2	2	9
全市	7	34	6	28	16	91

(二)结构指标分析

指标 1. 超声科医师配置情况

(1)超声科医患比

2019 年上海市医疗机构超声科医患比均值为 0.81 人 / 万人次(图 3-9-1)。2017—2019 年,上海市医疗机构超声科医患比整体水平无明显变化,但一些郊区,例如崇明区、嘉定区和金山区的超声科医患比有明显增高(图 3-9-2)。

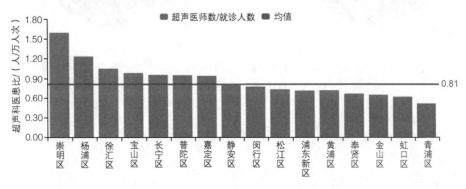

图 3-9-1　2019 年上海市各区超声科医患比

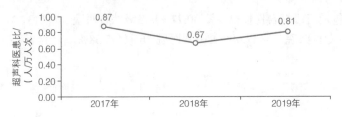

图 3-9-2　2017—2019 年上海市超声科医患比变化情况

（2）超声科医师学历分布情况

2019 年上海市医疗机构超声科医师学历分布显示，博士占 6.13%，硕士占 27.95%，学士占 53.07%，学士以下占 12.85%（图 3-9-3）。博士所占比例最高的是三级专科医院，占 11.54%；学士以下所占比例最高的是民营医院和二级专科医院，占 30%。

（3）超声科医师职称分布情况

2019 年上海市医疗机构超声科医师职称分布显示，主任医师占 6.76%，副主任医师占 15.65%，主治医师占 48.70%，住院医师占 28.89%（图 3-9-4）。主任医师所占比例最高的为三级专科医院和民营医院，占 8.00%；住院医师所占比例最高的为三级综合医院，占 32.78%。

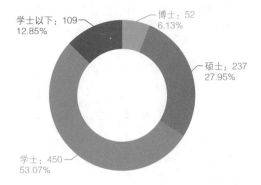

图 3-9-3　2019 年上海市各医疗机构超声科医师学历构成情况

（4）超声科医师年龄分布情况汇总

2019 年上海市医疗机构超声科医师年龄分布显示，>45 岁的占 23.38%，>35~45 岁占 42.48%，>25~35 岁占 33.48%，≤25 岁占 0.66%（图 3-9-5）。>45 岁的超声科医师所占比例最高的为民营医院，占 46%；≤25 岁所占比例最高的为二级综合医院，占 1.18%。

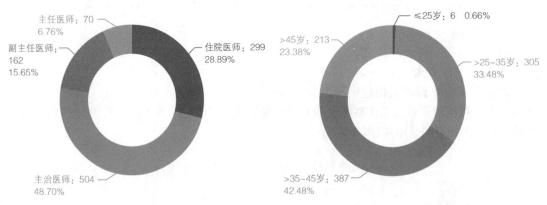

图 3-9-4　2019 年上海市各医疗机构超声科医师职称构成比

图 3-9-5　2019 年上海市各医疗机构超声科医师年龄构成比

指标 2. 超声诊室配置情况

2019 年上海市医疗机构超声诊室数 / 就诊人次数均值为 0.66 个 / 万人次（图 3-9-6）。

指标 3. 工作量

（1）门诊工作量

2019 年上海市医疗机构日均门诊超声工作量均值为 387.08 人次（图 3-9-7）。日均门诊超

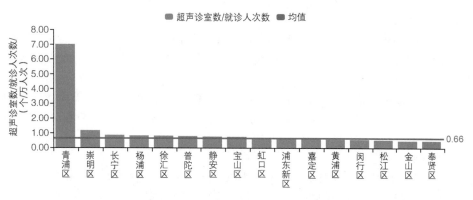

图 3-9-6　2019 年上海市各区医疗机构超声诊室数 / 就诊人次数

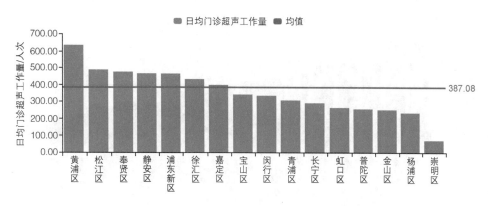

图 3-9-7　2019 年上海市各区医疗机构日均门诊超声工作量

声工作量最高的是三级专科医院,为 1 271.81 人次;日均门诊超声工作量最少的是民营医院,为 35.31 人次。

(2) 住院工作量

2019 年上海市医疗机构日均住院超声工作量均值为 151.74 人次(图 3-9-8)。日均住院超声工作量最高的是三级综合医院,为 263.05 人次;日均住院超声工作量最少的是民营医院,为 13.37 人次。

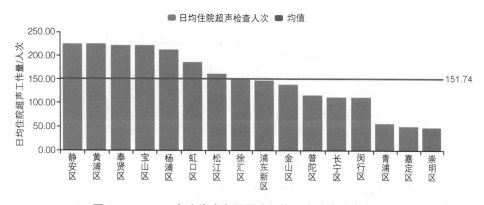

图 3-9-8　2019 年上海市各区医疗机构日均住院超声工作量

（3）急诊工作量

2019 年上海市医疗机构日均急诊超声工作量均值为 19.76 人次。日均急诊超声工作量最高的是三级综合医院，为 30.56 人次；日均急诊超声工作量最少的是民营医院，为 0.59 人次。

（4）体检工作量

2019 年上海市医疗机构日均体检超声工作量均值为 141.10 人次。日均体检超声工作量最高的是三级综合医院，为 256.44 人次；日均体检超声工作量最少的是二级专科医院，为 42.73 人次。

（5）每日人均工作量

2019 年上海市医疗机构每日人均工作量均值为 56.87 人次（图 3-9-9）。每日人均超声工作量最高的是二级专科医院，为 91.55 人次；每日人均超声工作量最少的是民营医院，为 21.00 人次（图 3-9-10）。2017—2019 年，上海市医疗机构每日人均工作量在近 2 年有明显增长（图 3-9-11）。

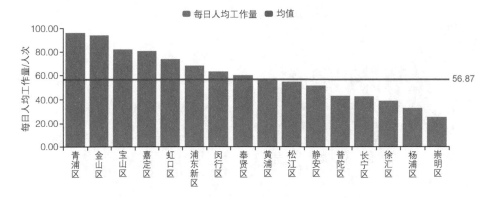

图 3-9-9　2019 年上海市各区医疗机构每日人均超声工作量

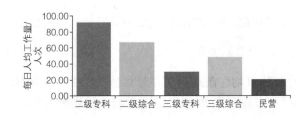

图 3-9-10　2019 年上海市不同类型医疗机构每日人均超声工作量

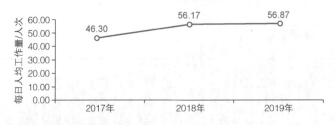

图 3-9-11　2017—2019 年上海市每日人均超声工作量变化情况

指标 4. 超声科医师数与超声诊断仪器数比

2019 年上海市医疗机构超声科医师数 / 超声诊断仪器数均值为 1.08。不同类型医疗机构超声科医师数 / 超声诊断仪器数无明显差异。

（三）过程指标分析

指标 5. 住院超声检查预约时间

2019 年上海市医疗机构住院超声检查平均预约时间为 1.59 天(图 3-9-12)。二级综合医院预约时间最长,为 1.95 天;民营医院预约时间最短,为 0.71 天(图 3-9-13)。

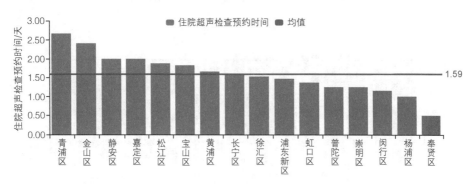

图 3-9-12 2019 年上海市各区医疗机构住院超声检查平均预约时间

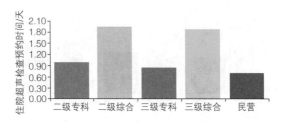

图 3-9-13 2019 年上海市不同类型医疗机构住院超声检查平均预约时间

指标 6. 危急值上报例数

2019 年上海市医疗机构超声危急值上报例数均值为 71.03 例(图 3-9-14)。三级综合医院超声危急值上报例数最多,为 119.48 例;民营医院超声危急值上报例数最少,为 22.47 例(图 3-9-15)。

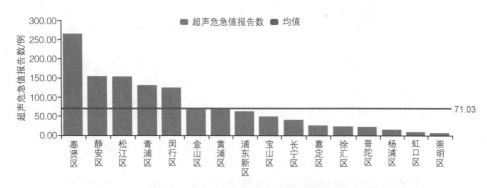

图 3-9-14 2019 年上海市各区医疗机构超声危急值上报例数

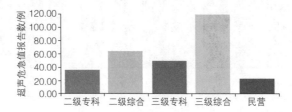

图 3-9-15 2019 年上海市不同类型医疗机构超声危急值上报例数

(四)结果指标分析

指标 7. 超声报告阳性率

2019 年上海市医疗机构超声报告阳性率均值为 70.09%。综合类医院超声报告阳性率比专科医院高。2017—2019 年,上海市医疗机构超声报告阳性率在近 2 年有明显增长(图 3-9-16~ 图 3-9-18)。

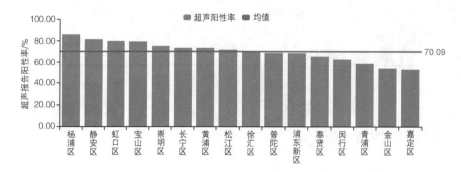

图 3-9-16 2019 年上海市各区医疗机构超声报告阳性率

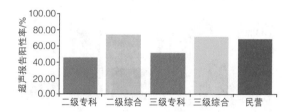

图 3-9-17 2019 年上海市不同类型医疗机构超声报告阳性率

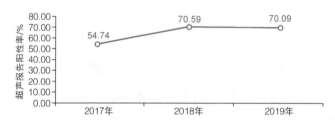

图 3-9-18 2017—2019 年上海市超声报告阳性率变化情况

指标 8. 超声诊断符合率

2019 年上海市医疗机构超声诊断符合率均值为 87.77%。不同类型医院都具有较高的超声诊断符合率。2017—2019 年,上海市医疗机构超声诊断符合率均保持较高水平(图 3-9-19~ 图 3-9-21)。

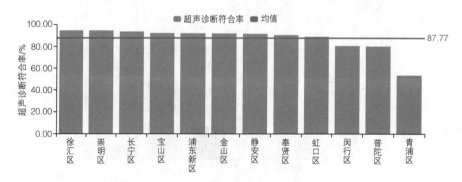

图 3-9-19 2019 年上海市各区医疗机构超声诊断符合率

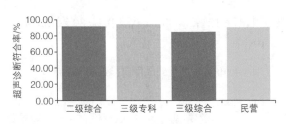

图 3-9-20　2019 年上海市不同类型医疗机构超声诊断符合率

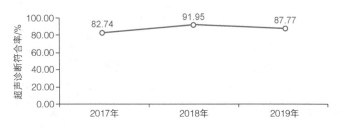

图 3-9-21　2017—2019 年上海市超声诊断符合率变化情况

二、问题分析及改进措施

(一) 存在的主要问题及原因分析

1. 上海市医疗机构超声学科发展迅速,但专业人员数量、超声仪器数量与诊疗工作量发展不平衡。

2. 上海市具有一定数量的具备超声专业诊疗能力的民营医院,其超声专业人员、超声仪器数量和工作量这几年也显著提升,但民营医院以返聘超声科医师为主,体检超声为其主要工作。

(二) 改进措施

1. 上海市具有一定数量的超声住院医师规范化培训基地和超声专科医师规范化培训基地,在专业人员的培养上具有一定的储备力量,质量控制中心负责每年对各级各家医疗机构的从业人员医疗专业资质进行督查,确保人员符合专业要求。此外,质量控制中心对各家医疗机构使用的超声仪器配比、使用年限、年检质量具有一定要求,并进行督查。

2. 质量控制中心定期开展超声专业理论基础、规范化操作要求、规范化报告书写、常见疾病的超声诊断等方面的质量控制培训;制定并推广超声质量控制标准与规范;年度督查时着重对超声规范化操作、诊断报告和图像质量评价、病例诊断随访和疑难病例讨论制度和工作记录的检查,确保医疗质量持续改进。

3. 上海市卫生健康委员会要求将民营医院的超声医疗逐步纳入上海市超声医学质量控制中心的管理和督查范围,以鼓励社会力量参与医疗卫生服务,确保和提高民营医院超声医疗服务质量,质量控制中心也正逐步将民营医院纳入基线调查、年度督查范畴。

第十节　江苏省

一、医疗服务与质量安全情况分析

(一) 数据上报概况

江苏省共有 250 家设有超声医学专业的医疗机构参与数据上报,数据完整率为 98.23%。其中,公立医院 161 家,包括三级综合医院 69 家(27.60%),二级综合医院 59 家(23.60%),三级专科医院 21 家(8.40%),二级专科医院 12 家(4.80%);民营医院 89 家(35.60%)。各地市及各类别医院具体数据分布情况见表 3-10-1。

表 3-10-1 2019 年江苏省超声专业医疗质量控制指标抽样医疗机构分布情况

单位:家

地市	二级专科	二级综合	三级专科	三级综合	民营	合计
常州市	0	0	4	5	10	19
淮安市	4	8	2	4	3	21
连云港市	1	3	1	1	5	11
南京市	0	7	3	9	8	27
南通市	0	12	2	7	5	26
苏州市	0	5	1	9	8	23
宿迁市	1	1	0	1	26	29
泰州市	2	6	0	8	3	19
无锡市	0	3	2	8	4	17
徐州市	0	4	3	4	3	14
盐城市	0	4	1	5	10	20
扬州市	2	2	1	5	2	12
镇江市	2	4	1	3	2	12
全省	12	59	21	69	89	250

(二)结构指标分析

指标 1. 超声科医师配置情况

(1)超声科医患比

江苏省医疗机构超声科医患比平均值为 0.98 人/万人次。各地区医疗机构超声科医患比见图 3-10-1,其中宿迁市超声科医患比最高,为 1.25 人/万人次,扬州市最低,为 0.69 人/万人次,泰州市、苏州市、徐州市及扬州市低于全省平均水平,宿迁市、常州市、连云港市、淮安市、南通市、南京市、镇江市、盐城市、无锡市高于全省平均水平。

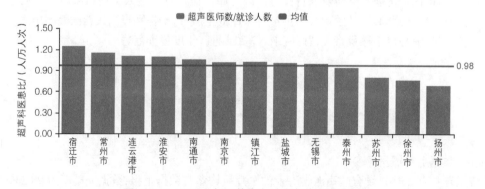

图 3-10-1 2019 年江苏省各地市超声科医患比

从图 3-10-2 中可以看出,2017 年江苏省超声科医患比为 1.14 人 / 万人次,2018 年医患比为 0.99 人 / 万人次,2019 年超声科医患比为 0.98 人 / 万人次,2018 年较 2017 年下降约 0.15 人 / 万人次,2019 年较 2018 年下降约 0.01 人 / 万人次,较 2017 年下降约 0.16 人 / 万人次。2017—2019 年江苏省的超声科医患比逐年减低,超声科缺口逐年加重,超声科医师数量短缺更严重。

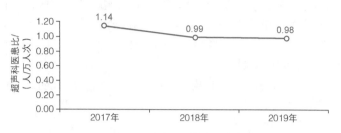

图 3-10-2　2017—2019 年江苏省超声科医患比变化情况

(2)各类医疗机构超声科医师学历分布情况

从图 3-10-3 中可以看出,江苏省不同类型医疗机构超声科医师中学士学位居多,三级医院硕士次之,二级医院学士以下次之。博士学位的超声科医师尤为短缺,二级医院缺失博士学位的超声科医师。

(3)各类型医疗机构超声科医师职称分布情况

从图 3-10-4 中可以看出,江苏省不同类型医疗机构超声科医师职称多为住院医师及主治医师,副主任医师次之,主任医师占比最少,二级专科医院甚至缺失主任医师。

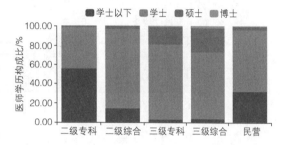

图 3-10-3　2019 年江苏省不同类型医疗机构超声科医师学历构成情况

(4)各类医疗机构超声科医师年龄分布情况汇总

从图 3-10-5 中可看出,江苏省不同类型医疗机构超声科医师的年龄大部分处于 >25~45 岁,大于 45 岁次之,25 岁及以下的超声科医师占比最少。

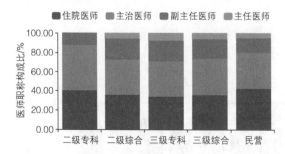

图 3-10-4　2019 年江苏省不同类型医疗机构超声科医师职称构成比

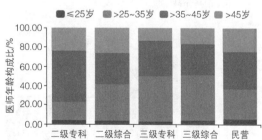

图 3-10-5　2019 年江苏省不同类型医疗机构超声科医师年龄构成比

指标 2. 超声诊室配置情况

江苏省医疗机构超声诊室数与就诊人次数的比值为 0.67 个 / 万人次。常州市的超声诊室数 / 就诊人次数最高,为 0.80 个 / 万人次,徐州市、无锡市、苏州市、镇江市、扬州市低于全省平均水平,常州市、宿迁市、盐城市、淮安市、连云港市高于全省平均水平,泰州市、南通市及南京市与全省平

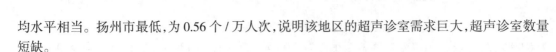

均水平相当。扬州市最低,为 0.56 个 / 万人次,说明该地区的超声诊室需求巨大,超声诊室数量短缺。

指标 3. 工作量

(1)门诊工作量

江苏省医疗机构超声科日均门诊工作量为 280.06 人次。各地市医疗机构超声科日均门诊工作量见图 3-10-6,其中苏州市最高,为 512.04 人次,盐城市最低,为 160.02 人次,镇江市、常州市、连云港市、淮安市、宿迁市、南通市、泰州市、盐城市低于全省平均水平,苏州市、无锡市、扬州市、南京市、徐州市高于全省平均水平。

从图 3-10-6 中可以看出,苏州市的日均门诊超声工作量最高,说明该地区超声科门诊量巨大,超声科医师工作强度大。

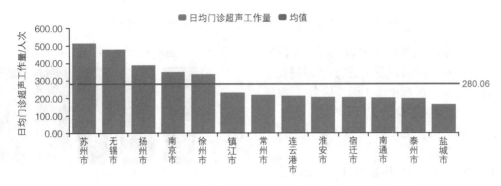

图 3-10-6　2019 年江苏省各地市医疗机构日均门诊超声工作量

(2)住院工作量

江苏省医疗机构超声科日均住院工作量为 123.03 人次。各地区医疗机构超声科日均住院工作量见图 3-10-7,其中扬州市最高,为 226.90 人次,宿迁市最低,为 70.93 人次,盐城市、南通市、连云港市、淮安市、镇江市、宿迁市低于全省平均水平,扬州市、徐州市、无锡市、南京市、苏州市、泰州市及常州市高于全省平均水平。

从图 3-10-7 可以看出,扬州市的超声科日均住院工作量最高,说明该地区的住院超声患者就诊量大,超声科医师工作强度大。

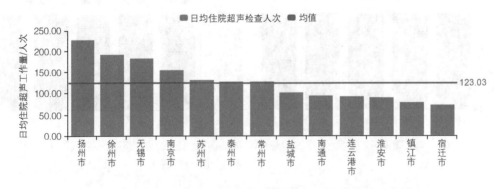

图 3-10-7　2019 年江苏省各地市医疗机构日均住院超声工作量

(3)急诊工作量

江苏省医疗机构超声科日均急诊工作量为 20.61 人次。各地区医疗机构超声科日均急诊工作量南京市最高,为 36.46 人次,宿迁市最低,为 9.30 人次,镇江市、徐州市、盐城市、南通市、泰州市、淮安市、宿迁市低于全省平均水平,苏州市、扬州市、无锡市、连云港市、常州市高于全省平均水平。

(4) 体检工作量

江苏省医疗机构超声科日均体检工作量为107.30人次。各地区医疗机构超声科日均急诊工作量南京市最高,为202.36人次,宿迁市最低,为51.02人次,泰州市、徐州市、盐城市、常州市、淮安市、连云港市、宿迁市低于全省平均水平,南京市、镇江市、苏州市、无锡市、南通市、扬州市高于全省平均水平。

(5) 每日人均工作量

江苏省医疗机构超声科每日人均工作量为42.46人次。各地区医疗机构超声科每日人均工作量见图3-10-8,其中扬州市最高,为58.31人次,宿迁市最低,为32.39人次,南京市、盐城市、南通市、连云港市、淮安市、常州市、宿迁市、泰州市低于全省平均水平,扬州市、徐州市、镇江市、苏州市、无锡市高于全省平均水平。

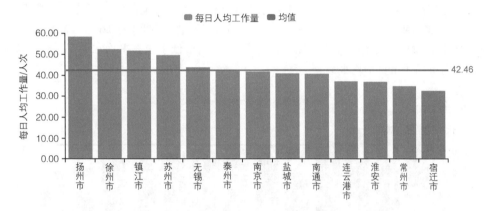

图 3-10-8　2019 年江苏省各地市医疗机构每日人均超声工作量

江苏省不同类型医疗机构超声科每日人均工作量见图 3-10-9,其中三级综合医院最高,为 48.85 人次,二级专科医院最低,为 32.19 人次,说明三级综合医院超声科医师每日工作量大,超声科医师需求量大。

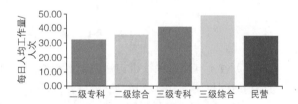

图 3-10-9　2019 年江苏省不同类型医疗机构超声科每日人均工作量

2017—2019 年江苏省每日人均超声工作量变化见图 3-10-10。图中显示,2017 年每日人均超声工作量是 35.20 人次,2018 年是 43.35 人次,较 2017 年明显增多,2019 年是 42.46 人次,较 2017 年仍有显著的升高,和 2018 年相比略下降 0.89 人次。总体而言,近三年江苏省各医疗机构的每日人均超声工作量变化不明显,每日超声工作量均处于较高水平。

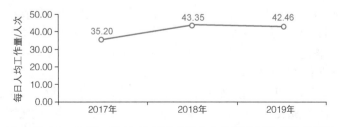

图 3-10-10　2017—2019 年江苏省每日人均超声工作量变化情况

指标4. 超声科医师数与超声诊断仪器数比

(1)各地市医疗机构超声科医师数/超声诊断仪器数

江苏省医疗机构超声科医师数/超声诊断仪器数为1.30。各地区医疗机构超声科医师数/超声诊断仪器数连云港市最高,为1.53,徐州市最低,为0.96,扬州市、苏州市、徐州市低于全省平均水平,其他地市与江苏省平均水平相近。徐州市的超声科医师数/超声诊断仪器数最低,说明该地区的超声设备相对充足。

(2)不同类型医疗机构超声科医师数/超声诊断仪器数

二级综合医院超声科医师数/超声诊断仪器数最高,为1.52,三级综合医院最低,为1.23,说明三级综合医院的超声诊断仪器相对充足。

(三)过程指标分析

指标5. 住院超声检查预约时间

江苏省医疗机构住院超声检查平均预约时间为0.98天。各地区医疗机构住院超声检查平均预约时间见图3-10-11,其中苏州市最高,为1.28天,连云港市最低,为0.60天,常州市、淮安市、宿迁市、泰州市、南京市、镇江市、扬州市、徐州市、连云港市低于全省平均水平,苏州市、南通市、盐城市、无锡市高于全省平均水平。

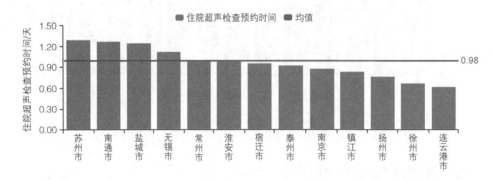

图3-10-11 2019年江苏省各地市医疗机构住院超声检查平均预约时间

江苏省不同类型医疗机构住院超声检查平均预约时间见图3-10-12,其中三级综合医院最高,为1.26天,二级专科医院最低,为0.27天。

指标6. 危急值上报例数

江苏省医疗机构超声危急值报告数为73.22例。各地区医疗机构超声危急值报告数见图3-10-13,其中南通市最高,为137.17例,宿迁市最低,为31.44例,镇江市、连云港市、苏州市、盐城市、泰州市、淮安市、宿迁市低于全省平

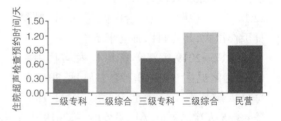

图3-10-12 2019年江苏省不同类型医疗机构住院超声检查平均预约时间

均水平,南通市、扬州市、徐州市、南京市、常州市、无锡市高于全省平均水平。

从图3-10-13可以看出,南通市的超声危急值报告数最多,说明该地区的超声科危重症患者较多,危急值上报工作完成得较好。宿迁市的超声危急值报告数最少,说明该地区的超声科危重症患者较少或危急值上报工作不到位。

江苏省不同类型医疗机构超声危急值报告数见图3-10-14,其中三级专科医院最高,为161.19例,二级专科医院最低,为11.33例,说明三级专科医院的超声科危重症患者较多,危急值工作完成得较好。

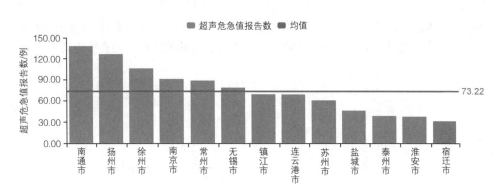

图 3-10-13　2019 年江苏省各地市医疗机构超声危急值上报例数

(四) 结果指标分析

指标 7. 超声报告阳性率

江苏省医疗机构总体超声报告阳性率为 70.28%。各地区医疗机构的总体超声报告阳性率见图 3-10-15,其中徐州市最高,为 81.77%,常州市最低,为 53.49%,苏州市、无锡市、镇江市、南京市、泰州市、淮安市、常州市低于全省平均水平,徐州市、宿迁市、扬州市、盐城市、南通市、连云港市高于全省平均水平。

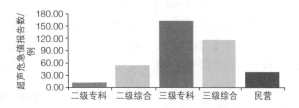

图 3-10-14　2019 年江苏省不同类型医疗机构超声危急值上报例数

从图 3-10-15 可以看出,徐州市的总体超声报告阳性率最高,说明该地区的超声科超声报告阳性患者较多,超声诊断价值较高。

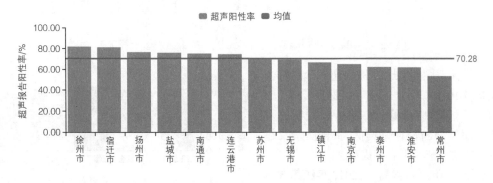

图 3-10-15　2019 年江苏省各地市医疗机构超声报告阳性率

江苏省不同类型医疗机构总体超声报告阳性率见图 3-10-16,其中二级综合医院最高,为 75.46%,三级专科医院最低,为 54.55%,说明江苏省综合医院超声科的超声报告阳性患者多,超声诊断价值较高。

2017—2019 年江苏省超声报告阳性率见图 3-10-17,从图中可以看出,2017 年江苏省超声报告阳性率是 59.33%,2018 年是

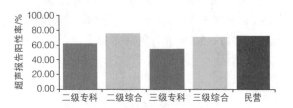

图 3-10-16　2019 年江苏省不同类型医疗机构总体超声报告阳性率

68.33%,2019 年是 70.28%,每年的阳性率均呈上升的趋势,2018 年较 2017 年升高非常明显,上

升约9%,2019年较2018年略有上升,上升约1.95%。从三年的数据中来看,江苏省超声报告阳性率逐年上升,说明江苏省各地超声诊断水平和对阳性报告的关注程度均有所提高。

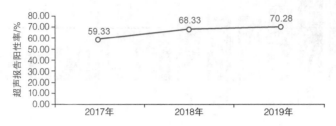

图 3-10-17　2017—2019 年江苏省超声报告阳性率变化情况

指标 8. 超声诊断符合率

江苏省医疗机构超声诊断符合率为 83.95%。各地区医疗机构超声诊断符合率见图 3-10-18,其中盐城市最高,为 93.14%,南通市最低,为 75.68%,连云港市、南京市、泰州市、常州市、宿迁市、南通市均低于全省平均水平,盐城市、镇江市、扬州市、苏州市、无锡市、徐州市、淮安市高于全省平均水平。

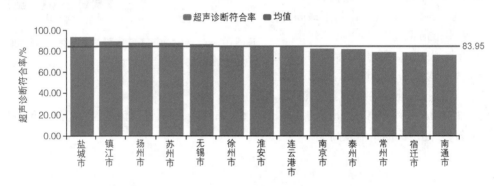

图 3-10-18　2019 年江苏省各地市医疗机构超声诊断符合率

江苏省不同类型医疗机构超声诊断符合率见图 3-10-19,其中三级专科医院最高,为 87.60%,民营医院最低,为 79.36%,说明民营医院的超声诊断符合率偏低,报告质量及超声科医师的技能水平有待提高。

从图 3-10-20 可以看出,2017 年江苏省超声诊断符合率为 86.77%,2018 年为 82.91%,2019 年为 83.95%,2018 年较 2017 年下降约

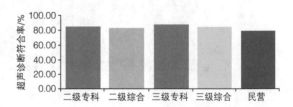

图 3-10-19　2019 年江苏省不同类型医疗机构超声诊断符合率

3.86%,2019 年较 2018 年上升 1.04%,较 2017 年下降 2.82%。总体而言,江苏省超声诊断符合率较高,2017—2019 年均在 80% 以上。

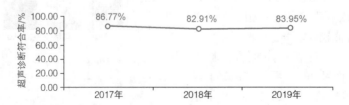

图 3-10-20　2017—2019 年江苏省超声诊断符合率变化情况

二、问题分析及改进措施

（一）存在的主要问题及原因分析

1. 江苏省医疗机构超声科医师中学士学位占大多数，高学历（研究生及以上学历）偏少，特别是博士学位的超声科医师非常短缺，超声医学人才储备力量不足。

2. 江苏省医疗机构超声科每日人均工作量中三级综合医院最高，超声科医师数/超声诊断仪器数在三级综合医院中最低，而三级综合医院的超声报告阳性率却最高，说明三级综合医院超声科医师每日工作量大，患者病情复杂，但超声科医师数量不足，江苏省三级综合医院的超声科医师需求量大。

3. 民营医院超声诊断符合率较其他类型医院显著偏低，应加强对民营医院超声科医师诊断技能的规范化培训及继续教育等学习内容。

4. 江苏省超声特别是三级综合医院的超声分散，很多医院的各个临床科室均设有自己的超声室，超声设备和超声从业人员、资质混杂，这部分超声操作人员和检查质量的质量控制问题缺乏集中管理，需完善集中管理系统，真正将超声质量控制工作辐射到超声医学的每一个角落。

（二）改进措施

1. 提高江苏省超声科医师的教育水平，制定相关引进人才的优惠政策，对博士学位的超声科医师在待遇、科研支持等方面进行一定的政策倾斜。

2. 注重江苏省三级医院超声学科的统一管理，可从质量控制、人员准入、资质考核等多方面入手，在相关医院增设超声技师岗位用于体检等技术要求较低的项目，将超声医学研究生以上学历的医师回归临床和科研岗位。

3. 加强江苏省民营医院超声人员的从业资质和病理随访的监管工作，可定期进行相应的授课、理论和操作考核，加强这部分超声从业人员的继续教育和考核工作。

第十一节 浙江省

一、医疗服务与质量安全情况分析

（一）数据上报概况

2019年浙江省共有166家设有超声医学专业的医疗机构参与数据上报，数据完整率为98.36%。其中，公立医院152家，包括三级综合医院66家（39.76%），二级综合医院56家（33.74%），三级专科医院14家（8.43%），二级专科医院16家（9.64%）；民营医院14家（8.43%）。各地级市及各类别医院分布情况见表3-11-1。

表3-11-1 2019年浙江省超声专业医疗质量控制指标抽样医疗机构分布情况

单位：家

地市	二级专科	二级综合	三级专科	三级综合	民营	合计
杭州市	0	5	4	12	1	22
湖州市	1	3	2	3	1	10
嘉兴市	1	2	1	3	1	8
金华市	1	6	3	6	4	20

续表

地市	二级专科	二级综合	三级专科	三级综合	民营	合计
丽水市	1	8	0	3	0	12
宁波市	1	9	3	10	3	26
绍兴市	2	3	1	8	0	14
台州市	3	5	0	8	1	17
温州市	3	10	0	8	2	23
舟山市	0	1	0	2	0	3
衢州市	3	4	0	3	1	11
合计	16	56	14	66	14	166

(二)结构指标分析

指标 1. 超声科医师配置情况

(1)超声科医患比

浙江省超声科医患比最高地区是丽水市,为 0.99 人 / 万人次;最低的地区是温州市,为 0.45 人 / 万人次;全省平均水平为 0.68 人 / 万人次。超声科医患比从 2017 年至 2019 年呈下降趋势,表明浙江省的超声科医师更紧缺(图 3-11-1,图 3-11-2)。

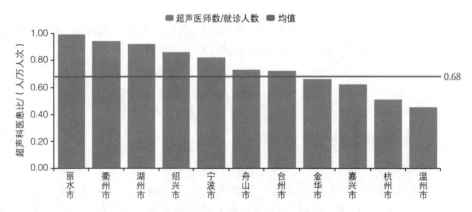

图 3-11-1　2019 年浙江省各地市超声科医患比

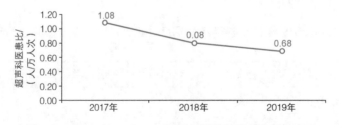

图 3-11-2　2017—2019 年浙江省超声科医患比变化情况

(2)超声科医师学历分布情况

从图 3-11-3 可见,浙江省超声医学硕博人才比例偏低,学士以下人员比例偏高。

（3）超声科医师职称分布情况

浙江省超声专业人员职称比例相对合理，分布均衡（图3-11-4）。

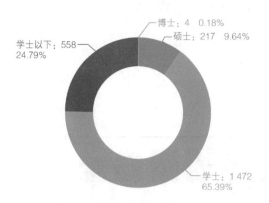

图 3-11-3 2019 年浙江省超声科医师学历构成情况

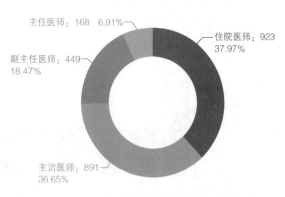

图 3-11-4 2019 年浙江省超声科医师职称构成比

（4）超声科医师年龄分布情况汇总

浙江省超声专业人员以年轻医师占比较大，以 35 岁以下者居多，是超声诊疗工作的生力军（图3-11-5）。

指标 2．超声诊室配置情况

浙江省各地超声诊室数 / 就诊人次数的比值最高的是丽水市，为 0.74 个 / 万人次；最低的地区是嘉兴市，为 0.42 个 / 万人次；全省的平均水平为 0.57 个 / 万人次，丽水市、台州市、衢州市等 7 个地市高于均值，而嘉兴市、杭州市、宁波市的医疗机构诊室相对不足。

指标 3．工作量

（1）门诊工作量

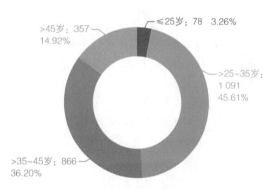

图 3-11-5 2019 年浙江省超声科医师年龄构成比

浙江省日均门诊超声工作量的平均值为 447.88 人次，其中最高的地区是杭州市，为 775.19 人次，最低的是衢州市，为 172.02 人次。杭州市、嘉兴市、宁波市三个地市高于均值，表明这三个地区患者就诊量较大，超声科医师工作压力较大（图3-11-6）。

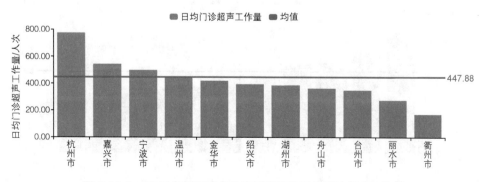

图 3-11-6 2019 年浙江省各地市医疗机构日均门诊超声工作量

（2）住院工作量

浙江省日均住院超声工作量的平均值为249.96人次，最高的地区是杭州市，为526.90人次，最低的温州市为139.03人次，杭州市、嘉兴市的工作量高于均值，表明这两个地市住院患者超声就诊量较大（图3-11-7）。

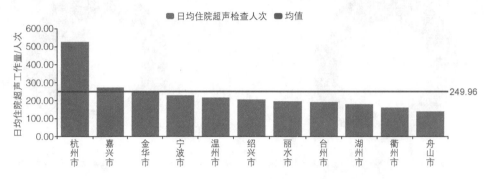

图 3-11-7　2019 年浙江省各地市医疗机构日均住院超声工作量

（3）急诊工作量

浙江省日均急诊超声工作量的平均值为29.91人次，最高的杭州市为50.86人次，最低的丽水市为14.60人次，杭州市、湖州市、嘉兴市高于均值，表明这三个地市急诊患者超声就诊量较大。

（4）体检工作量

浙江省日均体检超声工作量的平均值为178.65人次，最高的是杭州市，为411.80人次，最低的衢州市为95.12人次，杭州市、嘉兴市、舟山市、金华市四个地市高于均值，表明这四个地市体检的超声就诊量较大。

（5）每日人均工作量

浙江省每日人均超声工作量的平均值为59.43人次，其中温州市最高，为88.99人次，丽水市最低，为36.92人次，温州市、杭州市、金华市、嘉兴市高于均值，表明这四个地市超声科医师的工作压力较大（图3-11-8）。不同类型医疗机构中，三级综合医院的每日人均超声工作量最高，为70.78人次，最低的是二级专科医院，为31.64人次，三级医院高于二级医院，综合医院高于专科医院（图3-11-10）。每日人均工作量从2017年至2019年呈上升趋势，表明浙江省超声科医师的工作压力不断增大（图3-11-11）。

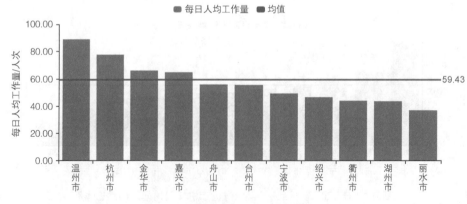

图 3-11-8　2019 年浙江省各地市医疗机构每日人均超声工作量

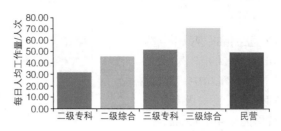

图 3-11-9 2019 年浙江省不同类型医疗机构每日人均超声工作量

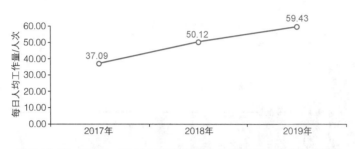

图 3-11-10 2017—2019 年浙江省每日人均超声工作量变化情况

指标 4. 超声科医师数与超声诊断仪器数比

浙江省超声科医师数与超声诊断仪器数比的平均值 1.09,最高的地区是宁波市,为 1.4,最低的是温州市,为 0.65,宁波市、嘉兴市、金华市等 7 个地市高于均值,反映超声诊断仪器配备不足,而温州市、杭州市、台州市、舟山市的各医疗机构仪器配置相对充足。不同医疗机构中,超声科医师数与超声诊断仪器数比最高的是三级专科医院为 1.38,最低的是三级综合医院,为 0.98。

(三)过程指标分析

指标 5. 住院超声检查预约时间

浙江省住院超声检查预约时间平均为 1.46 天,最高的台州市为 2.73 天,最低的衢州市和温州市均为 1.05 天,全省大多数医疗机构均在 2 天内就能完成住院患者超声检查工作,台州市、舟山市、杭州市等四个地市高于均值,表明这些地市住院患者超声检查需求量大,医师配备不足或超声仪器数量不够;不同医疗机构中,最高为二级专科医院的 1.87 天,最低为民营的 1.09 天(图 3-11-11,图 3-11-12)。

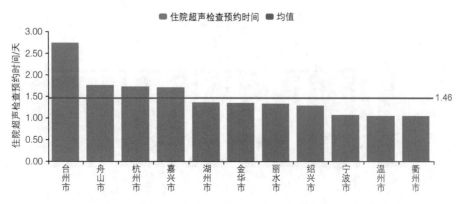

图 3-11-11 2019 年浙江省各地市医疗机构住院超声检查平均预约时间

指标 6. 危急值上报例数

浙江省医疗机构超声危急值报告数平均为110.42 例，最高的是台州市，为 209.69 例，最低的舟山市为 33.67 例；不同医疗机构中，三级综合医院最高，为 189.27 例，最低是二级专科医院，为 24.56 例，三级综合医院远高于其他医院，说明三级医院患者病情更急更复杂（图 3-11-13，图 3-11-14）。

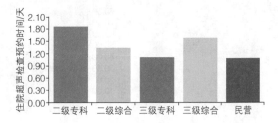

图 3-11-12　2019 年浙江省不同类型医疗机构住院超声检查平均预约时间

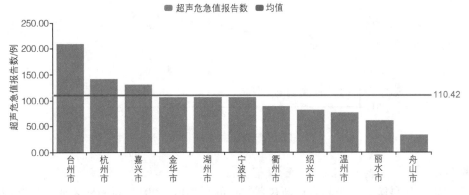

图 3-11-13　2019 年浙江省各地市医疗机构超声危急值上报例数

（四）结果指标分析

指标 7. 超声报告阳性率

浙江省医疗机构超声报告阳性率平均值 73.09%，最高地区舟山市为 85.13%，最低地区温州市为 67.07%，各地市间差异不明显（图 3-11-15）。不同医疗机构中，二级综合医院最高，为 75.81%，最低为三级专科医院（62.65%），从图 3-11-16 可见，综合医院高于专科医院。浙江省的超声报告阳性率从2017 年的 65.81% 上升至 2018 年的 72.62%，2019 年又上升至 73.09%（图 3-11-17）。

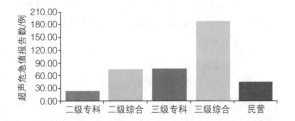

图 3-11-14　2019 年浙江省不同类型医疗机构超声危急值上报例数

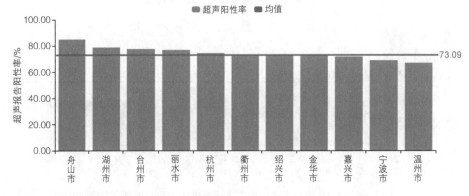

图 3-11-15　2019 年浙江省各地市医疗机构超声报告阳性率

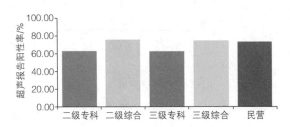

图 3-11-16 2019 年浙江省不同类型医疗机构超声报告阳性率

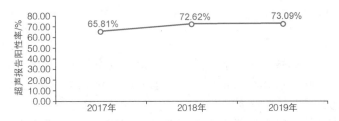

图 3-11-17 2017—2019 年浙江省超声报告阳性率变化情况

指标 8. 超声诊断符合率

浙江省各医疗机构超声诊断符合率的平均值 85.93%,最高的宁波市为 91.85%,最低的衢州市为 67.2%,各地市间差异不明显;不同医疗机构中,二级专科医院最高,为 93.69%,最低的二级综合医院为 76.31%;超声诊断符合率比从 2017 年的 85.52% 上升至 2018 年的 88.35%,随后下降至 2019 年的 85.93%(图 3-11-18~ 图 3-11-20)。

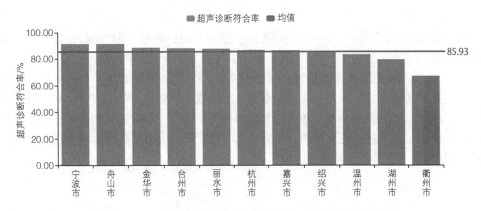

图 3-11-18 2019 年浙江省各地市医疗机构超声诊断符合率

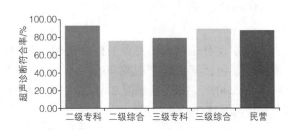

图 3-11-19 2019 年浙江省不同类型医疗机构超声诊断符合率

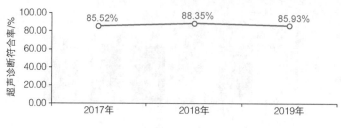

图 3-11-20 2017—2019 年浙江省超声诊断符合率变化情况

二、问题分析及改进措施

(一)存在的主要问题及原因分析

1. 浙江省超声科医师数量总体不足,各市及各级医院均存在不同程度的超声科医师缺口,且各级医院的超声科医师整体学历水平及诊断水平参差不齐,尤其缺乏高学历人才。2017—2019 年统计的医患比呈下降趋势,表明浙江省超声科医师较紧缺。

2. 在超声仪器与诊室配置上,不少医院存在就诊人数多、超声诊室数及仪器不足的问题,在嘉兴、杭州、宁波等发达地市的医疗机构尤为突出。

3. 超声科医师尤其在三级医院的超声科医师工作量大,每日人均工作量从 2017—2019 年呈上升趋势,表明超声科医师的工作压力不断增大,过高的工作负荷及压力会一定程度影响超声检查质量。

4. 因各医院统计病种不同、标准不同、同一病种收治患者难易程度不同,以及超声诊断的精确度、已知疾病的复诊、临床及其他影像学检查提示等,使得超声诊断符合率统计结果存在较大差异。

(二)改进措施

1. 加强对各级医疗机构,尤其是哨点医院质量控制指标的培训和解读,针对超声报告阳性率和超声诊断符合率等指标进行统一培训,确保填报人员正确理解填写数据内容。

2. 将数据提交有关卫生行政管理部门与各级医疗机构,提醒重视超声科建设以及加大力度培养或引进超声专业人才。医疗机构应加强超声科的建设和管理,保证超声医学工作按照安全、准确、及时、有效、经济、便民和保护患者隐私的原则开展工作。各级医疗机构间要加强技术交流与沟通、技术支持,积极探索超声检查结果互认的有效措施和办法,保证超声检查结果的有效性、准确性,同时减少不必要的重复检查。

第十二节 安徽省

一、医疗服务与质量安全情况分析

(一)数据上报概况

2019 年,安徽省共有 147 家设有超声医学专业的医疗机构参与数据上报,数据完整率为 97.08%。其中,公立医院 96 家,包括三级综合医院 40 家,占 27.21%,二级综合医院 49 家,占 33.33%,三级专科医院 5 家,占 3.40%,二级专科医院 2 家,占 1.36%;民营医院 51 家,占 34.70%。各地级市及各类别医院分布情况见表 3-12-1。

表 3-12-1　2019 年安徽省超声专业医疗质量控制指标抽样医疗机构分布情况

单位:家

地市	二级专科	二级综合	三级专科	三级综合	民营	合计
安庆市	0	4	0	1	0	5
蚌埠市	0	2	0	4	4	10
池州市	0	2	0	1	0	3
滁州市	0	4	0	2	5	11
阜阳市	0	3	1	4	7	15
合肥市	0	3	3	8	5	19
淮北市	0	1	0	2	5	8
淮南市	1	4	0	1	10	16
黄山市	0	3	0	1	3	7
六安市	0	2	0	2	1	5
马鞍山市	0	2	1	3	1	7
宿州市	0	5	0	1	5	11
铜陵市	0	2	0	2	0	4
芜湖市	1	5	0	5	0	11
宣城市	0	6	0	1	0	7
亳州市	0	1	0	2	5	8
全省	2	49	5	40	51	147

(二) 结构指标分析

指标 1. 超声科医师配置情况

(1) 超声科医患比

全省共 16 个地市,2019 年 147 家医疗机构上报的数据中平均超声科医患比为 1.17 人 / 万人次,位居前三位的地市分别为亳州市、淮南市、淮北市;后三位的地市分别为宿州市、芜湖市及宣城市(图 3-12-1)。2017—2019 年的超声科医患比变化情况如图 3-12-2。

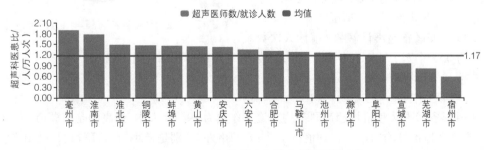

图 3-12-1　2019 年安徽省各地市超声科医患比

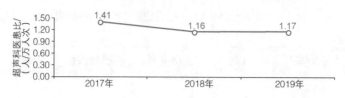

图 3-12-2　2017—2019 年安徽省超声科医患比变化情况

　　(2) 各类医疗机构超声科医师学历分布情况

　　2019 年安徽省超声科医师学历分布为:博士占 0.54%、硕士占 10.58%、学士占 64.05%、学士以下占 24.83%。按医院等级来看,三级医院学历分布以博士、硕士、学士为主,二级医院学历以学士及以下学历为主(图 3-12-3)。

　　(3) 各类医疗机构超声科医师职称分布情况

　　2019 年安徽省超声科医师职称分布为:主任医师 2.24%、副主任医师 13.02%、主治医师 38.03%、住院医师 46.71%。民营医院主要以住院医师为主,占 57.33%,三级医院副主任及主任医师职称分布相对较多(图 3-12-4),二级医院住院医师、主治医师占主要部分,2017—2019 年二级专科及二级综合医院副主任医师比例有所提高。

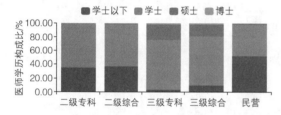

图 3-12-3　2019 年安徽省不同类型医疗机构超声科医师学历分布情况

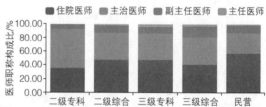

图 3-12-4　2019 年安徽省不同类型医疗机构超声科医师职称构成比

　　(4) 各类医疗机构超声科医师年龄分布情况汇总

　　据统计,各类医疗机构超声科医师 >25~35 岁占 44.59%,>35~45 岁占 32.58%,>45 岁占 17.53%,≤25 岁占 5.30%(图 3-12-5)。2017—2019 年,民营医院 ≤25 岁的超声科医师人数增加相对多,2017 年为 12.88%,2018 年 9.97%,2019 年 14.11%;25~45 岁年龄段为各级医院医师年龄构成的主要部分。

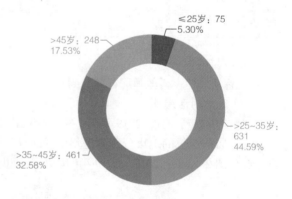

图 3-12-5　2019 年安徽省超声科医师年龄构成比

　　指标 2. 超声诊室配置情况

　　2019 年安徽省超声诊室数 / 就诊人次数的均值为 0.83 个 / 万人次,位居前三的为铜陵市、亳州市、黄山市(图 3-12-6)。

　　指标 3. 工作量

　　(1) 门诊工作量

　　2019 年安徽省医疗机构超声科日均门诊工作量为 194.69 人次,最高的是芜湖市,为 263.53 人次,有 8 个地市日均门诊量在均值以上,除芜湖市外,分别是蚌埠市、合肥市、马鞍山市、宣城市、阜阳市、宿州市、铜陵市;黄山市最低,日均门诊工作量为 87.41 人次(图 3-12-7)。

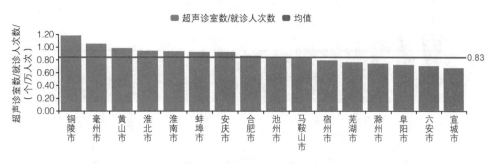

图 3-12-6　2019 年安徽省各市医疗机构超声诊室数 / 就诊人次数

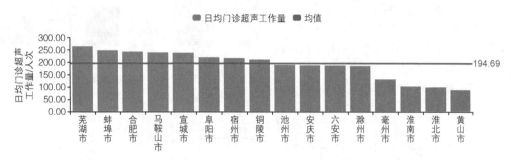

图 3-12-7　2019 年安徽省各地市医疗机构日均门诊超声工作量

不同类型的医疗机构 2019 年日均门诊超声工作量依次为:三级综合医院 426.21 人次,三级专科医院 395.57 人次,二级综合医院 213.71 人次,二级专科医院 177.39 人次,民营医院 67.43 人次。2017—2019 年近三年内日均门诊超声工作量依次为 154.81、208.87、232.21人次。

(2) 住院工作量

2019 年安徽省超声科日均住院工作量为 101.26 人次,日均住院超声工作量较高的地市依次为蚌埠市 159.52 人次、芜湖市 154.87 人次、合肥市 146.98 人次;亳州市、淮南市、黄山市日均住院超声工作量相对较低,依次为 55.76、53.40、34.32 人次。

(3) 急诊工作量

2019 年,安徽省 147 家医疗机构日均急诊超声工作量平均为 16.02 人次,日均急诊超声工作量较高的地市依次为铜陵市 37.1 人次、池州市 27.66 人次、芜湖市 23.73 人次。

(4) 体检工作量

2019 年,安徽省 147 家医疗机构超声科日均体检工作量为 58.97 人次,较高的地市有芜湖市97.77 人次、宣城市 86.22 人次、合肥市 85.05 人次;亳州市、淮北市、淮南市日均超声体检量相对较低,依次为 23.93、22.16、17.73 人次。

(5) 每日人均工作量

2019 年 147 家医疗机构超声科每日人均工作量平均为 32.53 人次,每日人均超声工作量较高的排名前三位的地市依次为蚌埠市 47.69 人次、宣城市 43.96 人次、芜湖市 40.55 人次。淮南市、亳州市、黄山市每日人均工作量相对较低,依次为 22.63、21.09、20.90 人次(图3-12-8)。

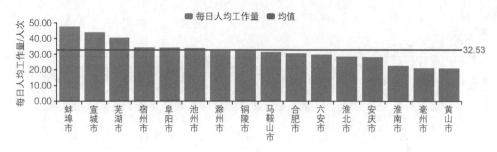

图 3-12-8　2019 年安徽省各地市医疗机构每日人均超声工作量

不同类型的医疗机构 2019 年每日人均超声工作量依次为：二级专科 31.31 人次，二级综合 33.89 人次，三级专科 26.49 人次，三级综合 38.30 人次，民营 19.54 人次（图 3-12-9）。对比 2018 年，2019 年每日人均超声工作量有所下降（图 3-12-10）。

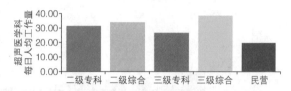

图 3-12-9　2019 年安徽省不同类型医疗机构每日人均超声工作量

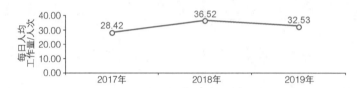

图 3-12-10　2017—2019 年安徽省每日人均超声工作量变化情况

指标 4. 超声科医师数与超声诊断仪器数比

2019 年 147 家医疗机构超声科医师数与超声诊断仪器数比值的均值为 1.37，16 个地市中，13 个地市均已达到平均水平，较低的三个地市均值为：铜陵市 1.19、合肥市 1.17、芜湖市 1.04。

2019 年不同类型的医疗机构超声科医师数与超声诊断仪器数比依次为：三级专科 1.57，民营医院 1.51，二级综合 1.48，三级综合 1.25，二级专科 1.16。

（三）过程指标分析

指标 5. 住院超声检查预约时间

2019 年 147 家医疗机构住院超声检查预约时间均值为 1.46 天，黄山市最长，为 6.75 天；其次，大于 1 天的地市有合肥市 2.41 天、淮南市 1.88 天、宣城市 1.44 天、安庆市 1.41 天、马鞍山市 1.36 天、滁州市 1.10 天、铜陵市 1.00 天。低于 1 天的地市有：芜湖市、宿州市、淮北市、阜阳市、蚌埠市、池州市、六安市、亳州市。亳州市住院超声检查预约时间最短，为 0.42 天（图 3-12-11）。

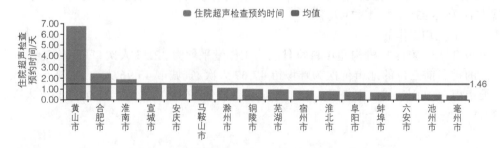

图 3-12-11　2019 年安徽省各地市医疗机构住院超声检查平均预约时间

不同类型的医疗机构住院超声检查预约时间由长到短为:民营 1.75 天,二级综合 1.71 天,三级综合 0.97 天,三级专科 0.90 天,二级专科 0.50 天(图 3-12-12)。

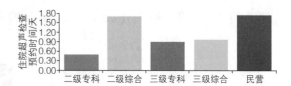

图 3-12-12　2019 年安徽省不同类型医疗机构住院超声检查平均预约时间

指标 6. 危急值上报例数

从安徽省 147 家医疗机构数据上报情况来看,超声危急值报告数平均为 50.99 例,各地市存在差异。按地市统计,16 个地市中最高的是池州市,147.50 例。高于平均值的地市有蚌埠市 97.00 例,铜陵市 85.50 例,合肥市 76.16 例,宿州市 73.70 例,淮南市 63.47 例;后三位依次是滁州市 18.60 例、淮北市 10.29 例、宣城市 10.17 例(图 3-12-13)。

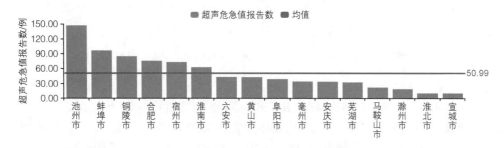

图 3-12-13　2019 年安徽省各地市医疗机构超声危急值上报例数

不同类型的医疗机构超声危急值报告数平均值由高到低为:二级专科 259.50 例,三级综合 71.50 例,二级综合 45.44 例,民营 34.64 例,三级专科 24.60 例(图 3-12-14)。

(四)结果指标分析

指标 7. 超声报告阳性率

2019 年,147 家医疗机构中超声报告阳性率平均值为 75.79%,最高的是六安市,为 83.60%;其中大于平均值的地市有:宣城市 83.56%,池州市 83.50%,马鞍山市 82.28%,滁州市 80.42%,淮南市 79.40%,合肥市 77.11%,蚌埠市 75.89%(图 3-12-15)。

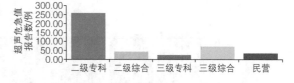

图 3-12-14　2019 年安徽省不同类型医疗机构超声危急值上报例数

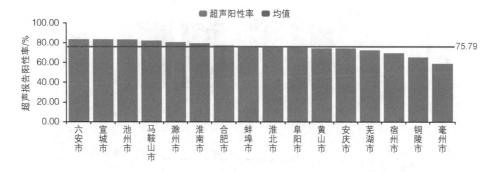

图 3-12-15　2019 年安徽省各地市医疗机构超声报告阳性率

不同类型医院机构总体超声报告阳性率最高的为二级专科(84.20%),其次为二级综合 76.66%、三级综合 75.95%、三级专科 75.50%、民营 73.35%(图 3-12-16)。2017 年至 2019 年超声报告阳性率呈上升趋势,对比 2018 年,2019 年提高了 1.79%(图 3-12-17)。

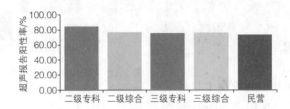

图 3-12-16   2019 年安徽省不同类型医疗机构总体超声报告阳性率

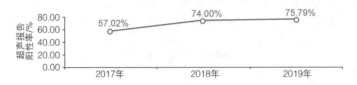

图 3-12-17   2017—2019 年安徽省超声报告阳性率变化情况

指标 8. 超声诊断符合率

安徽省各地区医疗机构超声诊断符合率平均为 86.38%。淮北市最高,为 93.11%,除淮北市外,诊断符合率高于平均值的地市有:宿州市 91.05%、合肥市 90.93%、铜陵市 90.00%、池州市 88.78%、安庆市 88.04%、黄山市 88.00%、滁州市 86.69%、阜阳市 86.39%(图 3-12-18)。不同类型医疗机构中三级专科医院超声诊断符合率最高(图 3-12-19)。2017—2019 年超声诊断符合率稳中有升(图 3-12-20)。

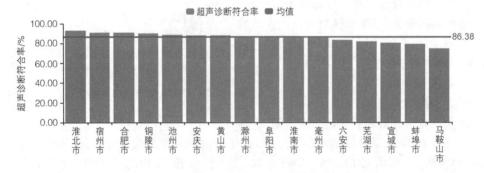

图 3-12-18   2019 年安徽省各地市医疗机构超声诊断符合率

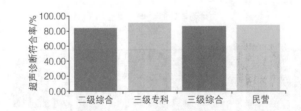

图 3-12-19   2019 年安徽省不同类型医疗机构超声诊断符合率

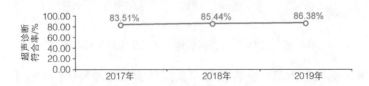

图 3-12-20   2017—2019 年安徽省超声诊断符合率变化情况

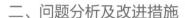

二、问题分析及改进措施

(一) 存在的主要问题及原因分析

1. 亚专业建设有待提高

通过基线调查二级医院亚专业建设相对滞后,主要跟高级职称的人才缺口大、精细化发展相对滞后等因素有关,高学历、高职称人才是亚专业发展的重要保障,拥有健全的人才梯队,亚专业发展才有可持续性、有后劲。

2. 医疗资源分布不均,县级以下医院未完全实现规范化操作

多数县级以下基层医院因仪器总体设备质量低、老、旧,且超声科医师数与超声诊断仪器数不配比,加之整体基层超声科医师学历、职称相对低,使用的诊疗标准陈旧,同时缺乏正规培训和日常质量控制管理,导致操作不规范、书写报告不详尽,甚至存在无提示描述、描述不符等情况。

(二) 改进措施

1. 加大对高学历、高职称人才的培养和引进,健全人才梯队,以提高专业水平和科研能力为核心,以高层次人才和紧缺人才为重点,加强人才教育培训,加大拔尖人才引进和培养,造就一批高精尖复合型人才。

2. 继续加强对医师规范化培训,且分片区进行计划。

第十三节 福建省

一、医疗服务与质量安全情况分析

(一) 数据上报概况

福建省共有 163 家设有超声医学专业的医疗机构参与数据上报,数据完整率为98.14%。其中,公立医院 135 家,包括三级综合医院 40 家(24.54%),二级综合医院 75 家(46.01%),三级专科医院 7 家(4.29%),二级专科医院 13 家(7.98%);民营医院 28 家(17.18%)。各地级市及各类别医院分布情况见表 3-13-1。

表 3-13-1 2019 年福建省超声专业医疗质量控制指标抽样医疗机构分布情况

地市	二级专科	二级综合	三级专科	三级综合	民营	合计
福州市	2	16	3	9	5	35
龙岩市	1	3	0	1	0	5
南平市	5	8	0	3	0	16
宁德市	0	6	0	3	3	12
莆田市	1	6	0	2	6	15
泉州市	2	13	1	9	5	30
三明市	0	10	0	2	0	12
厦门市	1	1	3	10	3	18
漳州市	1	12	0	1	6	20
全省	13	75	7	40	28	163

（二）结构指标分析

指标 1. 超声科医师配置情况

（1）超声科医患比

图 3-13-1 显示，福建省漳州市、莆田市、三明市以及南平市医疗机构的超声科医患比高于全省平均值（1.38 人 / 万人次），而泉州市、福州市、龙岩市医疗机构的超声科医患比则低于全省平均值。

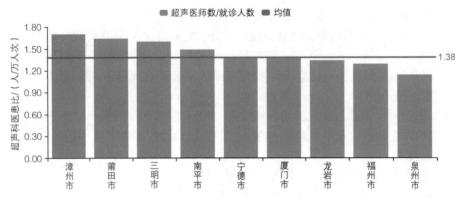

图 3-13-1　2019 年福建省各地市超声科医患比

图 3-13-2 显示，2017—2019 年，福建省医疗机构的超声科医患比平均值呈逐年降低态势，而超声诊断仪器和超声专业人员数量则逐年增加，说明尽管政府每年都在加大投入、医疗资源亦在逐年增加，但仍然不能很好地满足广大群众日益增长的就医需求。

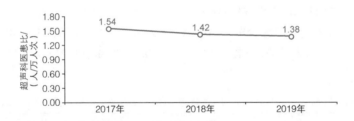

图 3-13-2　2017—2019 年福建省超声科医患比变化情况

（2）超声科医师学历、职称、年龄分布情况

图 3-13-3 显示，福建省各级医疗机构的超声专业人员以学士学历为主，约占 51.98%，其中三级专科医院超声科具有硕士、博士学历的医师构成比近 50%，明显高于二级及民营医疗机构。图 3-13-4、图 3-13-5 显示，各级医疗机构超声科主任医师、副主任医师、主治医师及住院医师占比分别约 5.84%、16.07%、36.21%、41.88%，呈金字塔形分布；相应地，45 岁以下的超声科医师占大多数，占比约 83.46%。这表明：①近年来超声专业人员的整体素质得到明显的提升；②超声医学专业得到越来越多年轻医师的青睐，展现出巨大的发展潜力；③全省范围内，超声人才梯队的构建正逐渐趋

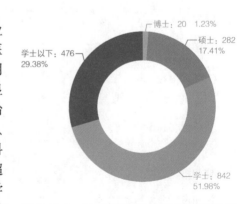

图 3-13-3　2019 年福建省超声科医师学历构成情况

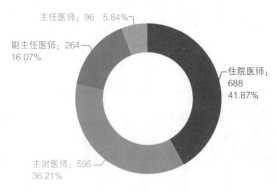

图 3-13-4　2019 年福建省超声科医师职称构成比

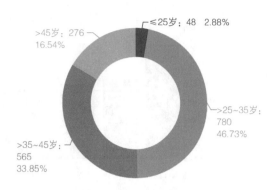

图 3-13-5　2019 年福建省超声科医师年龄构成比

于完善、合理,有利于学科的持续健康发展。

指标 2. 超声诊室配置情况

图 3-13-6 显示,三明市医疗机构的超声诊室总数量与同期超声科完成超声检查总人次比值全省最高,达 1.46 个 / 万人次,明显高于福建省各医疗机构的平均水平,这或许是得益于"新医改模式"在三明市的推行。同时,2019 年各地市医疗机构超声诊室总数量与同期超声科完成超声检查总人次比值的均值达 1.12 个 / 万人次,较 2018 年略有提升,表明全省超声诊疗环境有所改善。

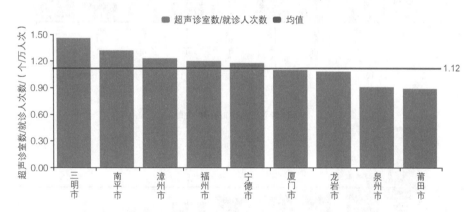

图 3-13-6　2019 年福建省各地市医疗机构超声诊室数 / 就诊人次数

指标 3. 工作量

(1) 门诊、住院、急诊、体检工作量

图 3-13-7~ 图 3-13-10 显示,福建省内各地市医疗机构日均门诊、住院、急诊、体检超声工作量差异较大,大致呈阶梯状分布,其中厦门市、泉州市、龙岩市以及福州市的医疗机构超声科的日均门诊超声检查人次高于平均水平(178.68 人次);龙岩市、福州市、宁德市以及厦门市的医疗机构日均住院超声检查人次亦高于平均水平(82.76 人次);厦门市、福州市、宁德市的医疗机构日均急诊超声检查人次高于平均水平(16.82 人次);厦门市、福州市、龙岩市以及漳州市日均体检超声工作量均高于平均水平(62.79 人次)。上述数据显示,福州市与厦门市各项指标均高于全省平均水平,这与两地的医疗和经济水平较高、人口基数较大以及地域优势等密切相关。

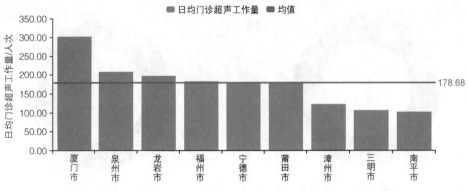

图 3-13-7　2019 年福建省各地市医疗机构日均门诊超声工作量

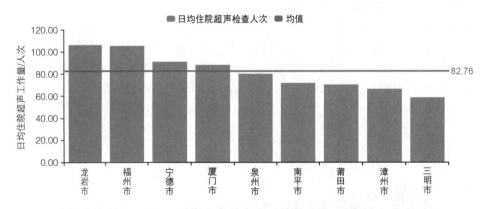

图 3-13-8　2019 年福建省各地市医疗机构日均住院超声工作量

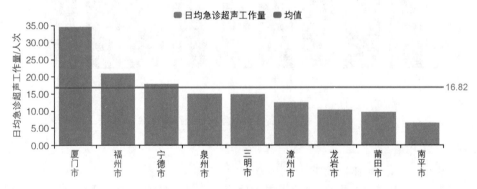

图 3-13-9　2019 年福建省各地市医疗机构日均急诊超声工作量

（2）每日人均工作量

图 3-13-11 显示，福建省各地市医疗机构超声科每日人均工作量均值达 29.85 人次，且大部分地市在 25 人次以上，数量适中。图 3-13-12 显示，全省范围内，三级综合医疗机构超声科每日人均工作量最多，约 36.08 人次，其余各类型医疗机构超声科每日人均工作量相当，分别为 25.67 人次（三级专科）、24.40 人次（二级专科）、23.97（二级综合）、26.02 人次（民营）。图 3-13-13 显示，2017—2019 年福建省每日人均超声工作量逐年略有增加。上述数据显示，一方面，超声作为一项常规的影像学检查手段，在临床诊疗工作中发挥着愈发重要的作用；另一方面，三级综合医疗机构超声专业人员依旧承担着较为繁重的工作量，分级诊疗制度尚未显效，有待进一步强化。

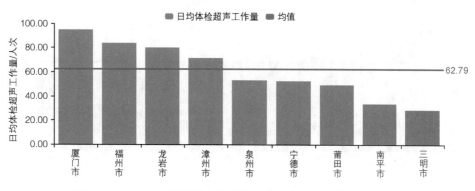

图 3-13-10　2019 年福建省各地市医疗机构日均体检超声工作量

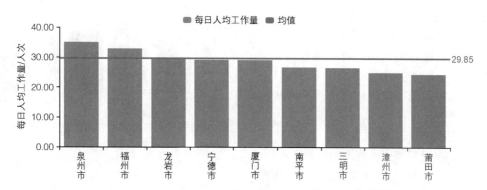

图 3-13-11　2019 年福建省各地市医疗机构每日人均超声工作量

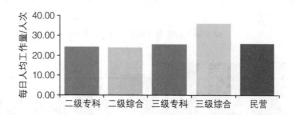

图 3-13-12　2019 年福建省不同类型医疗机构每日人均超声工作量

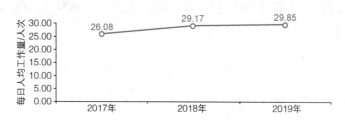

图 3-13-13　2017—2019 年福建省每日人均超声工作量变化情况

指标 4. 超声科医师数与超声诊断仪器数比

图 3-13-14 显示，2019 年福建省医疗机构超声科医师数与超声诊断仪数比的均值约为 1.11，较 2018 年（1.2）略为降低；莆田市超声科医师数与超声诊断仪数比全省最高，约 1.46，但亦略低于 2018 年（1.58），其余各地市均接近平均水平。表明福建省各级医疗机构超声专业人员与仪器配比更趋合理。

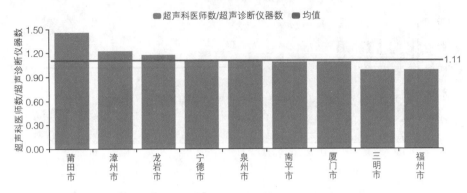

图 3-13-14 2019 年福建省各地市医疗机构超声科医师数 / 超声诊断仪器数

图 3-13-15 显示,福建省不同类型医疗机构超声科医师数与超声诊断仪器数比值相当,其中民营医疗机构超声科医师数与超声诊断仪数之比约为 1.06,较 2018 年(0.99)有所提高,说明民营医疗机构超声科医师短缺现象有所缓解。

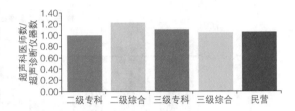

图 3-13-15 2019 年福建省不同类型医疗机构超声科医师数 / 超声诊断仪器数

(三)过程指标分析

指标 5. 住院超声检查预约时间

图 3-13-16 显示,2019 年福建省各地市医疗机构住院超声检查平均预约时间均数约为 1.34 天,略低于 2018 年(1.50 天),说明各级医疗机构超声检查流程得到进一步优化,提高了超声诊疗效率,从而更好地满足临床需求。

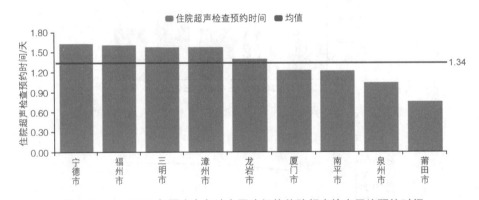

图 3-13-16 2019 年福建省各地市医疗机构住院超声检查平均预约时间

图 3-13-17 显示,综合医疗机构的住院超声检查平均预约时间大于专科及民营医疗机构;但与 2018 年相比,除二级专科医院外,其余各类型医疗机构之间的差距正在缩小,其中又以民营医疗机构的住院超声检查平均预约时间缩短最为显著,这可能与其通过引进优质医疗资源、不断拓展诊疗范围等因素有关。

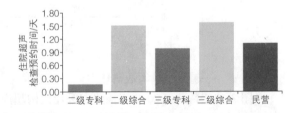

图 3-13-17 2019 年福建省不同类型医疗机构住院超声检查平均预约时间

指标 6. 危急值上报例数

图 3-13-18 显示,2019 年福建省各地医疗机构超声危急值上报例数均值约为 61.54 例,与 2018 年(56.09 例)相当。其中龙岩市医疗机构超声危急值报告数明显高于其他地市,达 207.2 例,这可能与其上报医疗机构类型分布不均衡有关,具体原因有待进一步调研。

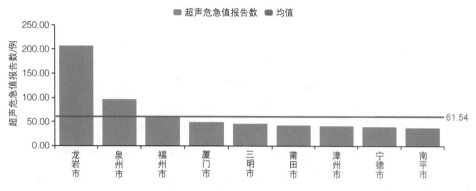

图 3-13-18 2019 年福建省各地市医疗机构超声危急值上报例数

图 3-13-19 显示,三级综合医疗机构超声危急值报告数明显高于其他类型医疗机构,这与其拥有更加先进的医疗水平、更宽的诊疗范围以及实行危重患者转诊转院制度等有关。

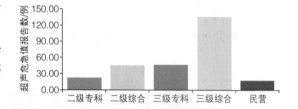

图 3-13-19 2019 年福建省不同类型医疗机构超声危急值上报例数

(四) 结果指标分析

指标 7. 超声报告阳性率

2019 年福建省各地市医疗机构超声报告阳性率相当,均值约 76.44%(图 3-13-20);各级综合医疗机构的超声报告阳性率略高于专科医疗机构(图 3-13-21);全省各医疗机构超声报告阳性率均值与 2018 年(76.38%)基本持平,而高于 2017 年(图 3-13-22)。较高且稳定的超声报告阳性率,得益于超声专业人员技术水平的不断提高以及超声诊断仪器的更新换代,同时也归功于临床医师对超声检查适应证和禁忌证的严格把控。

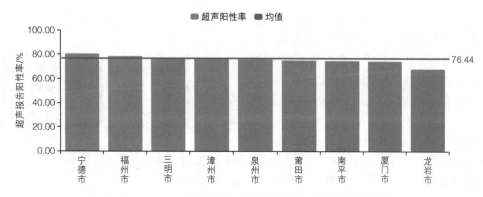

图 3-13-20 2019 年福建省各地市医疗机构超声报告阳性率

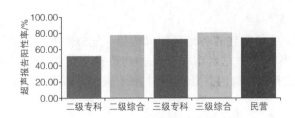

图 3-13-21　2019 年福建省不同类型医疗机构超声报告阳性率

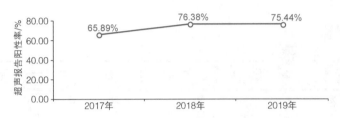

图 3-13-22　2017—2019 年福建省超声报告阳性率变化情况

指标 8.　超声诊断符合率

图 3-13-23 显示,除漳州市外,福建省其他地市医疗机构超声诊断符合率均在 85% 以上,且大部分接近 90%,故总体上全省超声医学的发展较为均衡。

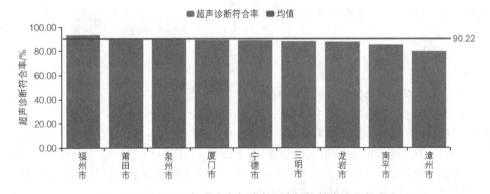

图 3-13-23　2019 年福建省各地市医疗机构超声诊断符合率

图 3-13-24 显示,福建省三级医疗机构超声诊断符合率略高于二级及民营医疗机构,这是由于三级医疗机构超声科拥有较为完善的质量控制管理体系以及较高比例的高学历(硕士、博士)、临床经验丰富的医师,故超声诊疗水平较高。

图 3-13-25 显示,2019 年全省各地市医疗机构超声诊断符合率均值约 90.22%,虽略低于 2018 年(92.59%),但仍保持在一个较高的水平。

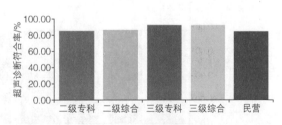

图 3-13-24　2019 年福建省不同类型医疗机构超声诊断符合率

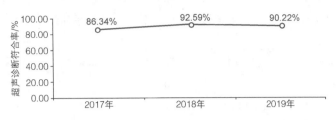

图 3-13-25　2017—2019 年福建省超声诊断符合率变化情况

二、问题分析及改进措施

(一) 存在的主要问题及原因分析

1. 在各级政府及卫生行政部门的政策扶持下,二级及以下医疗机构超声专业人才短缺的现象虽有所缓解,但仍未能构建合理的人才梯队,总体上超声诊疗水平偏低,致使三级医疗机构超声科医师仍承受较为繁重的工作量,其中也包括了相当数量常见病多发病的重复检查工作。

2. 二级及民营医疗机构超声质量控制意识相对淡薄,亦缺乏完善的超声质量控制管理制度及有效的监管。

3. 部分医疗机构(尤其是二级及民营医疗机构)对超声质量控制相关指标的内涵理解不透彻,或影响其所上报数据的准确性。

(二) 改进措施

1. 举办省级、地市级超声医学规范与质量控制培训班(巡讲),加强对基层超声科医师质量控制的基本知识普及培训,组织省内相关超声专家制定与编写适合基层超声科医师的学习教材。

2. 创造条件扶持省内各地市三甲综合医院成为国家级超声规范化培训基地,在时机成熟的情况下,将二级及民营医院的超声专业人员也纳入规范化培训对象。

3. 进一步完善福建省超声医学质量管理信息平台的功能,包括质量控制指标的嵌入、相关数据的统计分析等,力争与国家超声质量控制数据上报平台无缝衔接,做到常态化管理。

第十四节　江西省

一、医疗服务与质量安全情况分析

(一) 数据上报概况

江西省共有 163 家设有超声科的医疗机构参与数据上报,数据完整率为 98.59%,其中公立医院 125 家,包括三级综合医院 31 家(19.02%)、二级综合医院 60 家(36.81%),三级专科医院 9 家(5.52%)、二级专科医院 25 家(15.34%);民营医院 38 家(23.31%)。各地市及各类别医院分布情况见表 3-14-1。

本次调研显示超声医学诊治技术已在江西省二级、三级专科医院和综合医院,以及民营医院广泛普及与应用,至今已发展成为各级医院不可或缺的重要专科和/或学科,超声医学专业技术人员为人民卫生健康、健康体检、疾病预防和疾病诊治发挥了巨大作用。

表 3-14-1　2019 年江西省超声医学专业医疗质量控制指标抽样医疗机构分布情况

单位：家

地市	二级专科	二级综合	三级专科	三级综合	民营	合计
抚州市	0	11	0	1	2	14
赣州市	7	14	2	7	10	40
吉安市	5	6	1	2	1	15
景德镇市	1	2	0	3	2	8
九江市	0	3	0	0	0	3
南昌市	1	1	3	8	0	13
萍乡市	3	2	1	3	2	11
上饶市	2	8	0	3	15	28
新余市	1	2	1	3	2	9
宜春市	4	10	1	0	4	19
鹰潭市	1	1	0	1	0	3
全省	25	60	9	31	38	163

（二）结构指标分析

指标 1. 超声科医师配置情况

（1）超声科医患比

2019 年江西省各地市超声科医患比调研显示，省会城市南昌市此比值远低于江西省超声科医患比的平均水平（图 3-14-1）。这一方面说明可能南昌市的医院患者明显较其他地市多，另一方面表明超声科医师的相对数量可能要比其他地市少。因此，要加强南昌市等地医疗机构超声科医师的队伍建设，使全省超声科医师队伍建设更加均衡。2019 年江西省超声科医患比与 2018 年相比无明显变化（图 3-14-2）。

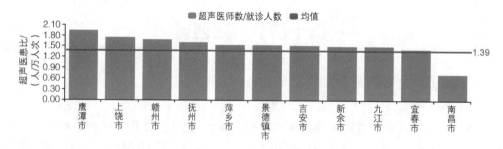

图 3-14-1　2019 年江西省各地市超声科医患比

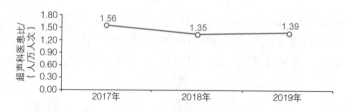

图 3-14-2　2017—2019 年江西省超声科医患比变化情况

（2）各类医疗机构超声科医师学历分布情况

江西省民营医院、二级医院的超声科医师以学士以下为主，硕士极少，显示超声科医师的学历层次较低（图3-14-3）。三级医院以学士为主，博士极少，学士和学士以下学历占比在90%以上，学历层次也较低。本次调研反映江西省超声科医师队伍博士学历人才匮乏，引进和留住高学历人才相当困难。

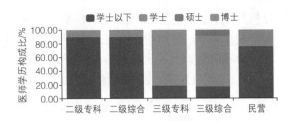

图3-14-3　2019年江西省各类医疗机构超声科医师学历分布情况

（3）各类型医疗机构超声科医师职称分布情况

本次调研结果显示，江西省各级医院超声科（室）以住院医师和主治医师占大部分（图3-14-4），其中各级各类医院高级职称医师所占比例较低，尤其是二级医院和民营医院其比例更低，考虑与各级各类医院超声科医师队伍学历层次普遍低有关。

（4）各类医疗机构超声科医师年龄分布情况汇总

本次调研显示在各级各类医院机构，超声科医师以25~45岁年龄为主（图3-14-5），尤其以>25~35岁年龄为主（42.75%），说明江西省超声科医师队伍的年龄整体上偏低。

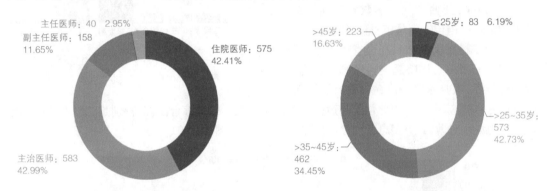

图3-14-4　2019年江西省超声科医师职称分布情况　　图3-14-5　2019年江西省超声科医师年龄构成比

指标2. 超声诊室配置情况

本次调研显示，在11个地市中，有4个市（南昌市、抚州市、景德镇市和萍乡市）的超声诊室数/就诊人次数低于均值，7个地市高于均值（0.92个/万人次）。其中经济发展水平相对较好的南昌市的比值明显低于均值，说明经济发展水平相对较好的地市医疗机构超声科医师接诊人数较多，而超声诊室数相对不足。

指标3. 超声仪器配置情况

本次调研显示，在11个地市中，南昌市、抚州市和萍乡市的超声仪器数/就诊人次数低于均值（1.02台/万人次），其他地市与均值相当或高于均值。经济条件等相对较好的南昌市比值明显低于均值，说明南昌市、抚州市等地市医院超声接诊人数多，超声仪器数相对不足。

指标4. 工作量

（1）门诊工作量

本次调研显示，省会城市南昌市相关医疗机构日均门诊超声工作量显著高于均值（图3-14-6），其余地市均低于均值。考虑是由于南昌市的超声科医师技术水平高，前往就诊的疑难疾病患者和急危重症患者较多，而且南昌市居住的人口多，所以门诊工作量大。各级医疗机构中，三级专科医院日均门诊工作量最多，明显高于三级综合医院；民营医院门诊工作量最少（图3-14-7），分析其原因,可能是由于三级专科医院主要是省直属及地市妇幼保健院,超声日均就诊者多,生育期妇女和孕妇超声检查增多。这表明江西省需要增加妇产领域的超声科医师数量,以便能更好保障和满足妇女儿童超声检查的需要。2017—2019 年江西省平均每日门诊超声检查人次稳步上升,考虑与大家的健康保健、疾病预防与诊治意识提高有关。

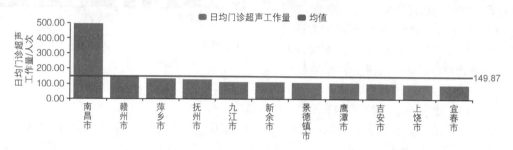

图 3-14-6 2019 年江西省各地市医疗机构日均门诊超声工作量

(2) 住院工作量

本次调研显示南昌市的日均住院超声工作量明显高于均值和其他地市的医疗机构(图 3-14-8),江西省绝大多数省直属、省管理的医疗机构位于南昌市,且三级综合医院和三级专科医院的数目在全省也以南昌市最多。三级综合医院超声科医师技术力量比较雄厚,医疗水平较高,疾病诊治的范

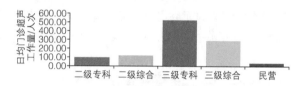

图 3-14-7 2019 年江西省不同类型医疗机构日均门诊超声工作量

围及亚专科的应用较广,因此住院超声检查工作量最大。二级综合医院,特别是二级专科医院超声技术力量相对薄弱,更多患者的诊治依赖于三级医院(图 3-14-9)。

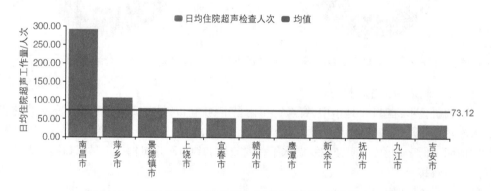

图 3-14-8 2019 年江西省各地市医疗机构日均住院超声工作量

(3) 急诊工作量

本次调研显示南昌市、景德镇市、新余市、萍乡市、九江市的日均急诊超声工作量高于均值,其中南昌市最高,其余地市均低于均值,鹰潭市超声急诊人次数最少。省会城市南昌市一方面因为超声科医师在医疗卫生服务能力上整体占有优势,另一方面该市居住人口较多,所以急诊超声工作量较大。因此,

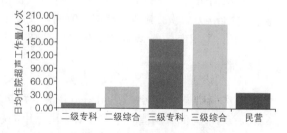

图 3-14-9 2019 年江西省不同类型医疗机构日均住院超声工作量

现今江西省超声医学专科与亚专科建设的重点与难点是提升急危重症患者的超声诊治能力和水平,各级各类医院应高度重视。

(4) 体检工作量

本次调研显示南昌市、景德镇市、新余市等地医疗机构的日均体检工作量高于均值,尤其是南昌市,考虑主要是由于南昌市居住人口多、经济更发达、人民群众的卫生健康与健康体检意识更高的缘故。宜春市日均体检超声工作量最少。

(5) 每日人均工作量

本次调研显示南昌市医疗机构超声科(室)的每日人均工作量明显高于均值,且显著高于其他地市(图 3-14-10)。各级医疗机构中,三级综合医疗机构每日人均工作量最高(图 3-14-11)。这反映了南昌市的医疗机构和全省三级专科医院的超声科医师数量相对不足,接诊人数相对较多,同时反映了省会城市的医疗技术力量较强,居住人口较多。江西省超声科(室)每日人均工作量2017 年至 2019 年呈上升趋势(图 3-14-12)。

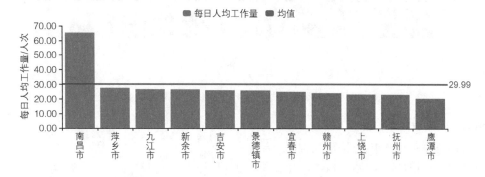

图 3-14-10　2019 年江西省各地市医疗机构超声科每日人均工作量

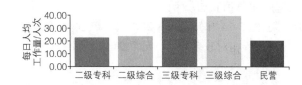

图 3-14-11　2019 年江西省不同类型医疗机构超声科每日人均工作量

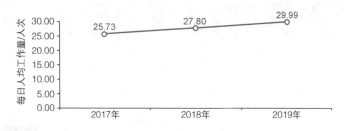

图 3-14-12　2017—2019 年江西省超声科每日人均工作量变化情况

指标 5. 超声科医师数与超声诊断仪器数比

本次调研显示南昌市、新余市、宜春市、九江市超声科医师数与超声诊断仪器数比低于平均值,反映这些地区的医疗机构超声科超声诊断仪器相对不足。抚州市等地医疗机构超声科的超声科医师数 / 超声诊断仪器数高于均值。三级综合医院超声科医师数与超声诊断仪器数比最低,反映超声诊断仪器相对不足。2018—2019 年江西省超声科医师数与超声诊断仪器数比呈下降趋势。

(三) 过程指标分析

指标 6. 住院超声检查预约时间

本次调研显示上饶市、抚州市、景德镇市、九江市、南昌市的医疗机构住院患者超声检查平均预约时间高于平均值(图 3-14-13),其中上饶市超声检查预约时间最长,这可能与超声科医师的数量与专业技术水平及仪器数量相对不足有关。二级综合医院住院患者超声检查平均预约时间较长(图 3-14-14),考虑人员仪器相对不足,超声检查的患者相对较多所致。2019 年住院患者超声检查预约时间平均为 0.87 天,基本上做到当日预约,当日检查,极大地方便了人民群众就医。

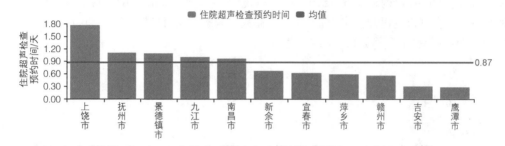

图 3-14-13 2019 年江西省各地市医疗机构住院超声检查平均预约时间

指标 7. 危急值上报例数

本次调研显示鹰潭市、上饶市和吉安市超声危急值报告数相对较高(图 3-14-15),尤其是鹰潭市。考虑上述地市医院加强了超声医学质量控制与安全工作,同时可能超声危急值项目更多。三级专科医院超声危急值报告数明显高于二级医院和其他医院(图 3-14-16),反映三级医院急危重症超声检查患者相对较多。

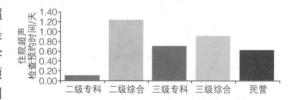

图 3-14-14 2019 年江西省不同类型医疗机构住院超声检查平均预约时间

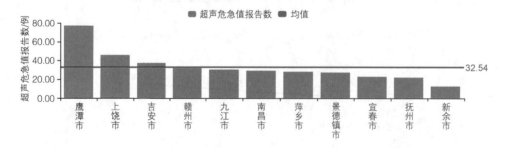

图 3-14-15 2019 年江西省各地市医疗机构超声危急值报告数

(四) 结果指标分析

指标 8. 超声报告阳性率

本次调研显示萍乡市、九江市、上饶市、抚州市、吉安市的超声报告阳性率高于均值,其余 6 个地市的超声报告阳性率低于平均值,其中宜春市最低(图 3-14-17)。各类型医

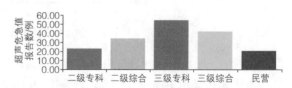

图 3-14-16 2019 年江西省不同类型医疗机构超声危急值报告数

院中,三级专科医院超声报告阳性率最低,三级综合医院超声报告阳性率最高(图 3-14-18)。2017年至 2019 年超声报告阳性率呈上升的趋势(图 3-14-19)。考虑是因为超声从业人员专业技术能力和水平有所提高,对疾病的检出率相应提高,且三级综合医院为转诊医院,阳性患者较为多见。

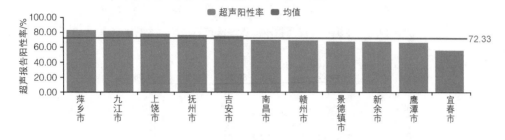

图 3-14-17　2019 年江西省各地市医疗机构超声报告阳性率

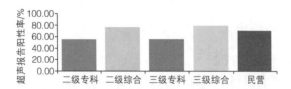

图 3-14-18　2019 年江西省各地市不同类型医疗机构超声报告阳性率

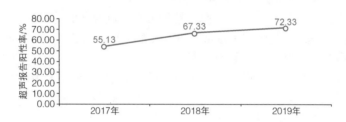

图 3-14-19　2017—2019 年江西省超声报告阳性率变化情况

指标 9. 超声诊断符合率

本次调研显示新余市、吉安市、抚州市、景德镇市、宜春市医疗机构超声诊断符合率低于均值(图 3-14-20),反映上述地市超声诊断水平相对偏低,诊断水平和服务能力有待进一步提高。2019年江西省各地市不同类型医疗机构超声诊断符合率以三级专科医院最低(图 3-14-21),分析其原因,可能是三级综合医院的患者病情相对复杂的缘故。2017—2019 年江西省超声诊断符合率变化幅度不大(图 3-14-22),提示超声从业人员需要进一步提升专业技术能力和水平,不断加强医疗服务能力建设,减少漏诊误诊的情况发生,提高超声诊断符合率。

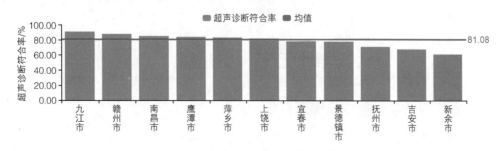

图 3-14-20　2019 年江西省各地市医疗机构超声诊断符合率

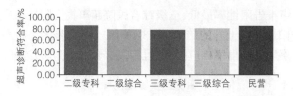

图 3-14-21   2019 年江西省不同类型医疗机构超声诊断符合率

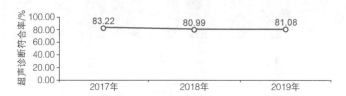

图 3-14-22   2017—2019 年江西省超声诊断符合率变化情况

二、问题分析及改进措施

(一) 存在的主要问题及原因分析

1. 江西省超声医学学科发展不均衡:调研资料显示省会城市南昌市各医疗机构超声检查工作量、人均工作量等指标高于其他地市的医疗机构,考虑是因为省会城市的医疗机构超声医学的医疗服务能力和疾病诊治整体水平高于其他地市。

2. 江西省超声医学从业人员数量不足,医疗服务与质量安全水平参差不一。随着健康江西战略的推进,各级各类医疗机构将越来越重视超声人力资源、医疗服务、质量安全与质量控制。

3. 江西省超声专业质量控制标准有待制定。

4. 超声专业技术人员和仪器设备缺乏集中管理。随着临床各专科和学科及亚专科的快速发展,不少临床科室已有超声设备,增加了超声医学专业医疗服务、质量安全和质量控制标准化、规范化、同质化、信息化的建设与评估难度。

(二)改进措施

1. 加强江西省超声科医师人力资源建设和培训。加强二级、民营等医院超声科医师人员专业技术培训,加大省会城市三级医院超声科医师对地市医院尤其是二级和民营医院的指导力度。

2. 运用 PDCA [计划(plan)、执行(do)、检查(check)和处理(action)]管理方法扎实推进全省超声医学专业质量安全与质量控制工作。加大超声医学技术继续在其亚专业向更广泛、更纵深、更精细、更准确的领域不断推进,加大介入超声医学临床应用的空间,逐渐使超声医学专业技术临床化。

3. 由于临床亚专科领域的迅速发展,超声设备已发展成为许多临床亚专科必备的常规设施,因此需完善超声医疗服务、质量安全和质量控制的集中与高效管理,制定超声亚专科的质量控制管理标准。

第十五节   山东省

一、医疗服务与质量安全情况分析

(一) 数据上报概况

山东省共有 402 家设有超声医学专业的医疗机构参与数据上报,数据完整率为 97.35%。其中,公立医院 321 家,包括三级综合医院 104 家(25.87%),二级综合医院 164 家(40.80%),三级专科医院 19 家(4.72%),二级专科医院 34 家(8.46%);民营医院 81 家(20.15%)。各地市及各类别医院分布情况见表 3-15-1。

表 3-15-1　2019 年山东省超声专业医疗质量控制指标抽样医疗机构分布情况

单位:家

地市	二级专科	二级综合	三级专科	三级综合	民营	合计
滨州市	1	8	0	3	1	13
德州市	1	17	2	3	3	26
东营市	0	6	0	4	1	11
菏泽市	5	11	0	7	10	33
济南市	1	25	5	15	4	50
济宁市	6	15	1	7	3	32
聊城市	1	12	2	5	3	23
临沂市	4	12	2	6	5	29
青岛市	0	13	2	13	20	48
日照市	2	4	1	3	2	12
泰安市	1	5	1	5	3	15
威海市	1	3	1	7	1	13
潍坊市	7	10	0	8	15	40
烟台市	0	10	0	10	2	22
枣庄市	0	4	1	3	1	9
淄博市	4	9	1	5	7	26
全省	34	164	19	104	81	402

（二）结构指标分析

指标 1. 超声科医师配置情况

（1）超声科医患比

2019 年,山东省 9 个地市(东营、德州、泰安、菏泽、淄博、威海、潍坊、日照、聊城)的超声科医患比高于全省平均水平,其中东营市最高,为 1.94 人／万人次,济宁市最低,为 0.72 人／万人次(图 3-15-1)。2019 年每万人次患者拥有 1.21 名超声科医师,明显高于 2018 年,略低于 2017 年,反映了超声科医师的需求仍较高(图 3-15-2)。在 16 个地市中,青岛市、济南市、济宁市明显低于平均水平,反映了在人口多的地市,超声科医师相对短缺。

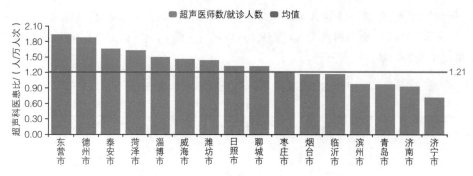

图 3-15-1　2019 年山东省超声科医患比

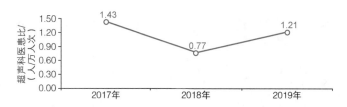

图 3-15-2　2017—2019 年山东省超声科医患比变化情况

（2）超声科医师学历分布情况

山东省各类医疗机构超声科医师的学历以学士占比最高，为 61.47%，学士以下占 24.49%，硕士占 13.57%，博士占 0.47%。反映出山东省超声科医师学历以学士为主，硕士、博士高学历占比较少（图 3-15-3）。

（3）超声科医师职称分布情况

山东省各类医疗机构超声科医师的职称以住院医师占比最高，为 44.26%，主治医师占 41.51%，副主任医师占 11.46%，主任医师占 2.77%（图 3-15-4）。反映了山东省超声科医师职称分布以中初级为主，高级职称占比较低。

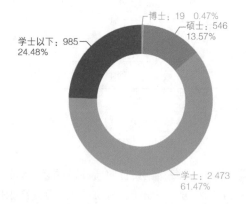

图 3-15-3　2019 年山东省超声科医师学历构成情况

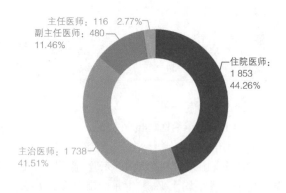

图 3-15-4　2019 年山东省超声科医师职称分布情况

（4）超声科医师年龄分布情况汇总

山东省各类医疗机构超声科医师的年龄以 >25~35 岁占比最高，为 44.83%，>35~45 岁占 33.37%，>45 岁占 18.57%，≤25 岁占 3.23%（图 3-15-5）。反映了山东省超声科医师以中青年为主。

指标 2. 超声诊室配置情况

2019 年山东省各地市医疗机构超声诊室数 / 就诊人次数的平均值为 0.79 个 / 万人次，8 个地市高于平均水平，依次为东营市、滨州市、德州市、淄博市、威海市、泰安市、潍坊市和聊城市，日照市最低。

指标 3. 工作量

(1) 门诊工作量

2019 年山东省各地市医疗机构日均门诊超声工作量为 211.70 人次，高于平均水平的有 8 个地市，包括枣庄市、滨州市、临沂市、济宁市、青岛市、济南市、潍坊市、聊城市，淄博市最低，为 134.02 人次，表明门诊工作量集中在人口相对较多的地市(图 3-15-6)。

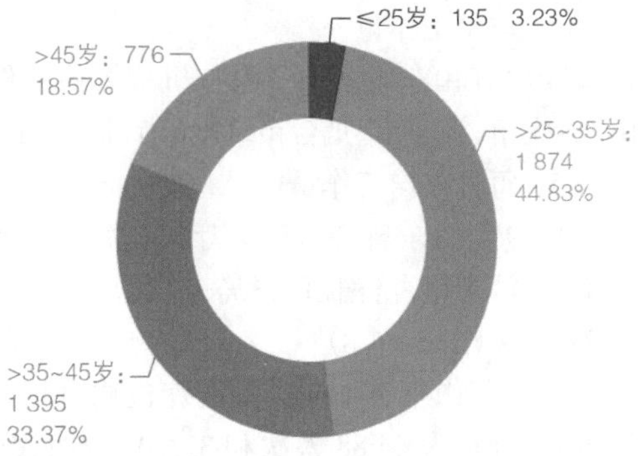

图 3-15-5　2019 年山东省超声科医师年龄构成情况

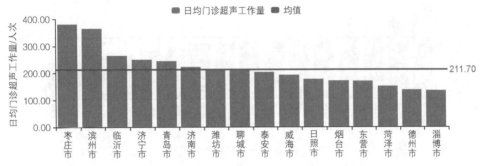

图 3-15-6　2019 年山东省各地市医疗机构日均门诊超声工作量

(2) 住院工作量

2019 年山东省各地市医疗机构日均住院超声工作量为 99.71 人次，高于平均水平的有 7 个地市，分别为枣庄市、烟台市、威海市、济南市、济宁市、临沂市、泰安市，德州市最低，为 37.58 人次(图 3-15-7)。反映了住院超声工作量集中在人口较多、经济较发达的地市。

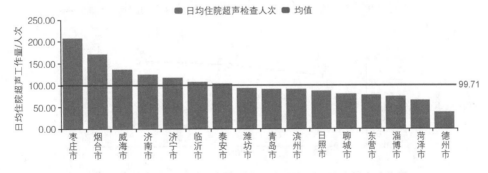

图 3-15-7　2019 年山东省各地市医疗机构日均住院超声工作量

(3) 急诊工作量

2019 年山东省各地市医疗机构日均急诊超声工作量为 11.06 人次，高于平均水平的地市有烟台市、临沂市、济宁市、济南市、滨州市、威海市、青岛市，德州市最低，为 2.54 人次。反映了急诊工作量与地市人口数有关。

(4)体检工作量

2019年山东省各地市医疗机构体检工作量为73.20人次,高于平均水平的有7个地市,济南市、枣庄市、济宁市、烟台市、聊城市、淄博市、潍坊市,泰安市最低,为26.14人次。

(5)每日人均工作量

2019年山东省各地市医疗机构每日人均超声工作量为33.93人次,高于平均水平的有6个地市,为济宁市、济南市、青岛市、滨州市、临沂市、烟台市,均为人口较多的地市,东营市最低,为20.71人次(图3-15-8)。

2019年山东省不同类型医疗机构每日人均超声工作量,以三级综合和三级专科医院的工作量较高,分别为44.88人次和32.70人次;民营医院最低,为24.11人次(图3-15-9)。提示三级综合和三级专科医院的超声工作负荷最大,明显高于民营医院。

2017—2019年,山东省这三年的每日人均超声工作量基本持平(图3-15-10)。

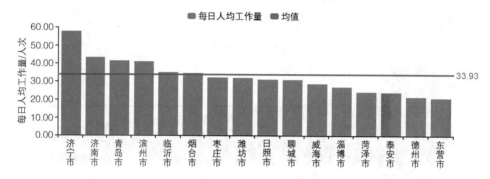

图3-15-8 2019年山东省各地市医疗机构每日人均超声工作量

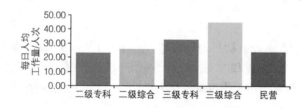

图3-15-9 2019年山东省不同类型医疗机构每日人均超声工作量

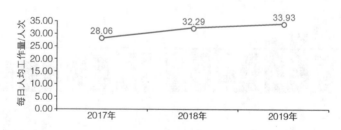

图3-15-10 2017—2019年山东省每日人均超声工作量变化情况

指标4. 超声科医师数与超声诊断仪器数比

2019年山东省各地市医疗机构超声科医师数/超声诊断仪器数为1.34,11个地市高于平均水平,分别是菏泽市、东营市、日照市、泰安市、德州市、潍坊市、滨州市、聊城市、枣庄市、威海市、烟台市,济宁市最低。

2019 年山东省不同类型医疗机构超声科医师数 / 超声诊断仪器数,二级综合医院最高,为 1.63,三级综合医院最低,为 1.15。提示在不同类型医疗机构中,超声科医师数与仪器数量配备不平衡,三级综合医院仪器配置较充足。

（三）过程指标分析

指标 5. 住院超声检查预约时间

2019 年住院超声检查预约时间平均 1.02 天,高于平均值的地市有日照市、淄博市、临沂市、青岛市、聊城市,滨州市最低,为 0.46 天(图 3-15-11)。不同类型医疗机构中,民营医院预约时间最长,1.99 天,三级专科医院最低,0.34 天(图 3-15-12)。

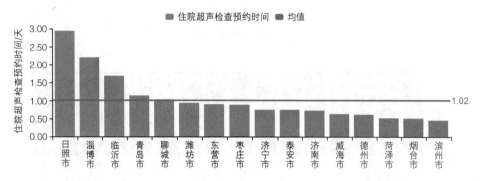

图 3-15-11　2019 年山东省各地市医疗机构住院超声检查平均预约时间

指标 6. 危急值上报例数

2019 年山东省危急值上报例数平均为 51.19 例,7 个地市高于平均值,分别为济宁市、聊城市、济南市、潍坊市、临沂市、枣庄市、威海市(图 3-15-13);不同类型医疗机构中,三级专科医院最高,二级专科医院最低(图 3-15-14)。体现了与民营医院相比,公立医院承担了更多危重疾病患者的诊治工作。

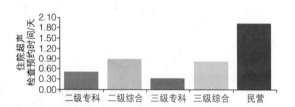

图 3-15-12　2019 年山东省不同类型医疗机构住院超声检查平均预约时间

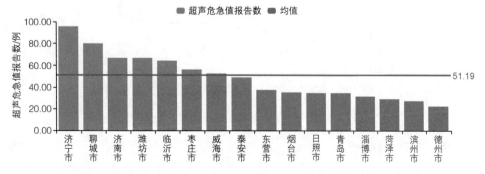

图 3-15-13　2019 年山东省各地市医疗机构超声危急值上报例数

（四）结果指标分析

指标 7. 超声报告阳性率

2019 年山东省超声报告阳性率为 75.39%,6 个地市高于平均水平,分别为烟台市 81.3%,淄博市 80.13%,威海市 80.03%,东营市 78.26%,聊城市 77.90%,青岛市 77.47%;泰安市最低,为

68.26%（图3-15-15）。不同类型医疗机构中三级综合医院的超声报告阳性率最高，为77.98%，反映了三级综合医院是承担疑难病症诊治的主要医疗机构，其次为二级综合医院，77.27%，二级专科医院最低，为51.57%，这可能是由于二级专科医院承担了较多的正常产检或妇科筛查的缘故（图3-15-16）。2017—2019年山东省超声报告阳性率呈逐年增高趋势（图3-15-17）。

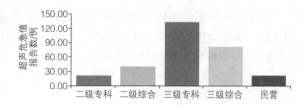

图3-15-14　2019年山东省不同类型医疗机构超声危急值上报例数

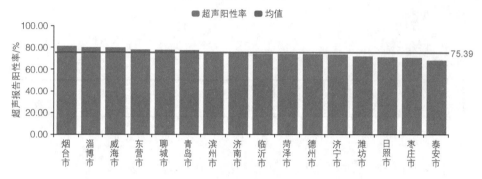

图3-15-15　2019年山东省各地市医疗机构超声报告阳性率

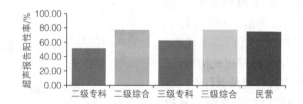

图3-15-16　2019年山东省不同类型医疗机构超声报告阳性率

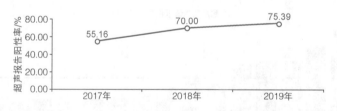

图3-15-17　2017—2019年山东省超声报告阳性率变化情况

指标8. 超声诊断符合率

2019年山东省各地市医疗机构超声诊断符合率平均为88.48%，14家地市均接近平均值，滨州市和聊城市较低，分别为77.52%、77.10%（图3-15-18）。山东省不同类型医疗机构超声诊断符合率无明显差异（图3-15-19）。2017—2019年山东省超声诊断符合率基本持平（图3-15-20）。

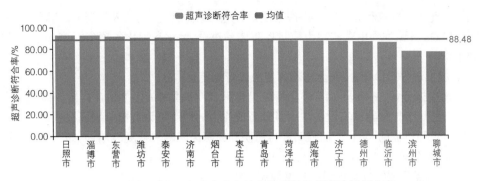

图 3-15-18　2019 年山东省各地市医疗机构超声诊断符合率

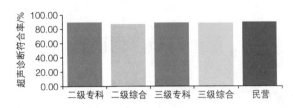

图 3-15-19　2019 年山东省不同类型医疗机构超声诊断符合率

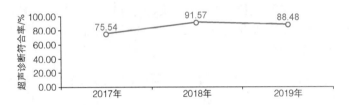

图 3-15-20　2017—2019 年山东省超声诊断符合率变化情况

二、问题分析及改进措施

(一) 存在的主要问题及原因分析

1. 超声人才建设需要加强。在超声科医师配置方面,山东省各类医疗机构超声科医师学历分布中,以学士学位占比最高,职称分布中,以住院医师占比最高,说明山东省人才短缺,高学历高职称超声科医师仍较少。人员的数量和水平是超声质量控制的最有力保障,人员及经验不足带来的过高的工作负荷易导致诊疗水平的降低,加强专业人才建设是提升超声诊疗质量的有力举措。

2. 仪器诊室与工作量不匹配。在超声仪器与诊室配置上,不少医院尤其是人口较多、经济较发达地区的三级综合医院存在就诊人数多、超声诊室及仪器配备不足的问题,随着超声检查在临床上的广泛应用,这种情况会日益加剧。过高的工作负荷影响了超声检查质量。

3. 山东省平均超声诊断符合率尚可,在精准医疗的时代,提升诊断符合率仍是工作重点之一。

(二) 改进措施

1. 继续提高超声医生专业水平,规范行业标准是根本

超声检查结果显著依赖于医师的操作水平。面临临床的巨大需求,超声从业人员队伍发展迅速,超声科医师队伍准入标准不一,我国相当数量的超声执业人员未接受过正规的超声专业技能培训。因此建立规范和完整的超声医学质量管理体系迫在眉睫,从人员资质、不同专业检查规范、监督考核等方面加强山东省超声质量控制体系建设,优化和细化各项指标,多种形式规范质量控制工作。

2. 积极推进分级诊疗,提升全省超声专业诊疗规范化

从结构指标分析:三级及二级综合医院仍是患者就诊集中的医疗结构,超声科的工作负荷大,尤其在医患比低、仪器诊室设备缺少且患者就诊大的地市更为突出。因而在增加三级及二级综合医院人员和机器的同时,应加强对专科医院和民营医院的专业规范培训,如组织专业课程培训、实行远程会诊等。

3. 联合哨点医院做好全省超声质量控制工作

发挥各医疗机构超声不同专业优势,共同制定超声质量控制细则和检查规范,提升全省超声诊疗水平。

第十六节 河南省

一、医疗服务与质量安全情况分析

(一)数据上报概况

2019年,河南省共有421家设有超声医学专业的医疗机构参与数据上报,数据完整率为97.84%。其中,公立医院330家,包括三级综合医院60家(14.25%),二级综合医院199家(47.27%),三级专科医院15家(3.56%),二级专科医院56家(13.30%);民营医院91家(21.62%)。各地市及各类别医院分布情况见表3-16-1。

表3-16-1 2019年河南省超声专业医疗质量控制指标抽样医疗机构分布情况

单位:家

地市	二级专科	二级综合	三级专科	三级综合	民营	合计
安阳市	2	10	2	2	1	17
鹤壁市	1	3	0	1	2	7
焦作市	4	12	1	5	3	25
开封市	6	9	1	5	2	23
洛阳市	0	14	1	5	12	32
南阳市	9	23	0	5	6	43
平顶山市	4	13	1	3	1	22
三门峡市	2	7	0	3	0	12
商丘市	4	19	0	2	4	29
新乡市	6	14	0	5	3	28
信阳市	3	15	0	1	2	21
许昌市	1	8	0	3	4	16
郑州市	3	15	8	11	22	59
周口市	2	14	1	1	11	29

续表

地市	二级专科	二级综合	三级专科	三级综合	民营	合计
驻马店市	6	11	0	3	10	30
漯河市	2	7	0	2	1	12
濮阳市	1	5	0	3	7	16
全省	56	199	15	60	91	421

(二)结构指标分析

指标1. 超声科医师配置情况

(1)超声科医患比

河南省 2019 年超声科医患比平均值为 1.21 人 / 万人次,各地市超声科医患比见图 3-16-1。2017 年至 2019 年,超声科医患比逐年降低,说明河南省作为一个人口大省,超声科医师在仍处于短缺状态(图 3-16-2)。

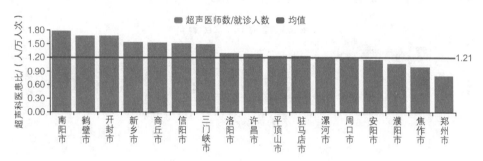

图 3-16-1　2019 年河南省各地市超声科医患比

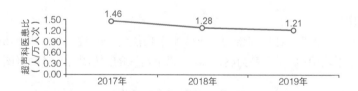

图 3-16-2　2017—2019 年河南省超声科医患比变化情况

(2)各类医疗机构超声科医师学历分布情况

河南省各类医疗机构中,三级医院超声科硕士及以上学位的医师明显高于二级及民营医院,高学历(硕士、博士)超声科医师向三级医院集中(图 3-16-3),反映出河南省超声科医师学历参差不齐。

(3)各类型医疗机构超声科医师职称分布情况

河南省各类医疗机构中超声科医师职称构成比例相似,住院医师及主治医师占多数,

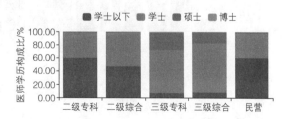

图 3-16-3　2019 年河南省不同类型医疗机构超声科医师学历构成情况

但是三级医院中高级职称医师(副主任医师、主任医师)的比例相对较高(图 3-16-4)。

（4）各类医疗机构超声科医师年龄分布情况汇总

河南省各类医疗机构超声科医师年龄主要集中在 25~45 岁,中青年医师是超声科的主力军（图 3-16-5）。

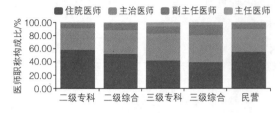

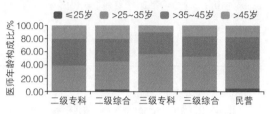

图 3-16-4　2019 年河南省不同类型医疗机构超声科医师职称构成比

图 3-16-5　2019 年河南省不同类型医疗机构超声科医师年龄构成比

指标 2.　超声诊室配置情况

河南省平均每万人次患者拥有超声诊室数为 0.85 个（图 3-16-6）。

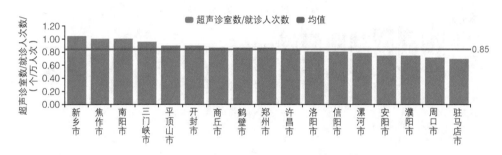

图 3-16-6　2019 年河南省各地市医疗机构超声诊室数 / 就诊人次数

指标 3.　工作量

（1）门诊工作量

河南省各地市医疗机构日均门诊超声工作量平均值为 186.57 人次,其中郑州市、濮阳市、周口市、信阳市高于平均值,郑州市最为突出,表明以上地区的门诊患者量较大（图 3-16-7）。

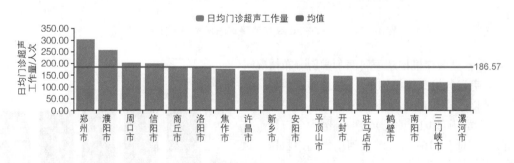

图 3-16-7　2019 年河南省各地市医疗机构日均门诊超声工作量

（2）住院工作量

河南省各地市医疗机构日均住院超声工作量平均值为 119.89 人次,其中郑州市、安阳市、濮阳市、焦作市高于平均值,郑州市最为突出,表明以上地区住院患者量较大（图 3-16-8）。

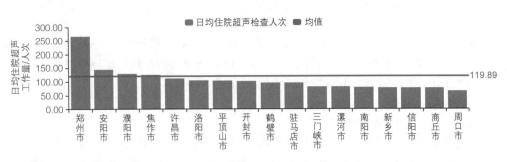

图 3-16-8 2019 年河南省各地市医疗机构日均住院超声工作量

（3）急诊工作量

河南省各地市医疗机构急诊超声工作量平均值为 10.51 人次,其中郑州市、濮阳市、许昌市、焦作市高于平均值,郑州市、濮阳市尤为突出,表明以上地区急诊患者相对较多。

（4）体检工作量

河南省各地市医疗机构体检超声工作量平均值为 52.49 人次,其中郑州市、三门峡市、濮阳市、洛阳市、安阳市、许昌市高于平均值,表明以上地区体检患者相对较多。

（5）每日人均工作量

河南省各地市医疗机构每日人均超声工作量平均值为 34.01 人次,其中郑州市为 49.96 人次,明显高于其他地市(图 3-16-9)。同时不同类型医疗机构每日人均工作量平均值有所不同,二级专科医院 40.01 人次、二级综合 27.32 人次、三级专科 43.09 人次、三级综合 42.73 人次、民营医院 30.44 人次,三级医院每日人均工作量平均值高于二级及民营医院(图 3-16-10)。2017—2019 年每日人均超声工作量逐年增加(图 3-16-11)。

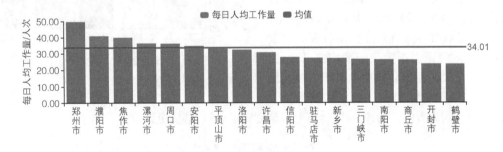

图 3-16-9 2019 年河南省各地市医疗机构每日人均超声工作量

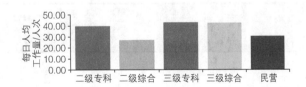

图 3-16-10 2019 年河南省不同类型医疗机构每日人均超声工作量

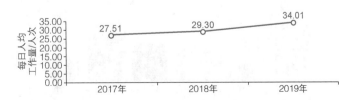

图 3-16-11 2017—2019 年河南省每日人均超声工作量变化情况

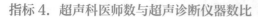

指标4. 超声科医师数与超声诊断仪器数比

河南省各地市医疗机构超声科医师数与超声诊断仪器数比平均值为1.32,其中信阳市明显高于平均值。与2017年和2018年相比,2019年河南省各地市医疗机构超声科医师数与超声诊断仪器数比下降,反映各地市超声诊断仪器配置数量逐年增加。

（三）过程指标分析

指标5. 住院超声检查预约时间

河南省各地市医疗机构住院超声检查平均预约时间为0.99天,体现了住院超声基本可做到即时性,其中焦作市、安阳市、驻马店市、周口市、南阳市、三门峡市、漯河市的住院超声检查平均预约时间较长（图3-16-12）。综合医院与专科医院和民营医院相比,住院超声检查平均预约时间较长（图3-16-13）。可能是由于综合医院住院患者较多,超声检查量较大所致。

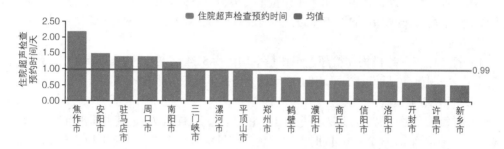

图3-16-12　2019年河南省各地市医疗机构住院超声检查平均预约时间

指标6. 危急值上报例数

河南省各地市医疗机构超声危急值报告数平均值为84.74例,其中商丘市、许昌市、周口市、安阳市、郑州市、焦作市、南阳市、濮阳市超声危急值上报数位于平均值以上（图3-16-14）,三级医院报告数明显高于二级及民营医院（图3-16-15）,体现了三级医院承担了

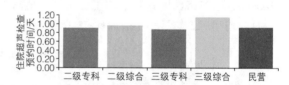

图3-16-13　2019年河南省不同类型医疗机构住院超声检查平均预约时间

更多危重疾病患者的诊治,同时危急值上报制度要求严格,落实更到位。

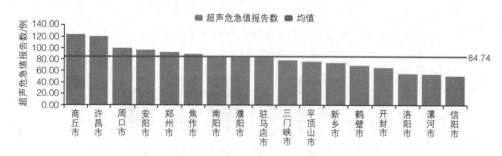

图3-16-14　2019年河南省各地市医疗机构超声危急值上报例数

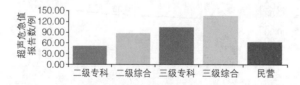

图3-16-15　2019年河南省不同类型医疗机构超声危急值上报例数

(四)结果指标分析

指标7. 超声报告阳性率

河南省各地市医疗机构超声报告阳性率平均值为80.47%,各地市医疗机构超声报告阳性率基本持平(图3-16-16)。专科医院超声报告阳性率较综合医院及民营医院较低,可能是专科医院住院患者来源相对局限,同时专科医院承担了较多的正常产检及妇科筛查的缘故(图3-16-17)。2017—2019年,超声报告阳性率逐年增加,体现了超声医学检查价值越来越高(图3-16-18)。

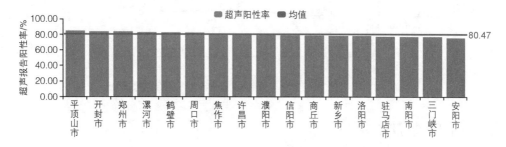

图 3-16-16 2019 年河南省各地市医疗机构超声报告阳性率

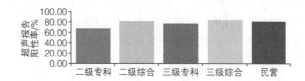

图 3-16-17 2019 年河南省不同类型医疗机构超声报告阳性率

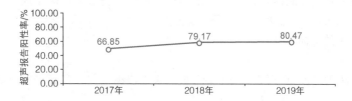

图 3-16-18 2017—2019 年河南省超声报告阳性率变化情况

指标8. 超声诊断符合率

河南省各地市医疗机构超声诊断符合率平均值为84.14%,大部分地市均高于平均值,且不同类型医疗机构之间无明显差异(图3-16-19,图3-16-20),该指标反映了一定时期内超声科室诊断水平,提示河南省超声诊断报告有较高的临床价值,诊断结果比较可靠。与2017年相比,2018年、2019年超声诊断符合率分别提高到87.74%、84.14%(图3-16-21)。

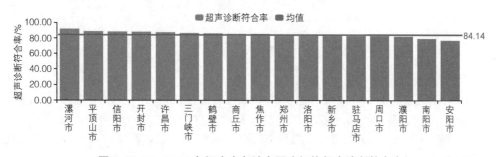

图 3-16-19 2019 年河南省各地市医疗机构超声诊断符合率

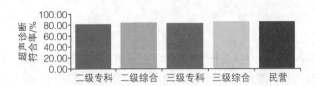

图 3-16-20　2019 年河南省不同类型医疗机构超声诊断符合率

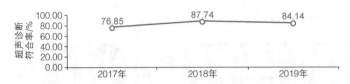

图 3-16-21　2017—2019 年河南省超声诊断符合率变化情况

二、问题分析及改进措施

(一) 存在的主要问题及原因分析

1. 河南省各地市超声科医师数量仍然不足,存在不同程度的超声科医师缺口,工作量繁重,同时高年资及高学历医师相对匮乏,从而造成诊断水平参差不齐,差异较大。

2. 河南省各地市普遍存在超声诊室及超声仪器少,就诊患者多等问题。随着超声检查在临床中的普遍应用,相应问题越来越突出。

3. 超声科医师工作量大,尤其是三级医院,过高的工作负荷,片面地缩短住院预约时间,会造成平均检查时间较短,超声检查质量下降。

4. 河南省超声质量控制体系仍需进一步完善。目前河南省超声医学质量控制中心分中心成立了 9 个,其中市级 8 个,县级 1 个。下一步仍需加快推进各类医疗机构对质量控制工作的重视,提高超声科医师的整体水平。

(二) 改进措施

1. 加强人才队伍建设,重视人才培养,组织专家逐步编撰并推广超声医学各个亚专科领域的质量控制标准。

2. 加快推进地市级超声医学质量控制中心成立,出台质量控制规范指南及考核标准,加强培训与现场督导工作。

3. 进一步完善质量控制信息化建设,建立河南省超声医学质量控制中心网站,实现河南省超声质量控制数据的直报系统,同时应用 5G 远程会诊系统展开培训、调研、督导、考核,尤其注重基层及新入职超声科医师的培训及培养。

第十七节　湖北省

一、医疗服务与质量安全情况分析

(一) 数据上报概况

2019 年,湖北省共有 180 家设有超声医学专业的医疗机构参与数据上报,数据完整率为 98.79%。其中,公立医院 159 家,包括三级综合医院 62 家(34.44%),二级综合医院 60 家(33.33%),三级专科医院 10 家(5.56%),二级专科医院 27 家(15.00%);民营医院 21 家(11.67%)。各地级市及各类别医院分布情况见表 3-17-1。

表 3-17-1　2019 年湖北省超声专业医疗质量控制指标抽样医疗机构分布情况

单位:家

地市州	二级专科	二级综合	三级专科	三级综合	民营	合计
鄂州市	0	0	1	1	1	3
恩施土家族苗族自治州	4	5	0	3	3	15
黄冈市	4	9	0	3	0	16
黄石市	1	1	1	4	1	8
荆门市	2	4	0	4	0	10
荆州市	1	4	1	6	0	12
潜江市	0	0	0	1	1	2
十堰市	5	9	0	4	0	19
随州市	1	0	0	1	0	2
天门市	0	0	0	1	0	1
武汉市	3	5	3	20	10	41
仙桃市	1	0	0	1	1	3
咸宁市	0	4	1	1	1	7
襄阳市	0	6	1	4	2	13
孝感市	4	7	1	3	0	15
宜昌市	1	6	0	5	1	13
全省	27	60	10	62	21	180

(二)结构指标分析

指标 1. 超声科医师配置情况

(1)超声科医患比

恩施土家族苗族自治州、孝感市、鄂州市等地超声科医患比相对较高,最高达 1.73 人 / 万人次;天门市、武汉市、潜江市等地超声科医患比相对较低,最低为 0.72 人 / 万人次。由于地区发展不均衡,医患比最高的地区和最低的地区相差较大,为其 2.40 倍。全省超声科医患比均值为 1.10 人 / 万人次,相当于湖北省平均每名超声科医师每年完成约 9 090.91 人次的超声检查工作量(图 3-17-1)。

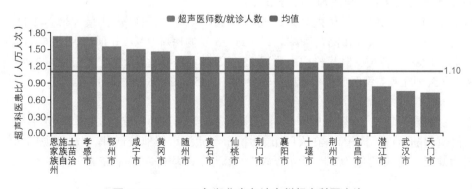

图 3-17-1　2019 年湖北省各地市州超声科医患比

2017—2019 年湖北省超声科医患比在 2017 年最高,2018 年超声科医患比降低,2019 年进一步降低,说明超声科医师完成的年度平均工作量逐年增高,从 2017 年每名超声科医师年度平均工作量约 6 172.84 人次,2018 年为 8 064.52 人次,2019 年进一步上升到 9 090.91 人次,间接说明从 2017—2019 年超声科医师增长的速度明显低于同期进行超声检查患者人次增长的比例,超声科医师工作强度和患者超声检查的需求仍有待改善(图 3-17-2)。

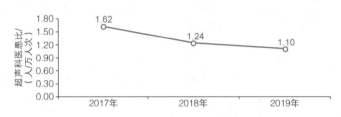

图 3-17-2　2017—2019 年湖北省超声科医患比变化情况

(2) 各类医疗机构超声科医师学历分布情况

2019 年湖北省二级专科医院中超声科医师学历以学士以下居多,占 62.79%,二级综合、三级专科、三级综合和民营医院超声科医师均以学士学历占比居多,依次分别为 56.84%、76.53%、64.00% 和 65.28%。硕士学历超声科医师在三级综合医院最多,其次为三级专科医院、民营医院,比例分别为 25.41%、20.41% 和 11.81%,二级专科医院和二级综合医院硕士学历医师较少,分别为 0.58% 和 1.24%。博士学历超声科医师集中在三级综合医院,约占 1.46%,其他类型医院无博士学历超声科医师(图 3-17-3)。

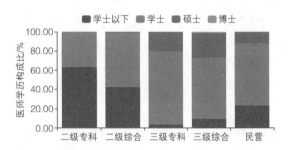

图 3-17-3　2019 年湖北省不同类型医疗机构超声医学科医师学历构成情况

(3) 各类型医疗机构超声科医师职称分布情况

2019 年湖北省各类型医疗机构中超声科医师职称构成比表现出相同的趋势,均以住院医师和主治医师居多,两者之和占 74.31%~85.48%。副主任医师较少,在各类型医院中比例相差较小,为 12.32%~16.67%。主任医师所占比例最少,在各类型医院中占 1.23%~9.03%,(图 3-17-4)。

(4) 各类医疗机构超声科医师年龄分布情况汇总

2019 年湖北省二级专科医院超声医学科以 >35~45 岁的医师占比最大,约 42.52%;二级综合、三级专科、三级综合和民营医院均以 >25~35 岁的医师居多,分别约占 40.57%、43.88%、47.64% 和 40.28%。各类型医疗机构中均以 25 岁及以下医师比例最少,占 0.69%~7.24%;45 岁以上高年资医师在各类型医疗机构中比例较少,占 17.35%~24.55%(图 3-17-5)。

指标 2. 超声诊室配置情况

超声诊室数 / 就诊人次数反映平均每个诊室完成工作量的情况,其在孝感市、恩施土家族苗族自治州和随州市等地较高,在天门市、仙桃市和武汉市等地较低,该值越低说明门诊室数量配置更为缺乏。全省均值为 0.82 个 / 万人次,相当于平均每个诊室完成工作量约 12 195.12 人次。

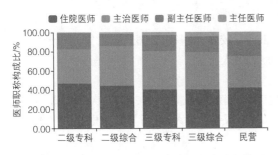

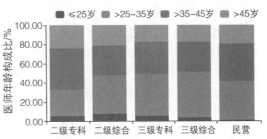

图 3-17-4 2019 年湖北省各类型医疗机构超声医学科医师职称构成比

图 3-17-5 2019 年湖北省不同类型医疗机构超声医学科医师年龄构成比

指标 3. 工作量

(1) 门诊工作量

天门市、武汉市和随州市等地日均门诊超声工作量较高,分别为 620.38、383.16 和 325.02 人次,可能与本次抽样调查部分地区填报医院数量较少有关,天门市只有一家三级综合医院上报,其他地区均有二级医院参与数据上报;各地区日均工作量差异较大,恩施土家族苗族自治州、孝感市和咸宁市等地较低,分别为 125.78、161.09 和 167.91 人次。全省医疗机构平均每日门诊超声工作量约 232.76 人次(图 3-17-6)。

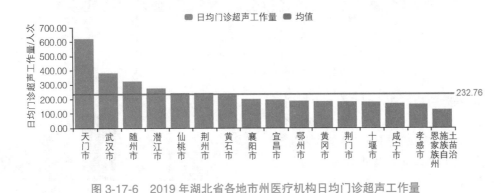

图 3-17-6 2019 年湖北省各地市州医疗机构日均门诊超声工作量

(2) 住院工作量

武汉市、天门市和潜江市等地日均住院超声工作量较高,最高约 316.42 人次,鄂州市、仙桃市和咸宁市等地较低,最低约 72.74 人次,全省平均每日住院超声工作量约 161.70 人次(图 3-17-7)。

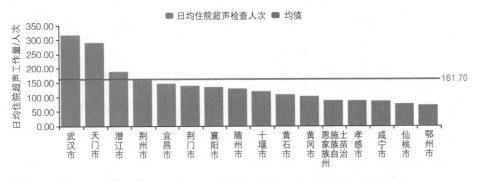

图 3-17-7 2019 年湖北省各地市州医疗机构日均住院超声工作量

（3）急诊工作量

武汉市、潜江市和天门市等地日均急诊超声工作量较多,最多约25.65人次;鄂州市最低,约4.12人次。全省医疗机构日均急诊超声工作量约12.88人次。

（4）体检工作量

潜江市、宜昌市和武汉市等地区的日均体检工作量较高,最高约172.27人次;而在鄂州市、孝感市和随州市等地区较低,最低约11.30人次。各地区差异很大,最高与最低相差约15倍,全省医疗机构平均每日体检超声约67.36人次。

（5）每日人均工作量

每日人均工作量在天门市、武汉市和潜江市等地较高,最高55.90人次,恩施土家族苗族自治州、鄂州市和咸宁市等地相对较低,最低23.29人次。全省每日人均工作量平均约37.10人次(图3-17-8)。

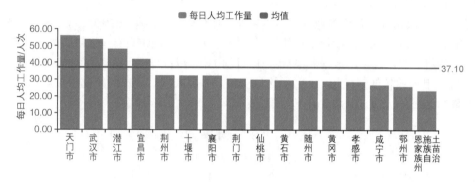

图 3-17-8 2019年湖北省各地市州医疗机构每日人均超声工作量

不同医疗机构每日人均工作量由高到低分别为三级专科、三级综合、民营、二级综合、二级专科医院,反映出三级专科医院和三级综合医院每日人均工作量相对较大,分别为50.30人次和43.39人次,而二级专科医院相对较少,为21.53人次(图3-17-9)。

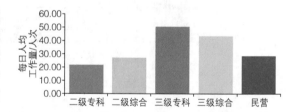

图 3-17-9 2019年湖北省不同类型医疗机构每日人均超声工作量

2017—2019年湖北省每日人均超声工作量呈逐年上升趋势,工作压力仍然较大,2017年平均为24.84人次,2018年30.55人次,2019年进一步上升为37.10人次(图3-17-10)。

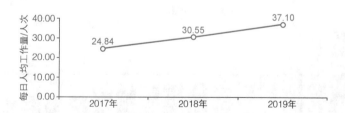

图 3-17-10 2017—2019年湖北省每日人均超声工作量变化情况

指标4. 超声科医师数与超声诊断仪器数比

黄冈市、荆州市、恩施土家族苗族自治州等地的超声科医师数与超声诊断仪器数比相对高于湖北省其他地区,最高为 1.70;而武汉市、宜昌市和天门市等地该比值相对较低,最低为 0.92;不同地区发展不平衡,超声科医师数和仪器数比值有一定差异,比值较高的地区医师数量相对更多。

超声科医师数与超声诊断仪器数比在二级综合和二级专科医院相对较高,分别为 1.46、1.33;三级专科医院和民营医院超声科医师数与超声诊断仪器数比相对较低,均为 1.01。

(三) 过程指标分析

指标 5. 住院超声检查预约时间

湖北省住院超声检查预约时间≥1 天的有天门市、孝感市、武汉市、荆州市、鄂州市和仙桃市,其余地市州超声预约时间均在 1 天以内;预约时间最长的为天门市,约 3 天,最短为襄阳市,约 0.27 天(约 6 小时),见图 3-17-11。

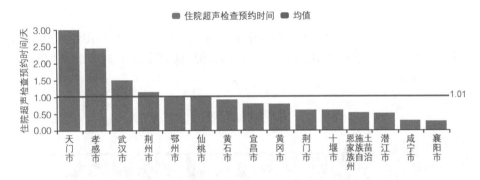

图 3-17-11　2019 年湖北省各地市州医疗机构住院超声检查平均预约时间

二级专科医院、民营医院、三级专科医院、三级综合医院的住院超声检查预约时间均大于 1 天,在二级综合医院预约时间相对较短,约 0.65 天(图 3-17-12)。

指标 6. 危急值上报例数

随州市、荆州市和孝感市超声危急值报告数较多,最高为 253.50 例;在宜昌市、咸宁市和鄂州市较低,最少为 41.15 例。全省超声危急值报告数平均约 107.35 例(图 3-17-13)。

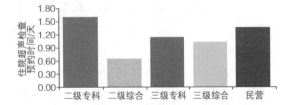

图 3-17-12　2019 年湖北省不同类型医疗机构住院超声检查平均预约时间

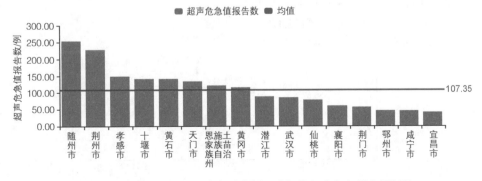

图 3-17-13　2019 年湖北省各地市州医疗机构超声危急值上报例数

三级综合医院的超声危急值上报例数最多，约 136.51 例，明显高于其他类型医疗机构，而在二级专科医院和三级专科医院相对较少，分别约 58.69 例和 64.20 例（图 3-17-14）。

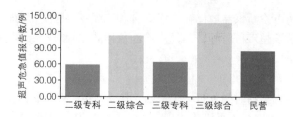

图 3-17-14　2019 年湖北省不同类型医疗机构超声危急值上报例数

（四）结果指标分析

指标 7.　超声报告阳性率

全省各地区医疗机构总体超声报告阳性率平均约 74.81%。超声报告阳性率较高的地区为天门市、黄石市和鄂州市，最高约 87.33%，阳性率较低的地区为仙桃市、咸宁市和孝感市，最低约 51.33%（图 3-17-15）。

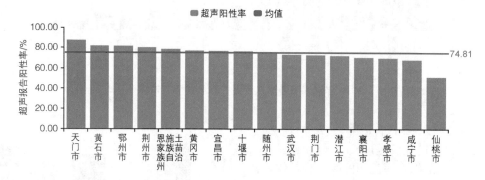

图 3-17-15　2019 年湖北省各地市州医疗机构超声报告阳性率

超声报告阳性率在二级综合、三级综合医院和民营医院相对较高，分别约 77.57%、76.80% 和 75.90%，其次为三级专科医院，而在二级专科医院超声报告阳性率仅为 58.00%（图 3-17-16）。

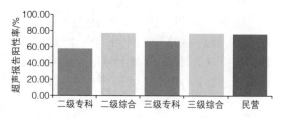

图 3-17-16　2019 年湖北省不同类型医疗机构超声报告阳性率

超声报告阳性率从 2017—2019 年逐年增高，2017 年仅为 56.57%，2018 年上升到 72.47%，2019 年进一步增加为 74.81%（图 3-17-17）。

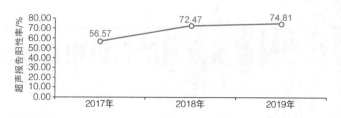

图 3-17-17　2017—2019 年湖北省超声报告阳性率变化

指标 8. 超声诊断符合率

全省超声诊断符合率总体来看差别不大,平均约 87.84%。符合率较高的地区有咸宁市、潜江市和仙桃市。符合率最高约 92.47%,最低约 72.74%(图 3-17-18)。

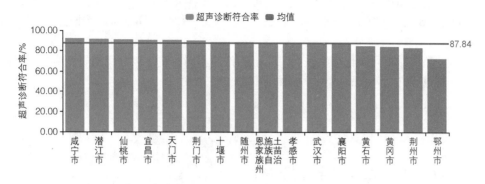

图 3-17-18　2019 年湖北省各地市州医疗机构超声诊断符合率

超声诊断符合率在民营医院最高,约 92.42%,三级综合、三级专科和二级综合医院的超声诊断符合率均 >85%,而在二级专科医院相对较低,为 82.25%(图 3-17-19)。

2017 年的超声诊断符合率最低,约 81.11%。与 2017 年相比,2018 年和 2019 年均有较大幅度的上升,分别为 89.58% 和 87.84%(图 3-17-20)。提示湖北省超声诊断水平从 2018 年开始有明显提升,2019 年虽略有下降,但整体仍维持在较高的水平。

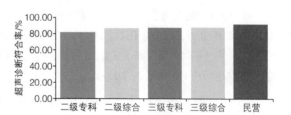

图 3-17-19　2019 年湖北省不同类型医疗机构超声诊断符合率

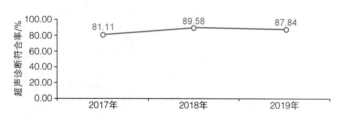

图 3-17-20　2017—2019 年湖北省超声诊断符合率变化情况

二、问题分析及改进措施

(一) 存在的主要问题及原因分析

1. 超声质控网络建设有待于进一步完善。部分地区由于各方面条件的限制,对质控工作认识不足。原因可能为质控培训工作开展的频率和强度有待于进一步增加。

2. 超声质控与工作量"质""量"同升的问题。大部分医院超声科医患比较低,日均工作量较高,同时绝大部分没有上级医师审核或质控小组抽查不及时,开展质控的人力物力等各方面不匹配。

3. 超声质控不同级别医院同质化难度较大。由于各地区发展不平衡,各地超声科医师水平参差不齐、超声设备不同,加之医院专科特点,就诊患者人数和类型等均存在较大差别。

（二）改进措施

1. 针对"质控网络建设"问题，以各地区质控中心为依托，以地区辐射县乡，加强基层单位质控建设和培训。

2. 针对"超声质控如何实现量质同升"问题，首先，壮大人才队伍，精心培育；其次，充分利用时间，分时段错峰预约管理，分散患者集中就诊的压力；再次，定期开展质控抽查，及时反馈、落实、改进。

3. 针对"超声质控同质化难度较大"的问题，按照不同医院等级分级执行相应质控标准，或者制定统一标准，不同等级医院要求的分数不同。

第十八节　湖南省

一、医疗服务与质量安全情况分析

（一）数据上报概况

2019 年，湖南省共有 121 家设有超声医学专业的医疗机构参与数据上报，数据完整率为97.33%。其中，公立医院 102 家，包括三级综合医院 40 家(33.06%)，二级综合医院 41 家(33.88%)，三级专科医院 7 家(5.79%)，二级专科医院 14 家(11.57%)；民营医院 19 家(15.70%)。各地市州及各类别医院分布情况见表 3-18-1。

表 3-18-1　2019 年湖南省超声专业医疗质量控制指标抽样医疗机构分布情况

单位:家

地市州	二级专科	二级综合	三级专科	三级综合	民营	合计
常德市	1	4	1	4	3	13
长沙市	2	4	2	12	6	26
郴州市	1	5	0	2	0	8
衡阳市	1	1	1	5	0	8
怀化市	0	5	1	2	1	9
娄底市	1	3	0	2	2	8
邵阳市	1	2	0	3	3	9
湘潭市	1	5	0	2	1	9
湘西土家族苗族自治州	1	0	0	1	0	2
益阳市	0	1	0	1	0	2
永州市	2	7	0	0	2	11
岳阳市	1	1	0	2	0	4
张家界市	0	1	0	1	1	3
株洲市	2	2	2	3	0	9
全省	14	41	7	40	19	121

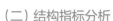

(二) 结构指标分析

指标 1. 超声科医师配置情况

(1) 超声科医患比

2019 年湖南省 121 家超声医学专业的医疗机构中,超声科医患比均值为 1.41 人 / 万人次,益阳市超声科医患比最高(2.60 人 / 万人次),张家界市最低(1.06 人 / 万人次);其中永州市等 10 个地区高于均值,湘潭市等 4 个地区低于均值(图 3-18-1)。

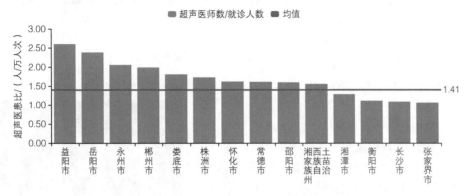

图 3-18-1　2019 年湖南省各地市州超声科医患比

2017—2019 年,湖南省各地区超声科医患比均值逐年下降,2017 年均值为 1.60 人 / 万人次,2018 年为 1.56 人 / 万人次,2019 年仅为 1.41 人 / 万人次(图 3-18-2);其中益阳市等 3 个市的超声科医患比逐年上升,其余 13 个市的超声科医患比与往年相差不大或有所下降。

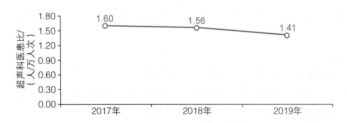

图 3-18-2　2017—2019 年湖南省超声科医患比变化情况

(2) 各类医疗机构超声科医师学历分布情况

2019 年湖南省各类医疗机构中,三级医院超声科医师学历普遍高于二级医院及民营医院;二级专科、二级综合以及民营医院超声科医师主要为学士以下学历,其构成比超过 50%,三级专科以及三级综合医院超声科医师学历主要为学士学历,其构成比均超过 69%。三级综合医院超声科医师硕士学历构成比超过 20%,二级专科医院以及二级综合医院的超声科硕士学历的医师不超过 1%,二级医院无博士学历的超声科医师,三级医院的博士学历医师所占比例亦较低(图 3-18-3)。

(3) 各类型医疗机构超声科医师职称分布情况

2019 年湖南省各类医疗机构中,二级专科、二级综合以及民营医院超声科医师职称均以住院医师为主,构成比均超过 44%(民营医院超过 60%),均高于三级专科医院(25.00%)及三级综合医院(35.89%)。三级专科医院超声科医师职称构成比以主治医师为主(44.83%),均高于其他各类型医疗机构。副主任医师构成比中,三级专科医院最高(24.14%),二级专科医院构成比最低(9.65%)。各类型医疗机构主任医师构成比均较低(不超过 7%),二级专科医院仅占 1.75%(图 3-18-4)。

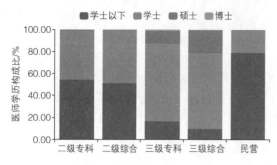

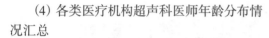

图 3-18-3　2019 年湖南省不同类型医疗机构超声科医师学历构成情况

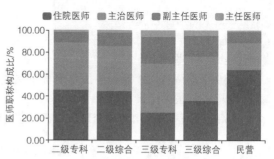

图 3-18-4　2019 年湖南省不同类型医疗机构超声科医师职称构成比

（4）各类医疗机构超声科医师年龄分布情况汇总

2019 年湖南省各类医疗机构中，超声科医师以中青年为主，年龄层次集中于 >25~45 岁，该阶段构成比均超过 77%；在 ≤25 岁的年龄层次中，各医疗机构构成比均较低；大于 45 岁年龄层次构成比接近（14% 左右），见图 3-18-5。

指标 2. 超声诊室配置情况

2019 年湖南省各地超声科诊室平均年检查人次均值为 0.85 个 / 万人次，其中岳阳市超声科诊室平均年检查人次最高（1.34 个 / 万人次），张家界市最低（0.57 个 / 万人次）；其中岳阳市等 6 个地区高于均值，湘潭市等 8 个地区低于均值。

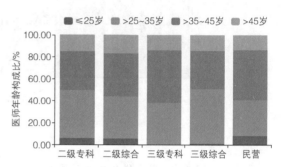

图 3-18-5　2019 年湖南省不同类型医疗机构超声科医师年龄构成比

指标 3. 工作量

（1）门诊工作量

2019 年湖南省各地超声科日均门诊工作量均值为 211.79 人次，日均门诊工作量检查人次最高的为长沙市（383.13 人次），郴州市最低（96.53 人次）；其中长沙市等 4 个地区高于均值，益阳市等 10 个地区低于均值（图 3-18-6）。

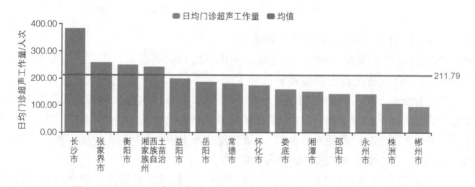

图 3-18-6　2019 年湖南省各地市州医疗机构日均门诊超声工作量

（2）住院工作量

2019 年湖南省各地超声科日均住院工作量均值为 127.88 人次，其中益阳市日均住院工作量检查人次最高（271.60 人次），株洲市最低（64.76 人次）；其中益阳市等 6 个地区高于均值，常德市等 8 个地区低于均值（图 3-18-7）。

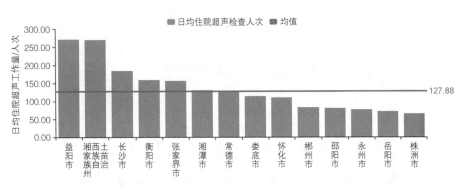

图 3-18-7　2019 年湖南省各地市州医疗机构日均住院超声工作量

（3）急诊工作量

2019 年湖南省各地超声科日均急诊工作量均值为 16.65 人次，日均急诊工作量检查人次最高的为益阳市（33.23 人次），最低的为永州市（3.22 人次）；益阳市等 8 个地区高于均值，邵阳市等 6 个地区低于均值。

（4）体检工作量

2019 年湖南省各地超声科日均体检工作量均值为 78.60 人次，日均体检工作量检查人次最高的为湘西土家族苗族自治州（191.35 人次），其次为张家界市（135.87 人次），最低的为永州市（14.61 人次）；其中湘西土家族苗族自治州等 7 个地区高于均值，常德市等 7 个地区低于均值。

（5）每日人均工作量

2019 年湖南省各地超声科每日人均工作量均值为 29.94 人次，每日人均工作量最高的地区为张家界市（37.91 人次），其次为益阳市（37.54 人次），最低的为岳阳市（16.82 人次）；其中益阳市等 6 个地区高于均值，株洲市等 8 个地区低于均值（图 3-18-8）。

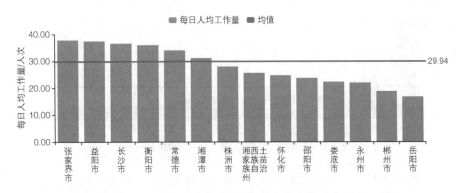

图 3-18-8　2019 年湖南省各地市州医疗机构每日人均超声工作量

2019 年湖南省各类医疗机构中，二级专科、二级综合、三级专科、三级综合以及民营医院超声科每日人均工作量分别为 47.49 人次、24.48 人次、29.87 人次、31.65 人次、16.29 人次，二级专科医院每日人均工作量明显高于其他类型医疗机构（图 3-18-9）。

2017—2019 年，湖南省各地超声科每日人均超声工作量均值有所上涨，2017 年为 25.11 人次，2018 年为 26.42 人次，2019 年为 29.94

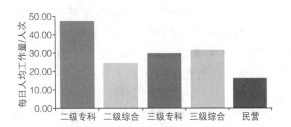

图 3-18-9　2019 年湖南省不同类型医疗机构每日人均超声工作量

人次(图 3-18-10)。

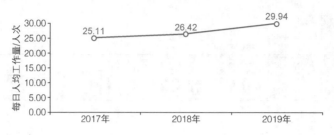

图 3-18-10　2017—2019 年湖南省每日人均超声工作量变化情况

指标 4.　超声科医师数与超声诊断仪器数比

2019 年湖南省各地超声科医师数与超声诊断仪器数比均值为 1.55,超声科医师数/超声诊断仪器数最高的为娄底市(2.02),株洲市最低(1.37);其中娄底市等 7 个地区高于均值,其余 7 个地区低于均值。

2019 年湖南省各类医疗机构中,二级专科、二级综合、三级专科、三级综合以及民营医院超声科医师数与超声诊断仪器数比分别为 1.55、1.80、1.36、1.48、1.69,其中二级综合医院略高于其他类型医疗机构。

(三)过程指标分析

指标 5.　住院超声检查预约时间

2019 年湖南省各地住院超声检查预约时间均值为 1.39,其中邵阳市预约时间高达 4.44 天,长沙市 2.15 天,其余地区均低于均值,常德市仅为 0.47 天(图 3-18-11)。

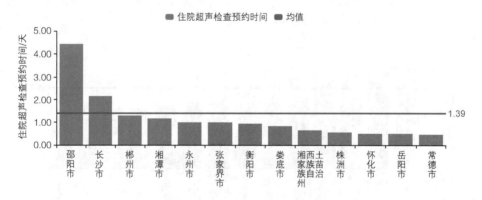

图 3-18-11　2019 年湖南省各地市州医疗机构住院超声检查平均预约时间

2019 年湖南省各类医疗机构中,二级专科、二级综合、三级专科、三级综合以及民营医院的住院超声检查平均预约时间分别为 1.31 天、1.32 天、1.00 天、1.02 天、2.66 天,民营医院明显高于其他类型医疗机构(图 3-18-12)。

指标 6.　危急值上报例数

2019 年湖南省各地危急值上报例数均值为 67.97 例,衡阳市高达 144.50 例,湘潭市仅 27.78 例,衡阳市等 6 个地区高于均值,益阳市等 8 个地区低于均值,各地的危急值上报数目断层明显(图 3-18-13)。

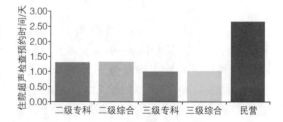

图 3-18-12　2019 年湖南省不同类型医疗机构住院超声检查平均预约时间

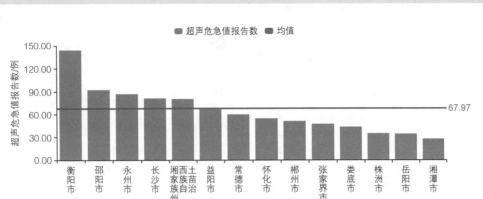

图 3-18-13　2019 年湖南省各地市州医疗机构超声危急值上报例数

2019 年湖南省各类医疗机构中，二级专科、二级综合、三级专科、三级综合以及民营医院危急值上报数分别为 16.71、65.63、66.29、104.33、33.76 例，三级综合医院的危急值上报数远高于其他类型医疗机构（图 3-18-14）。

（四）结果指标分析

指标 7. 超声报告阳性率

2019 年湖南省各地超声报告阳性率均值为 80.82%，益阳市超声报告阳性率为 92.33%，其余各地超声报告阳性率接近（图 3-18-15）。

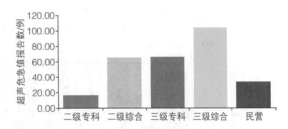

图 3-18-14　2019 年湖南省不同类型医疗机构超声危急值上报例数

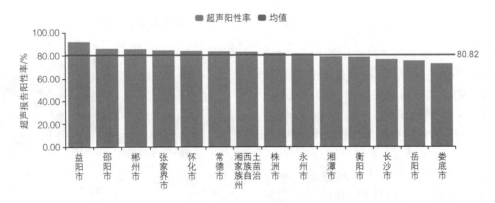

图 3-18-15　2019 年湖南省各地市州医疗机构超声报告阳性率

2019 年湖南省各类医疗机构中，二级专科、二级综合、三级专科、三级综合以及民营医院总体超声报告阳性率分别为 65.80%、82.33%、71.50%、85.29%、74.29%，二级专科医院总体超声报告阳性率低于其他类型医疗机构（图 3-18-16）。

2017—2019 年，湖南省各地超声报告阳性率均值明显上涨，2017 年均值为 64.36%，2018 年均值为 79.48%，2019 年为 80.82%（图 3-18-17）。

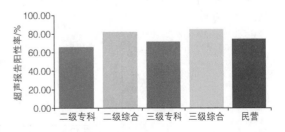

图 3-18-16　2019 年湖南省不同类型医疗机构超声报告阳性率

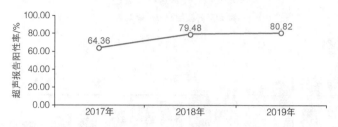

图 3-18-17　2017—2019 年湖南省超声报告阳性率变化情况

指标 8. 超声诊断符合率

2019 年湖南省各地超声诊断符合率均值为 85.26%，郴州市的超声诊断符合率(58.63%)较低，其余各地诊断符合率接近(图 3-18-18)。

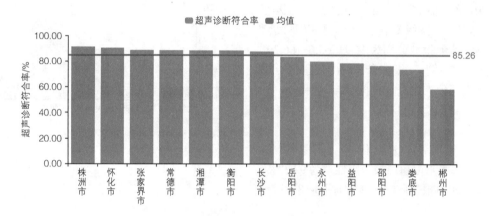

图 3-18-18　2019 年湖南省各地市州医疗机构超声诊断符合率

2019 年湖南省各类医疗机构中，二级专科、二级综合、三级专科、三级综合以及民营医院超声诊断符合率分别为 82.90%、77.25%、93.65%、88.21%、70.01%，三级专科医院的超声诊断符合率高于其他类型医疗机构(图 3-18-19)。

2017—2019 年，湖南省各地超声诊断符合率变化不明显，基本持平。2017 年均值为 79.61%，2018 年均值为 85.91%，2019 年为 85.26%(图 3-18-20)。

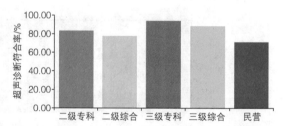

图 3-18-19　2019 年湖南省不同类型医疗机构超声诊断符合率

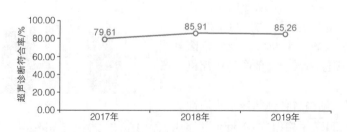

图 3-18-20　2017—2019 年湖南省超声诊断符合率变化情况

二、问题分析及改进措施

2019 年,湖南省共有 121 家设有超声医学专业的医疗机构参与数据上报,其中以二、三级综合医院为主。湖南省三级医院工作量、危急值上报数、超声诊断符合率均高于二级医院及民营医院,导致质量控制评价差异的主要原因是超声科医师职称、年龄、学历的差异,说明人才储备是学科竞争力的基本要素。要加强各级医院骨干医师的培养,以提升超声医学整体水平。

2019 年,湖南省共有 14 个市区参与此次数据上报,各地区间医疗机构上报数目以及各地区内不同医疗机构上报数目断层明显,益阳市以及湘西土家族苗族自治州因只有两所医院参与此次数据上报,数据不全面,故多项数据与其他地区断层明显,下一步应号召各地区多家各类型医疗机构参与数据上传,以便能更加准确的分析数据。

改进措施:各地积极引进超声医学优秀专业人才,全面提升医院的超声诊断符合率;三级医院应互相分享学科人才管理的经验;在二级医院与民营医院开展集中超声规范培训以及指导活动,以改进二级医院及民营医院的超声质量控制工作;二级医院与民营医院应加强超声亚专科的细化管理和质量控制工作,同时加强人员综合素质的培训;全省范围内定期开展优秀病例讨论活动,提高疑难病例的诊断水平。

第十九节　广东省

一、医疗服务与质量安全情况分析

(一) 数据上报概况

广东省共有 416 家设有超声医学专业的医疗机构参与数据上报,数据完整率为 97.54%。其中,公立医院 342 家,包括三级综合医院 124 家(29.81%),二级综合医院 142 家(34.13%),三级专科医院 29 家(6.97%),二级专科医院 47 家(11.30%);民营医院 74 家(17.79%)。各地市及各类别医院分布情况见表 3-19-1。

表 3-19-1　2019 年广东省超声专业医疗质量控制指标抽样医疗机构分布情况

单位:家

地市	二级专科	二级综合	三级专科	三级综合	民营	合计
广州市	6	27	7	26	16	82
深圳市	2	3	8	26	7	46
东莞市	0	29	2	5	9	45
佛山市	1	14	3	9	8	35
湛江市	5	6	0	6	8	25
惠州市	3	5	2	6	4	20
江门市	5	8	0	4	1	18
汕头市	1	1	1	7	3	16
河源市	4	6	0	1	4	15
肇庆市	4	5	2	4	0	15
中山市	0	8	1	4	1	14

地市	二级专科	二级综合	三级专科	三级综合	民营	合计
清远市	2	3	1	4	2	12
韶关市	1	7	0	2	2	12
阳江市	3	4	0	2	2	11
揭阳市	2	3	0	2	3	10
潮州市	2	2	0	2	3	9
云浮市	2	3	1	3	0	9
茂名市	0	1	1	6	0	8
珠海市	1	2	0	3	1	7
梅州市	2	1	0	1	0	4
汕尾市	1	1	0	1	0	3
全省	47	142	29	124	74	416

(二)结构指标分析

指标1. 超声科医师配置情况

(1)超声科医患比

广东省超声科医患比从2017年的1.40人/万人次下降到2018年的1.16人/万人次及2019年的1.10人/万人次,说明全省超声检查人次增幅较超声科医师增幅快,特别是在广州市、深圳市、佛山市等经济较发达城市,近年来超声科医患比均低于全省平均值(图3-19-1,图3-19-2)。因此,广东省应加大全省特别是经济较发达城市的超声科医师的培养。

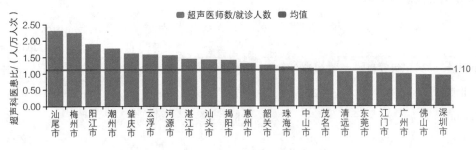

图3-19-1 2019年广东省各地市超声科医患比

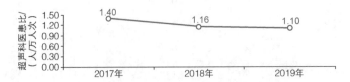

图3-19-2 2017—2019年广东省超声科医患比变化情况

(2)各类医疗机构超声科医师学历分布情况

三级综合医院超声科医师的学历相对较高,硕士、博士比例超过20%。而二级医院和民营医院医师学历相对偏低,民营医院学士以下学历医师比例甚至超过 50%(图 3-19-3)。因此有必要加强医师培训,提高基层医院超声科医师的整体素质。

(3) 各类型医疗机构超声科医师职称分布情况

三级医院超声科医师职称普遍偏高,三级专科医院主治医师及以上级别的医师超过 60%,而二级医院及民营医院住院医师比例较高,超过 40%(图 3-19-4)。因此需要加强基层医院的继续教育及职称的提高。

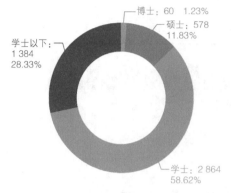

图 3-19-3　2019 年广东省超声科医师学历构成情况

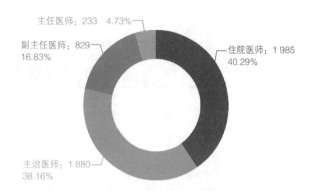

图 3-19-4　2019 年广东省超声科医师职称构成比

(4) 各类医疗机构超声科医师年龄分布情况汇总

各级医院超声科医师年龄构成比基本类似,以青年医师为主,35 岁以下的青年医师比例较高,接近 50%(图 3-19-5)。

指标 2. 超声诊室配置情况

2019 年广东省超声诊室 / 就诊人次数的均值为 0.91 个 / 万人次,说明每间诊室年接诊患者平均约 10 000 例(图 3-19-6)。

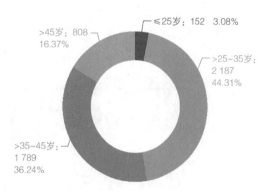

图 3-19-5　2019 年广东省超声科医师年龄构成比

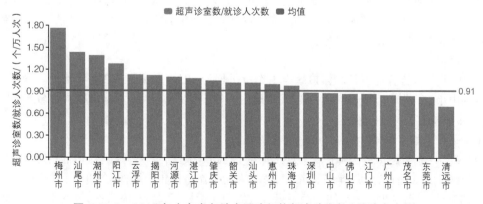

图 3-19-6　2019 年广东省各地市医疗机构超声诊室数 / 就诊人次数

指标 3. 工作量

(1) 门诊工作量

2019 年广东省日均门诊超声工作量为 276.01 人次,但各地区分布不平均,中山市、深圳市等地日均门诊超声工作量约 400 人次,而汕尾市、梅州市、潮州市等地日均工作量为 100 人次左右,相差近 4 倍,地域之间发展不平衡的现象较明显(图 3-19-7)。

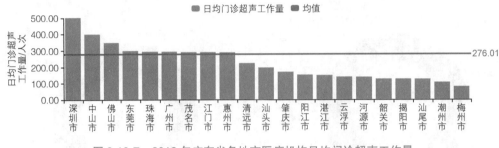

图 3-19-7　2019 年广东省各地市医疗机构日均门诊超声工作量

(2) 住院工作量

广东省各地市医疗机构日均住院超声工作量平均为 121.98 人次,趋势与门诊超声工作量类似,不同地区间日均工作量差异较大,最高的茂名市与最低的梅州市相差近 6 倍(图 3-19-8)。

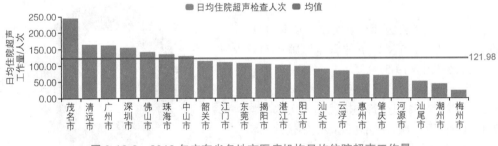

图 3-19-8　2019 年广东省各地市医疗机构日均住院超声工作量

(3) 急诊工作量

广东省日均急诊超声工作量平均为 18.28 人次。趋势与日均门诊、住院工作量类似,且近 2017—2019 年平均每年增加 1 人次。同样的,不同地区间日均急诊工作量差异较大,最高的深圳市与最低的潮州市相差近 10 倍。

(4) 体检工作量

2019 年广东省各地市日均体检超声工作量平均为 89.62 人次,与 2018 年接近。深圳市、中山市、佛山市、广州市、珠海市等经济较发达地区体检工作量较大,与相应城市人口较多,人们更重视健康体检有关。

(5) 每日人均工作量

2019 年广东省超声科医师每日人均工作量为 37.00 人次,近 3 年来逐年增加,在经济较发达地区如佛山市、江门市、深圳市、广州市等,每日人均工作量逐年增加,而在汕尾市、梅州市等市每日人均工作量逐渐减少。三级综合医院每日人均工作量最高,超过 40 人次,且逐年增加,而二级医院及民营医院基本持平(图 3-19-9~ 图 3-19-11)。

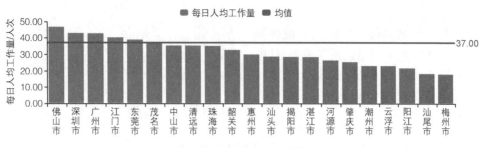

图 3-19-9　2019 年广东省各地市医疗机构每日人均超声工作量

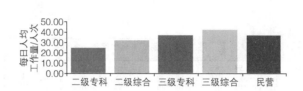

图 3-19-10　2019 年广东省不同类型医疗机构每日人均超声工作量

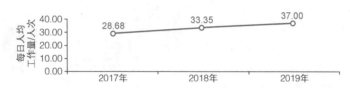

图 3-19-11　2017—2019 年广东省每日人均超声工作量变化情况

指标 4.超声科医师数与超声诊断仪器数比

广东省超声科医师数与超声诊断仪器数比平均为 1.07,并且该比值在近 3 年来逐渐下降,在三级综合医院中比例最低,说明广东省的医院仪器配置趋于合理化。

(三)过程指标分析

指标 5.住院超声检查预约时间

2019 年广东省内各地市住院超声平均预约时间约为 1.38 天,近 3 年来在不同级别医院也基本持平。其中最高的为潮州市,接近 3 天,最低的为河源市,不到 1 天(图 3-19-12)。三级综合医院的预约时间最长,超过 1 天,而二级医院平均约 1 天(图 3-19-13)。

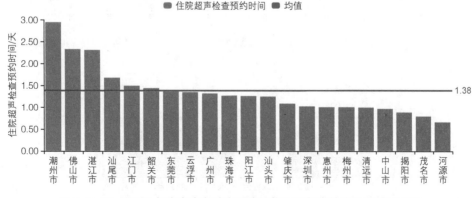

图 3-19-12　2019 年广东省各地市医疗机构住院超声检查平均预约时间

指标 6. 危急值上报例数

2019 年广东省各级医院危急值报告例数平均为 80.13 例，不同地区差异较大，其中三级医院报告危急值例数较多，这与三级医院接诊患者复杂疑难程度高有关（图 3-19-14，图 3-19-15）。

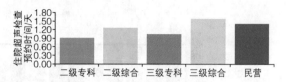

图 3-19-13 2019 年广东省不同类型医疗机构住院超声检查平均预约时间

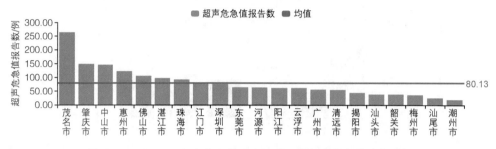

图 3-19-14 2019 年广东省各地市医疗机构超声危急值上报例数

（四）结果指标分析

指标 7. 超声报告阳性率

2019 年广东省门诊超声报告阳性率平均为 68.25%，且近三年来逐年增加，在不同类型医疗机构中也均呈现逐渐增加的趋势（图 3-19-16~ 图 3-19-18）。

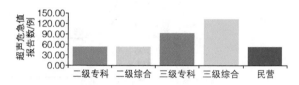

图 3-19-15 2019 年广东省不同类型医疗机构超声危急值上报例数

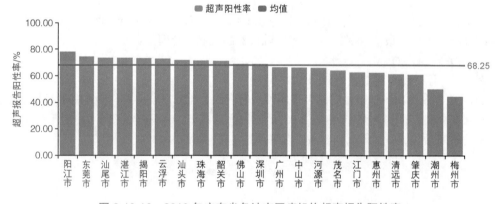

图 3-19-16 2019 年广东省各地市医疗机构超声报告阳性率

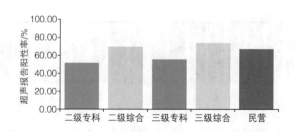

图 3-19-17 2019 年广东省不同类型医疗机构超声报告阳性率

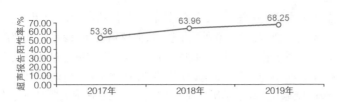

图 3-19-18 2017—2019 年广东省超声报告阳性率变化情况

指标 8. 超声诊断符合率

2019 年广东省超声诊断符合率可达到 84.88%,且近三年来基本持平,诊断符合率较高,珠海市、江门市、潮州市、韶关市等地在 80% 左右,低于平均值,需要加强超声科医师的培训。不同类型医疗机构三年来诊断符合率基本持平,民营医院最低,但也超过 80%(图 3-19-19~ 图 3-19-21)。

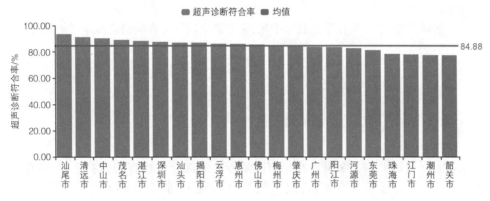

图 3-19-19 2019 年广东省各地市医疗机构超声诊断符合率

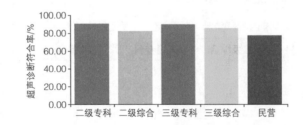

图 3-19-20 2019 年广东省不同类型医疗机构超声诊断符合率

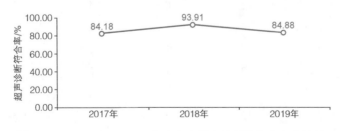

图 3-19-21 2017—2019 年广东省超声诊断符合率变化情况

二、问题分析及改进措施

(一) 存在的主要问题及原因分析

广东省超声医学地域发展不均衡,广州市、深圳市、佛山市等经济较发达地区超声科医患比较

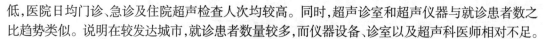
低,医院日均门诊、急诊及住院超声检查人次均较高。同时,超声诊室和超声仪器与就诊患者数之比趋势类似。说明在较发达城市,就诊患者数量较多,而仪器设备、诊室以及超声科医师相对不足。

在不同类型医疗机构发展也不均衡,三级医院日均超声工作量超过400人次,而二级医院不足200人次。在医师构成方面,不同医疗机构超声科医师年龄构成比基本类似,45岁以下医师比例接近50%。但在三级医院硕士、博士学历医师比例较高,高级职称医师比例也较高。在结果指标方面,广东省平均超声报告阳性率为68.25%,但不排除存在漏报的情况。在超声诊断符合率方面,全省平均为84.88%,不同类型医疗机构基本接近,近三年来全省超声诊断符合率基本接近。

(二) 改进措施

1. 提高超声科医师的临床准入及水平,扩大超声科医师的招收规模。

2. 加大医疗设备投入,提高设备采购效率、使用效率,增加超声检查诊室数量。

3. 加强不同地域、不同级别医疗机构间超声科医师间的交流、学习、帮扶,促进且共同提高超声专业医师的水平。

4. 成立区域医疗联盟,利用信息技术手段,建立健全远程疑难病例会诊及讨论制度。

第二十节　广西壮族自治区

一、医疗服务与质量安全情况分析

(一)数据上报概况

广西壮族自治区共有183家设有超声医学专业的医疗机构参与数据上报,数据完整率97.56%。其中,公立医院166家,包括三级综合医院46家(25.13%),二级综合医院71家(38.80%),三级专科医院12家(6.56%),二级专科医院37家(20.22%);民营医院17家(9.29%)。各地市及各类别医院分布情况见表3-20-1。

表 3-20-1　2019 年广西壮族自治区超声专业医疗质量控制指标抽样医疗机构分布情况

地市	二级专科	二级综合	三级专科	三级综合	民营	合计
百色市	3	7	0	2	0	12
北海市	2	0	0	2	0	4
崇左市	2	3	0	1	0	6
防城港市	1	2	0	2	0	5
桂林市	0	1	0	4	2	7
贵港市	2	5	1	2	1	11
河池市	4	7	1	3	3	18
贺州市	1	2	1	2	1	7
来宾市	3	9	0	2	0	14
柳州市	5	12	2	6	3	28
南宁市	4	10	4	8	5	31
钦州市	2	4	1	5	0	12
梧州市	3	3	1	4	0	11
玉林市	5	6	1	5	0	17
全自治区	37	71	12	48	15	183

(二)结构指标分析

指标 1. 超声科医师配置情况

(1)超声科医患比

2019 年广西壮族自治区医疗机构超声科医患比 1.20 人 / 万人次。各地市医疗机构超声科医患比见图 3-20-1,其中来宾市及防城港市超声科医患比最高,为 1.80 人 / 万人次,南宁市最低,为 0.91 人 / 万人次,南宁市、贵港市低于平均水平,来宾市、防城港市、北海市、河池市显著高于平均水平。

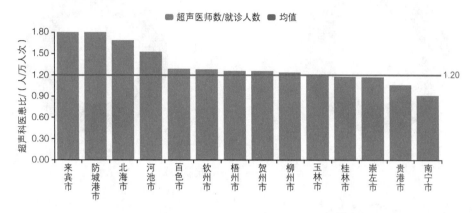

图 3-20-1 2019 年广西壮族自治区各地市超声科医患比

2017 年至 2019 年,超声科医患比逐年下降(图 3-20-2)。

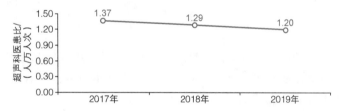

图 3-20-2 2017—2019 年广西壮族自治区超声科医患比变化情况

(2)超声科医师学历分布情况

2019 年广西壮族自治区各类医疗机构超声科医师学历构成比见图 3-20-3,其中高学历医师(硕士及博士)占比最低,仅占 6.71%;学士占比 63.85%;学士以下占比约 29.44%,说明高学历医师仍然短缺。

(3)超声科医师职称分布情况

2019 年广西壮族自治区各类医疗机构超声科医师职称构成比见图 3-20-4,其中高级职称(含主任医师与副主任医师)占比分别为 2.14%、17.38%;主治医师占比 39.17%,住院医师占比 41.31%,说明广西壮族自治区超声科医师高中低职称分布基本均衡,高级职称至低级职称基本呈"金字塔"形分布。

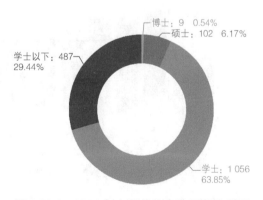

图 3-20-3 2019 年广西壮族自治区超声科医师学历构成情况

（4）超声科医师年龄分布情况

2019 年广西壮族自治区各类医疗机构超声科医师年龄构成比见图 3-20-5,其中 45 岁以上的医师占比为 16.37%,>35~45 岁的医师占比为 34.45%;>25~35 岁的医师占比为 46.14%,25 岁及以下的医师占比 3.04%。图 3-20-5 中可看出,2019 年广西壮族自治区超声队伍年龄结构基本良好。

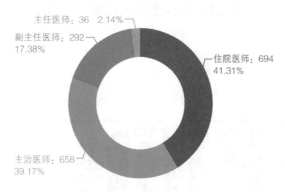

图 3-20-4　2019 年广西壮族自治区超声科医师职称构成比

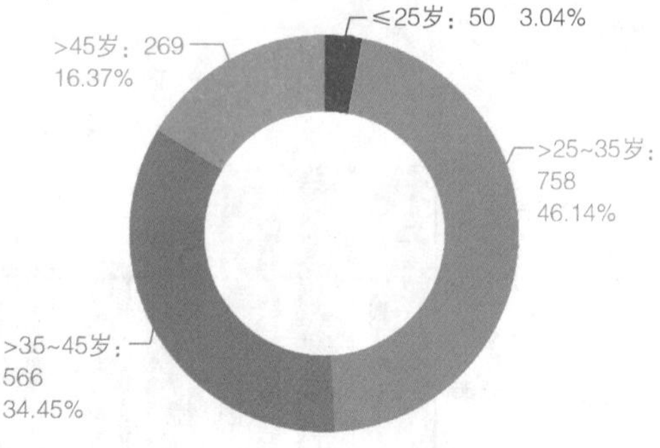

图 3-20-5　2019 年广西壮族自治区超声科医师年龄构成比

指标 2. 超声诊室配置情况

2019 年广西壮族自治区医疗机构超声诊室数 / 就诊人次数为 0.87 个 / 万人次。其中梧州市最高,为 1.11 个 / 万人次,桂林市最低,为 0.76 个 / 万人次,这可能与该地区的患者就诊人数多或超声诊室相对较少有关。

指标 3. 工作量

（1）门诊工作量

2019 年广西壮族自治区医疗机构日均门诊超声工作量为 178.38 人次。其中贵港市最高,为 258.08 人次,来宾市最低,为 95.77 人次(图 3-20-6)。贵港市、南宁市及桂林市门诊超声工作量最大,提示这些地区的门诊病源量大、就诊人数众多。

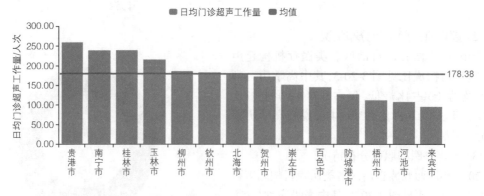

图 3-20-6　2019 年广西壮族自治区各地市医疗机构日均门诊超声工作量

（2）住院工作量

2019 年广西壮族自治区医疗机构日均住院超声工作量为 113.40 人次。其中玉林市最高,为 170.92 人次,来宾市最低,为 46.78 人次(图 3-20-7)。玉林市、钦州市、桂林市、南宁市住院超声工作量最大,提示这些地区的住院患者众多。

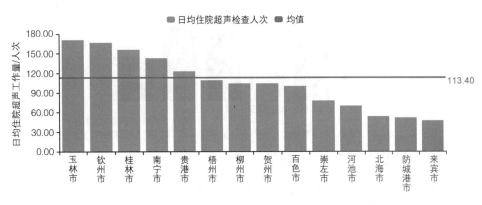

图 3-20-7　2019 年广西壮族自治区各地市医疗机构日均住院超声工作量

（3）急诊工作量

2019 年广西壮族自治区医疗机构超声科日均急诊超声工作量为 11.18 人次。其中南宁市最高，为 20.50 人次，梧州市最低，为 2.95 人次。南宁市日均急诊超声工作量最大，提示该地区的急诊患者众多。

（4）体检工作量

2019 年广西壮族自治区医疗机构日均体检超声工作量为 45.44 人次。其中南宁市及桂林市最高，分别为 91.94 人次及 64.05 人次，玉林市最低，为 18.63 人次。南宁市日均体检超声工作量最大，提示该地区的体检人数众多。

（5）每日人均工作量

2019 年广西壮族自治区医疗机构每日人均超声工作量构成比见图 3-20-8，各地市医疗机构均以门诊患者占比最高，占比次高的为住院患者，急诊患者占比最低；其中北海市及贵港市的门诊患者占比最高，梧州市及钦州市的住院患者占比最高。

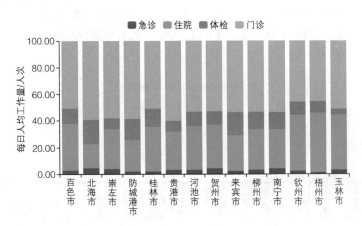

图 3-20-8　2019 年广西壮族自治区各地市医疗机构每日人均超声工作量构成情况

2019 年广西壮族自治区不同类型医疗机构每日人均超声工作量见图 3-20-9，其中三级综合医疗机构工作量最大，民营医疗机构最少。

2017—2019 年广西壮族自治区每日人均超声工作量呈逐年上升趋势，其中 2019 年达 33.83 人次（图 3-20-10）。

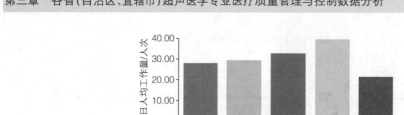

图 3-20-9　2019 年广西壮族自治区不同类型医疗机构每日人均超声工作量

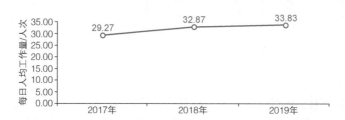

图 3-20-10　2017—2019 年广西壮族自治区每日人均超声工作量变化情况

指标 4.　超声科医师数与超声诊断仪器数比

2019 年广西壮族自治区医疗机构超声科医师数与超声诊断仪器数比平均为 1.20。其中南宁市最低,仅为 0.93;防城港市最高,为 1.69,这可能与该地区超声仪器相对短缺有关。

在不同类型医疗机构中,民营及二级综合医疗机构的超声科医师数与超声诊断仪器数比较其他类型医疗机构高,提示该类医疗机构超声仪器存在相对不足的情况;二级专科、三级专科及三级综合医疗机构该比值相当。

(三) 过程指标分析

指标 5.　住院超声检查预约时间

2019 年广西壮族自治区医疗机构住院超声检查预约时间平均为 1.23 天。其中北海市最短,为 0.25 天,百色市最长,为 3.70 天(图 3-20-11)。提示百色市可能存在病源量大、超声科医师/超声仪器相对短缺的情况。

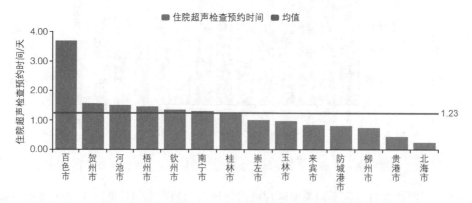

图 3-20-11　2019 年广西壮族自治区各地市医疗机构住院超声检查平均预约时间

2019 年广西壮族自治区不同类型医疗机构超声科住院超声检查预约时间见图 3-20-12,三级综合医院与二级综合医院、民营医院的预约时间显著长于其他类型医疗机构,其中二级综合医疗机构长达 1.62 天,而二级专科医疗机构仅为 0.19 天,提示二级综合医疗机构可能由于住院患者数量大、超声仪器和医师相对不足而导致患者检查预约时间延长。

指标 6. 危急值上报例数

2019 年广西壮族自治区医疗机构超声科危急值上报例数平均为 47.57 例。其中南宁市医疗机构上报例数最多，为 65.17 例，贵港市及来宾市上报例数最少，分别为 18.43、23.55 例（图 3-20-13）。

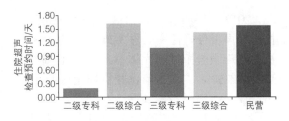

图 3-20-12　2019 年广西壮族自治区不同类型医疗机构住院超声检查平均预约时间

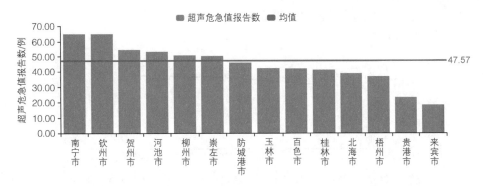

图 3-20-13　2019 年广西壮族自治区各地市医疗机构超声危急值上报例数

2019 年广西壮族自治区不同类型医疗机构超声科危急值上报例数见图 3-20-14，三级专科及三级综合医疗机构的危急值上报例数最高，分别为 71.58 例及 61.89 例；二级综合及二级专科次之；民营医疗机构最低，仅为 20.40 例。民营医疗机构危急值上报例数偏低，可能与该类医疗机构急重症患者就诊较少或该类医疗机构对危重病患危急值上报重视不够有关。

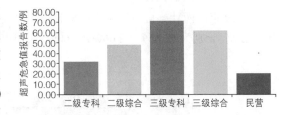

图 3-20-14　2019 年广西壮族自治区不同类型医疗机构超声危急值上报例数

（四）结果指标分析

指标 7. 超声报告阳性率

2019 年广西壮族自治区医疗机构超声报告阳性率平均为 72.13%。其中来宾市、南宁市较高，分别为 77.74%、74.33%；崇左市最低，仅为 67.00%（图 3-20-15）。

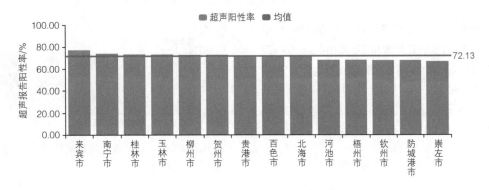

图 3-20-15　2019 年广西壮族自治区各地市医疗机构超声报告阳性率

2019 年广西壮族自治区不同类型医疗
机构超声报告阳性率见图 3-20-16,各级医疗
机构超声报告阳性率大体一致,民营医院稍
高,为 75.50%,二级专科医疗机构稍偏低,为
66.46%。

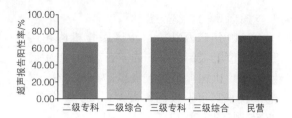

图 3-20-16　2019 年广西壮族自治区不同类型医疗
机构超声报告阳性率

2017—2019 年广西壮族自治区超声报告
阳性率变化见图 3-20-17,2017 年至 2019 年各
年度超声报告的阳性率持续上升,其中 2019
年高达 72.13%,这可能与超声诊断水平提高
或就诊阳性患者增多有关。

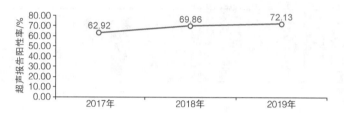

图 3-20-17　2017—2019 年广西壮族自治区超声报告阳性率变化情况

指标 8. 超声诊断符合率

2019 年广西壮族自治区医疗机构超声诊断符合率平均为 80.80%。其中崇左市、桂林市、南宁市较高,分别为 92.86%、92.66%、91.60%;钦州市最低,为 62.11%(图 3-20-18)。

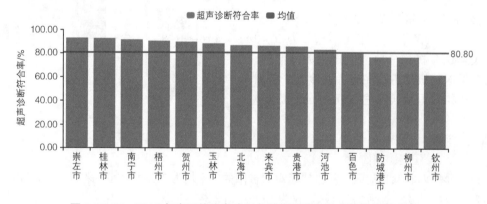

图 3-20-18　2019 年广西壮族自治区各地市医疗机构超声诊断符合率

2019 年广西壮族自治区不同类型医疗机
构超声诊断符合率大体相当,其中二级专科医
疗机构略高,为 90.46%(图 3-20-19)。

2017—2019 年广西壮族自治区超声诊断
符合率变化见图 3-20-20,2018 年较 2017 年
明显提高,而 2019 年较 2018 年有所下降。

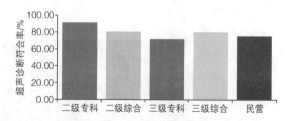

图 3-20-19　2019 年广西壮族自治区不同类型医疗
机构超声诊断符合率

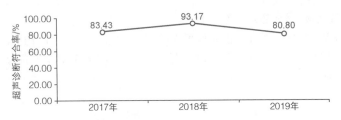

图 3-20-20　2017—2019 年广西壮族自治区超声诊断符合率变化情况

二、问题分析及改进措施

(一) 存在的主要问题及原因分析

1. 各地区医患比存在差异

2019 年超声科医患比下降:南宁市、贵港市的医患比较低,说明该地区的医疗需求巨大,超声科医师数量短缺;2017—2019 年广西壮族自治区超声科医患比逐年下降,提示超声科医师逐渐流失或超声检查的患者数量稳步增加。

2. 高学历医师数量偏少

高学历(硕士及博士)超声科医师仍短缺,医师队伍中仍有较大数量学士以下学历的超声科医师。

3. 各类医疗机构每日人均超声工作量存在明显差异

三级综合医疗机构每日人均超声工作量最多,民营医机构最少,提示群众多趋向于去三级综合医疗机构就诊。

4. 各地区超声诊室配置、超声科医师与超声诊断仪器数比、日均工作量及预约时间不平衡

其中桂林市超声诊室配置最低;防城港市的超声科医师数与超声诊断仪器数比较高,提示该地区超声仪器相对短缺;百色市预约时间较长;无论住院、门诊、急诊及体检日均工作量,南宁市均较其他地市高,提示患者就诊可能趋向于省会大型医疗机构。

5. 各地区危急值上报例数存在明显差异

南宁市、钦州市危急值上报数最高,提示该地区危重患者较多或者该地区医务人员对危急值上报重视;而贵港市、来宾市明显低于平均水平。

6. 各地区超声报告阳性率及诊断符合率存在明显差异

来宾市、南宁市超声报告阳性率最高。钦州市、柳州市、防城港市超声诊断符合率低于平均水平。2018 年较 2017 年诊断符合率明显提高,而 2019 年较 2018 年诊断符合率有所下降。

(二) 改进措施

1. 指导部分地区增加超声医学人才吸引力

针对部分地区(如南宁市、贵港市)医患比较低,指导相应地区医疗机构通过医院政策调控提高超声医疗人才吸引力。

2. 加强高学历超声医学人才培养

加强超声医学博士与硕士研究生培养,进一步完善超声医学人才结构,各医疗单位应鼓励超声科医师进一步深造学习。

3. 促使患者就诊分流、减少预约时间

目前三级综合医疗机构每日人均超声工作量最大,提示患者向三级综合医疗机构聚集就医;可以提高二级及民营医疗机构医师超声医疗技术水平,增强诊疗水平及患者的信任度,促使部分患者向下级医疗机构转移、减少预约时间。

4. 加强危急值上报、提高超声诊断符合率

加强危急值普及,增强危急值上报率偏低医疗机构的地区及医疗机构(如民营医疗机构)危急值的上报意识。持续通过线上线下教学培训的形式开展超声医学学术活动,提高诊断符合率较低地区的诊疗水平。

第二十一节 海南省

一、医疗服务与质量安全情况分析

(一)数据上报概况

海南省共有42家设有超声医学专业的医疗机构参与数据上报,数据完整率为97.71%,其中,公立医院37家,包括三级综合医院13家(30.95%),二级综合医院18家(42.86%),三级专科医院2家(4.76%),二级专科医院4家(9.52%),民营医院5家(11.91%),各地市及各类别医院分布情况见表3-21-1。

表3-21-1 2019年海南省超声专业医疗质量控制指标抽样医疗机构分布情况

单位:家

地市	二级专科	二级综合	三级专科	三级综合	民营	合计
白沙黎族自治县	0	1	0	0	0	1
保亭黎族苗族自治县	0	1	0	0	0	1
昌江黎族自治县	0	1	0	0	0	1
定安县	0	1	0	0	0	1
东方市	0	2	0	0	0	2
海口市	0	2	2	6	3	13
乐东黎族自治县	0	2	0	0	0	2
临高县	0	1	0	0	0	1
陵水黎族自治县	0	1	0	0	0	1
琼海市	1	0	0	2	0	3
琼中黎族苗族自治县	0	1	0	0	0	1
三亚市	1	0	0	2	0	3
屯昌县	0	1	0	0	1	2
万宁市	0	1	0	0	1	2
文昌市	1	1	0	1	0	3
五指山市	0	1	0	0	0	1
儋州市	1	1	0	2	0	4
全省	4	18	2	13	5	42

(二)结构指标分析

指标1. 超声科医师配置情况

(1)超声科医患比

全省共17个市县上报数据,医患比均值为1.44人/万人次,其中东方市比值最高,为2.91人/万人次,三亚市最低,为1.05人/万人次;7个市县医患比值在均值以上,低于全省平均水平

的有 8 个市县,其中包括海口市和三亚市。与 2017 年相比,2019 年海南省的超声科医患比下降(图 3-21-1,图 3-21-2)。

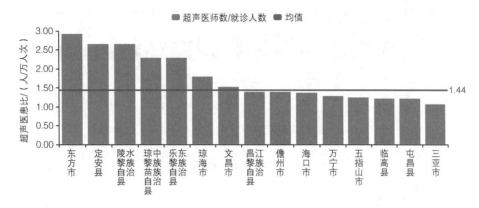

图 3-21-1　2019 年海南省医疗机构超声科医患比

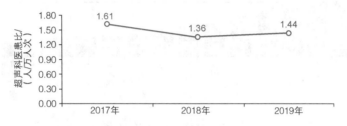

图 3-21-2　2017—2019 年海南省超声科医患比变化情况

（2）超声科医师学历总占比分布情况

2019 年海南省超声科医师的学历以学士学位总占比最高,为 73.16%;博士总占比最低,为 0.22%（图 3-21-3）。

指标 2.　超声诊室配置情况

2019 年海南省超声诊室数 / 就诊人次数的均值为 0.98 个 / 万人次,其中东方市比值最高,为 1.60个 / 万人次;低于全省均值的有 4 个市县,其中三亚市比值最低,为 0.56 个 / 万人次。

指标 3.　工作量

（1）门诊工作量

全省每日门诊平均超声检查人次为 209.29 人次,最高为三亚市,385.19 人次;最低为琼中黎族苗族自治县,64.09 人次;全省只有 2 个市县日均门诊超声检查人次高于均值（图 3-21-4）。

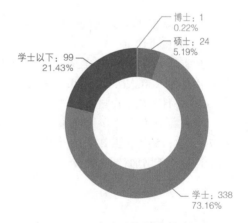

图 3-21-3　2019 年海南省超声科医师学历总占比分布情况

（2）住院工作量

全省每日住院超声检查人次均值为 110.39 人次,最高的三亚市为 192.73 人次,最低的琼中黎族苗族自治县为 23.84 人次;全省有 2 个市县每日住院超声检查人次高于均值（图 3-21-5）。

（3）急诊工作量

全省平均每日急诊超声检查人次均值为 17.47 人次,最高的三亚市为 40.99 人次,最低的琼海市为 4.48 人次;全省有 4 个市县平均每日急诊超声检查人次高于均值。不同类型医疗机构中,平

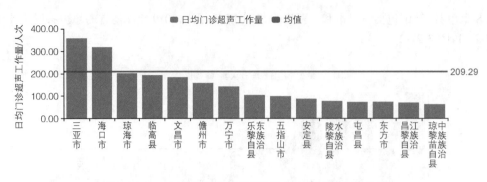

图 3-21-4　2019 年海南省医疗机构日均门诊超声工作量

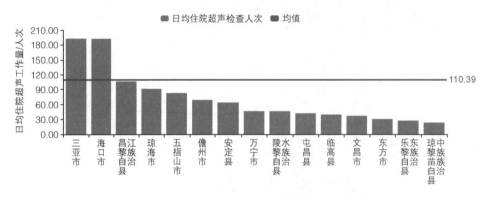

图 3-21-5　2019 年海南省医疗机构日均住院超声工作量

均每日急诊超声检查人次最高的为三级综合医院，达 30.65 人次；最低的为民营医院，为 3.04 人次。

（4）体检工作量

全省每日体检超声检查人次均值为 73.05 人次，最高的三亚市为 179.64 人次，最低的昌江黎族自治县为 1.00 人次；15 个市县中有 12 个平均每日体检超声检查人次低于全省平均水平。

（5）每日人均工作量

全省每日人均工作量均值为 33.12 人次，最高的海口市达 43.06 人次，最低的东方市仅为 13.74 人次；15 个市县中有 10 个市县低于全省平均水平（图 3-21-6）。2017—2019 年超声每日人均工作量逐年增加（图 3-21-7）。

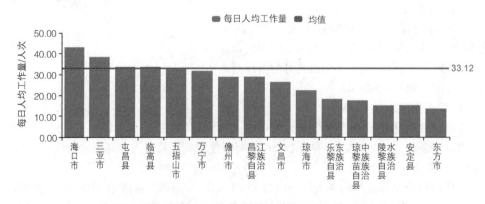

图 3-21-6　2019 年海南省医疗机构超声科每日人均工作量

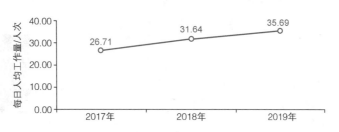

图 3-21-7　2017—2019 年海南省每日人均超声工作量变化情况

指标 4. 超声科医师数与超声诊断仪器数比

全省医疗机构超声科医师数 / 超声诊断仪器数均值为 1.19,陵水黎族自治县比值最高,为 2.20,保亭黎族苗族自治县比值最低,为 0.67;全省 17 个市县中有 9 个市县高于平均值。全省不同类型医疗机构中,民营医院超声科医师数 / 超声诊断仪器数比值最高,为 1.43;三级综合医院比值最低,为 1.06。

(三) 过程指标分析

指标 5. 住院超声检查预约时间

全省住院超声检查预约时间均值为 1.35 天,最高为定安县、东方市、陵水黎族自治县,均为 3.00 天,最低的是儋州市,为 0.50 天;14 个市县中有 7 个市县住院超声检查预约时间高于全省平均水平(图 3-21-8)。

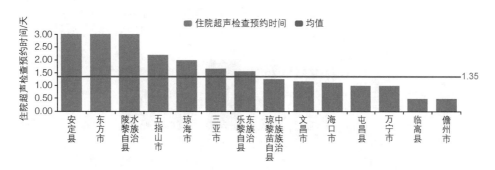

图 3-21-8　2019 年海南省医疗机构住院超声检查平均预约时间

指标 6. 危急值上报例数

全省危急值上报例数均值为 41.00 例,最高的儋州市为 95.25 例,最低的五指山市仅为 3.00 例;16 个市县中有 10 个市县危急值上报例数低于全省平均水平(图 3-21-9)。不同类型医疗机构中,三级专科医院最高,为 85.50 例;民营医院最低,为 5.25 例(图 3-21-10)。

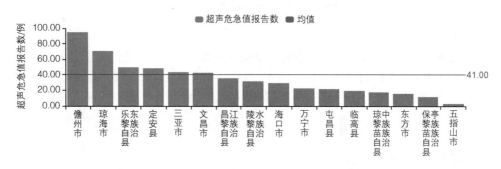

图 3-21-9　2019 年海南省医疗机构超声危急值报告数

(四) 结果指标分析

指标 7. 超声报告阳性率

全省医疗机构超声检查报告阳性率均值为 68.81%,阳性率最高的为万宁市,高达 95.00%;最低的是屯昌县,为 46.00%(图 3-21-11)。不同类型医疗机构中,三级专科医院超声检查报告阳性率最高,为 76.00%;二级专科医院阳性率最低,为 66.17%(图 3-21-12)。2018 年超声报告阳性率较 2017 年显著上升,2019 年与 2018 年基本持平(图 3-21-13)。

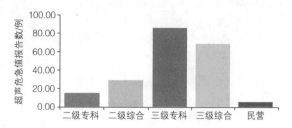

图 3-21-10　2019 年海南省不同类型医疗机构超声危急值报告数

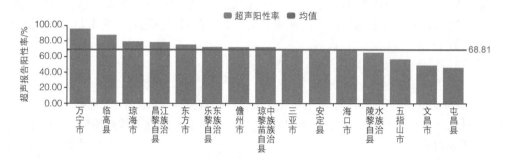

图 3-21-11　2019 年海南省医疗机构总体超声报告阳性率

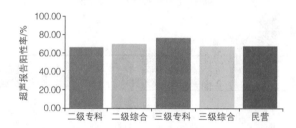

图 3-21-12　2019 年海南省不同类型医疗机构超声报告阳性率

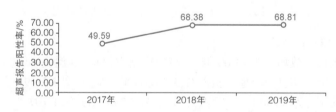

图 3-21-13　2017—2019 年海南省超声报告阳性率变化情况

指标 8. 超声诊断符合率

全省超声诊断符合率均值为 90.52%,最高的文昌市为 94.64%,最低的东方市为 76.00%;7 个市县高于全省平均水平(图 3-21-14)。不同类型医疗机构中,二级专科医院最高,为 93.33%;民营医院最低,为 78.57%(图 3-21-15)。2017—2019 年超声诊断符合率逐年增高(图 3-21-16)。

二、问题分析及改进措施

(一) 存在的主要问题及原因分析

全省各医疗机构超声从业人员整体学历结构普遍偏低,高学历医师严重不足。

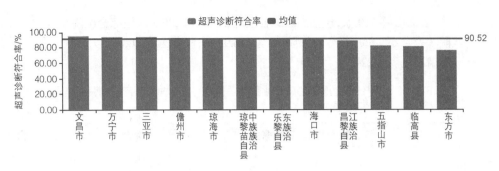

图 3-21-14　2019 年海南省医疗机构超声诊断符合率

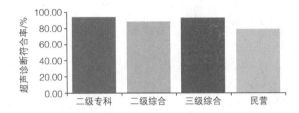

图 3-21-15　2019 年海南省不同类型医疗机构超声诊断符合率

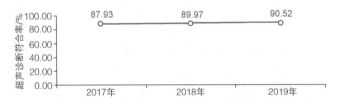

图 3-21-16　2017—2019 年海南省超声诊断符合率变化情况

分析原因:海南省为偏远省份,医疗发展落后于全国平均水平,医学教育不发达。且海南省经济不发达,超声科医师待遇有待提高,对外来高学历人才吸引力不够,造成人才引进困难。

(二) 改进措施

1. 指导各市县医院超声科完善各项管理制度,建立科室质量控制体系。

2. 修订海南省超声医学质量控制标准并加强质量控制培训。根据基层医院超声科科室质量控制工作普遍薄弱的现状,开展全省范围的质量控制培训。

3. 加强规范化培训。每年定期组织针对基层医院超声检查各亚专业的规范化培训,提高基层医院超声科医师的操作标准化水平。

4. 鼓励各三级医院尤其是三甲医院积极开展省级继续教育项目,全省超声专业每年至少3~5项,以进一步提高基层超声科医师的专业水平和业务能力。

5. 培训指导基层医院填报人员正确理解上报指标、准确填报数据,以减少统计误差。

第二十二节　重庆市

一、医疗服务与质量安全情况分析

(一) 数据上报概况

2019 年重庆市共有 189 家设有超声医学专业的医疗机构参与数据上报,数据完整率为

94.43%。其中,公立医院 119 家,包括三级综合医院 27 家(14.28%),二级综合医院 57 家(30.16%),三级专科医院 3 家(1.59%),二级专科医院 32 家(16.93%);民营医院 70 家(37.04%)。各区县及各类别医院分布情况见表 3-22-1。

表 3-22-1　2019 年重庆市超声专业医疗质量控制指标抽样医疗机构分布情况

单位:家

区县	二级专科	二级综合	三级专科	三级综合	民营	合计
巴南区	1	4	0	0	0	5
北碚区	1	1	0	2	2	6
长寿区	1	1	0	0	1	3
城口县	0	1	0	0	0	1
大渡口区	0	1	0	0	3	4
大足区	1	1	0	1	1	4
垫江县	1	0	0	1	0	2
丰都县	1	1	0	0	1	3
奉节县	1	1	0	0	2	4
涪陵区	1	1	0	1	1	4
合川区	1	1	0	0	2	4
江北区	1	2	0	0	6	9
江津区	1	1	0	2	0	4
九龙坡区	1	4	0	1	10	16
开州区	1	1	0	1	1	4
梁平区	1	0	0	1	0	2
南岸区	1	3	0	1	2	7
南川区	1	1	0	1	1	4
彭水苗族土家族自治县	1	2	0	0	0	3
黔江区	1	1	0	1	3	6
荣昌区	1	2	0	0	3	6
沙坪坝区	1	2	1	2	8	14
石柱土家族自治县	0	1	0	0	0	1
铜梁区	1	1	0	1	3	6
万州区	1	5	0	1	0	7
巫山县	1	1	0	0	3	5
巫溪县	0	1	0	0	0	1
武隆区	1	1	0	0	1	3
永川区	1	1	0	2	1	5
酉阳土家族苗族自治县	0	1	0	0	0	1

续表

区县	二级专科	二级综合	三级专科	三级综合	民营	合计
渝北区	1	3	0	1	10	15
渝中区	1	2	2	4	2	11
云阳县	1	2	0	1	0	4
忠县	1	2	0	0	0	3
潼南区	1	1	0	0	0	2
璧山区	1	1	0	0	1	4
綦江区	1	2	0	1	2	6
全市	32	57	3	27	70	189

(二) 结构指标分析

指标 1. 超声科医师配置情况

(1) 超声科医患比

重庆市 2019 年各区县超声科医患比平均为 1.21 人/万人次,不同区县超声科医患比不平衡,部分地区超声科医师短缺,其中丰都县超声科医患比最高,为 2.08 人/万人次;渝中区超声科医患比最低,仅为 0.69 人/万人次(图 3-22-1)。2017—2019 年重庆市超声科医患比呈逐年下降趋势(图 3-22-2)。

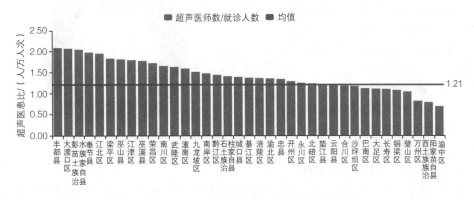

图 3-22-1 2019 年重庆市各区县超声科医患比

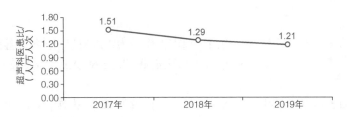

图 3-22-2 2017—2019 年重庆市超声科医患比变化情况

(2) 超声科医师学历分布情况

重庆市不同类型医疗机构超声科医师博士学历占 0.88%,硕士学历占 9.61%,学士学历占 56.67%,学士以下学历占 32.84%,各医疗机构以学士学历占比较大,其次为学士以下学历,硕士及以上学历医师较少,并且不同类型医疗机构超声科医师学历参差不齐,硕士及以上学历超声科医师主要集中在三级医院(图3-22-3)。

(3) 超声科医师职称分布情况

重庆市超声科医师中主任医师占2.99%,副主任医师占13.91%,主治医师占35.23%,住院医师占46.87%,各机构住院医师所占的比例较大,其次为主治医师(图3-22-4)。

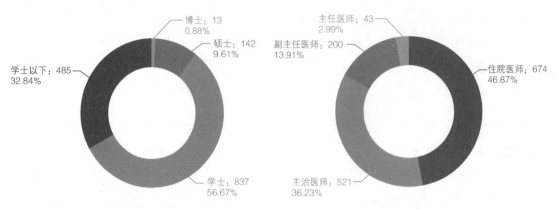

图3-22-3　2019年重庆市超声科医师学历构成情况　　图3-22-4　2019年重庆市超声科医师职称构成比

(4) 超声科医师年龄分布情况汇总

2019年重庆市超声科医师45岁以上的占15.74%,>35~45岁的占30.64%,>25~35岁占49.15%,≤25岁的占4.47%,各医疗机构中青年医师占的比例最大,为超声诊断的主力军(图3-22-5)。

指标2. 超声诊室配置情况

2019年重庆市各区县超声诊室数/就诊人次数的平均值为0.85个/万人次,各区县超声诊室配置情况分布不平衡,奉节县最高,为1.38个/万人次,城口县

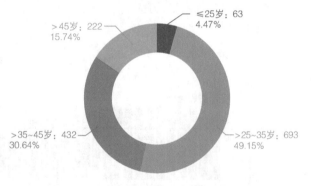

图3-22-5　2019年重庆市超声科医师年龄构成比

最低,仅为0.35个/万人次,仅9个区县超声诊室数>1个/万人次,大部分区县超声诊室数/就诊人次数<1个/万人次。

指标3. 工作量

(1) 门诊工作量

2019年重庆市各区县医疗机构日均门诊超声工作量为155.31人次,各区县的门诊超声工作量差别较大,渝中区最高,为545.45人次,大渡口区最低,为35.69人次(图3-22-6)。

(2) 住院工作量

2019年重庆市各区县医疗机构日均住院超声工作量为82.44人次,有13个区县高于重庆市平均水平,其中渝中区明显高于其他区县,为261.23人次(图3-22-7)。

(3) 急诊工作量

2019年重庆市各区县医疗机构日均急诊超声工作量为7.97人次,不同区县急诊超声工作量差别较大,其中璧山区急诊超声工作量最多,为26.87人次,酉阳土家族苗族自治县最低,为0.41人次。

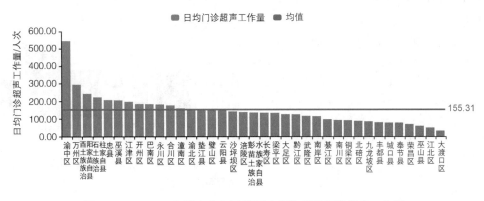

图 3-22-6　2019 年重庆市各区县医疗机构日均门诊超声工作量

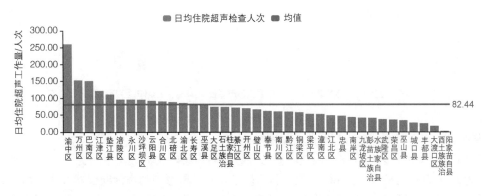

图 3-22-7　2019 年重庆市各区县医疗机构日均住院超声工作量

（4）体检工作量

2019 年重庆市各医疗机构超声科日均体检工作量为 44.13 人次，不同区县及不同医疗机构体检工作量差别较大，渝中区体检超声工作量平均为 128.63 人次，城口县体检超声工作量平均为 0.74 人次。

（5）每日人均工作量

2019 年重庆市各区县超声科每日人均工作量为 33.72 人次，渝中区最高，为 58.24 人次，大渡口区最低，为 19.36 人次（图 3-22-8）。重庆市二级专科医院超声科每日人均工作量为

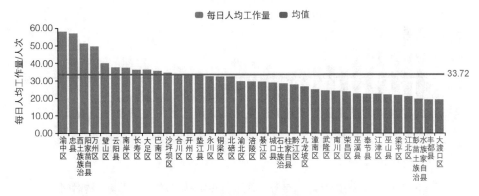

图 3-22-8　2019 年重庆市各区县医疗机构每日人均超声工作量

25.27 人次;二级综合医院为 30.21 人次;三级专科医院为 26.69 人次;三级综合医院为 40.50 人次;民营医院为 21.46 人次。三级综合医院每日人均工作量明显高于二级医院和民营医院(图 3-22-9)。2017 年、2018 年和 2019 年重庆市超声科每日人均工作量分别为 26.66、30.85、33.72 人次,呈逐年上升趋势(图 3-22-10)。

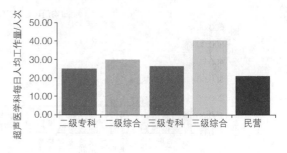

图 3-22-9　2019 年重庆市不同类型医疗机构每日人均超声工作量

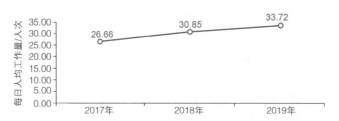

图 3-22-10　2017—2019 年重庆市每日人均超声工作量变化情况

指标 4. 超声科医师数与超声诊断仪器数比

2019 年重庆市各区县医疗机构超声科医师数与超声诊断仪器数比平均为 1.23,其中城口县最高,为 2.00,万州区最低,为 0.66。二级专科医院超声科医师数与超声诊断仪器数比平均为 1.39;二级综合医院平均为 1.57;三级专科医院平均为 1.24;三级综合医院平均为 0.95;民营医院平均为 1.15。

(三) 过程指标分析

指标 5. 住院超声检查预约时间

2019 年重庆市各区县医疗机构住院超声检查平均预约时间为 0.58 天,大部分区县住院超声检查预约时间在 1 天以内(图 3-22-11)。二级专科医院住院超声平均预约时间为 0.25 天,二级综合医院平均预约时间为 0.54 天,三级专科医院平均预约时间为 0.83 天,三级综合医院平均预约时间为 0.63 天;民营医院平均预约时间为 0.76 天。不同类型医疗机构的平均预约时间都在 1 天以内(图 3-22-12)。

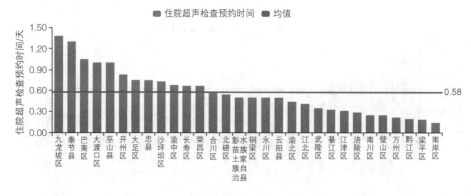

图 3-22-11　2019 年重庆市各区县医疗机构住院超声检查平均预约时间

指标 6. 危急值上报例数

2019 年重庆市各区县医疗机构超声危急值上报例数平均为 59.99 例,江津区危急值上报例数最多,为 294.75 例,大渡口区危急值上报例数最少,为 10 例(图 3-22-13)。二级专科医院危急值上报例数平均为 32.87 例;二级综合医院为 80.64 例;三级专科医院为 28.00 例;三级综合医院为 108.20 例;民营医院为 35.87 例。综合医院危急值上报例数均明显高于专科医院和民营医院(图 3-22-14)。

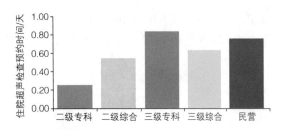

图 3-22-12 2019 年重庆市不同类型医疗机构住院超声检查平均预约时间

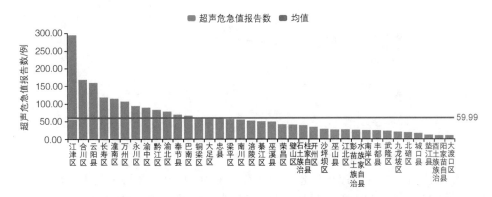

图 3-22-13 2019 年重庆市各区县医疗机构超声危急值上报例数

(四) 结果指标分析

指标 7. 超声报告阳性率

2019 年重庆市各区县医疗机构超声报告阳性率平均为 75.13%,黔江区最高,为 87.25%,垫江县最低,为 38.00%(图 3-22-15)。重庆市二级专科医院的报告阳性率为 66.00%;二级综合医院为 79.78%;三级专科医院为 57.57%;三级综合医院为 78.77%;民营医院为 72.80%。专科医院超声报告阳性率均明

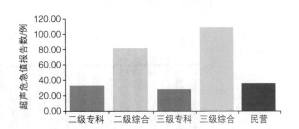

图 3-22-14 2019 年重庆市不同类型医疗机构超声危急值上报例数

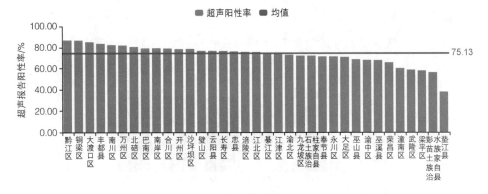

图 3-22-15 2019 年重庆市各区县医疗机构超声报告阳性率

显低于综合医院(图 3-22-16)。2017—2019 年重庆市超声报告阳性率分别为 58.07%、73.33% 和 75.13%,2018 年和 2019 年较 2017 年阳性率明显增高(图 3-22-17)。

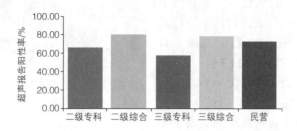

图 3-22-16 2019 年重庆市不同类型医疗机构超声报告阳性率

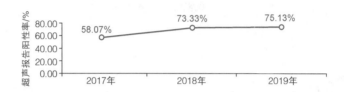

图 3-22-17 2017—2019 年重庆市超声报告阳性率变化情况

指标 8. 超声诊断符合率

2019 年重庆市各区县医疗机构超声诊断符合率为 84.73%,合川区最高,为 94.70%,黔江区最低,为 63.27%(图 3-22-18)。二级专科医院超声诊断符合率为 90.74%,二级综合医院为 81.22%,三级专科医院为 80.44%,三级综合医院为 81.49%,民营医院为 88.44%(图 3-22-19)。2019 年超声诊断符合率较 2017 年(90.44%)和 2018 年(86.78%)略下降(图 3-22-20)。

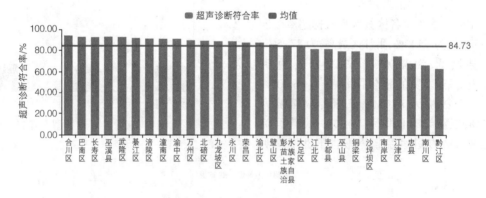

图 3-22-18 2019 年重庆市各区县医疗机构超声诊断符合率

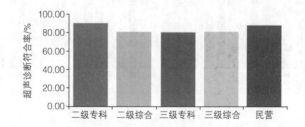

图 3-22-19 2019 年重庆市不同类型医疗机构超声诊断符合率

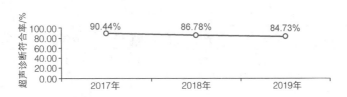

图 3-22-20　2017—2019 年重庆市超声诊断符合率变化情况

二、问题分析及改进措施

(一) 存在的主要问题及原因分析

1. 重庆市超声科医师数量总体不足,不同区县及不同类型医院超声科医师及诊室配置不平衡。超声科医师学历分布不均衡,硕士及以上学历医师主要分布于三级医院,各类型医院以低年资医师占比较大。

2. 由于三级医院主要集中在主城区,且门诊及住院、急诊超声工作量以三级医院工作量较大,故不同区县工作量存在较大差别。

3. 部分区县医疗机构超声报告阳性率和超声诊断符合率有待进一步提高。2019 年超声诊断符合率较前两年略有下滑。

(二) 改进措施

1. 继续加速推进区县级质量控制分中心网络的建设工作,扩大哨点医院范围,进一步完善和细化超声专业质量控制评价体系。

2. 积极开展学术活动,进一步加强全市专业技术人员的继续教育与规范化培训,进行超声检查指南与规范以及超声学科建设与发展的宣讲工作,让规范与质量控制观念深入人心,切实提高重庆市超声诊断质量整体水平。

第二十三节　四川省

一、医疗服务与质量安全情况分析

(一) 数据上报概况

2019 年四川省共有 424 家医疗机构完成了 2019 年 1 月 1 日—12 月 31 日期间的超声质量控制数据信息上报工作,数据完整率为 97.19%。其中,公立医院 335 家,包括三级综合医院 113 家(26.65%),二级综合医院 136 家(32.08%),三级专科医院 24 家(5.66%),二级专科医院 62 家(14.62%),民营医院 89 家(20.99%)。与 2018 年抽样医疗机构相比,三级综合医院占比降低,民营医院占比增加(图 3-23-1)。其中成都市等 6 个市州填报医疗机构涵盖所有等级医疗机构,成都市填报医疗机构最多,泸州市等 15 个市州有部分等级医疗机构未上报数据(表 3-23-1)。

表 3-23-1　2019 年四川省超声专业医疗质量控制指标抽样医疗机构分布情况

单位:家

地市州	二级专科	二级综合	三级专科	三级综合	民营	合计
阿坝藏族羌族自治州	1	10	0	2	1	14
巴中市	2	1	0	3	1	7

续表

地市州	二级专科	二级综合	三级专科	三级综合	民营	合计
成都市	3	24	15	31	37	110
达州市	4	5	0	5	4	18
德阳市	3	2	2	5	3	15
甘孜藏族自治州	5	20	0	1	0	26
广安市	2	4	0	4	3	13
广元市	0	0	0	2	3	5
乐山市	4	11	1	3	9	28
凉山彝族自治州	4	13	1	4	0	22
眉山市	4	5	1	2	6	18
绵阳市	9	6	1	10	2	28
南充市	5	6	0	8	5	24
内江市	1	2	1	7	0	11
攀枝花市	0	1	1	2	0	4
遂宁市	2	3	0	1	2	8
雅安市	0	4	0	4	2	10
宜宾市	6	4	0	4	1	15
资阳市	1	2	0	5	0	8
自贡市	2	8	1	4	6	21
泸州市	4	5	0	6	4	19
全省	62	136	24	113	89	424

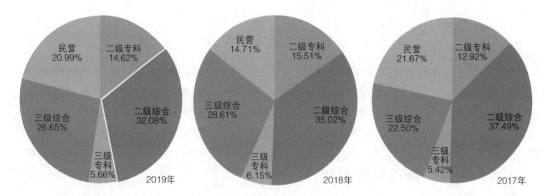

图 3-23-1　2017—2019 年四川省不同类型医疗机构超声专业医疗质量控制指标抽样占比情况

(二)结构指标分析

指标 1. 超声科医师配置情况

(1)超声科医患比

2019 年四川省各地市州超声科平均医患比为 1.18 人 / 万人次,即平均 1.18 名超声科医师完成 10 000 人次的超声检查。成都市等经济相对发达、人口密度大的地区,平均超声科医患比小于 1.18 人 / 万人次，医师工作量相对较大；在甘孜藏族自治州等经济相对落后、交通不便、人口密度较低的地区平均超声科医患比大于 1.18 人 / 万人次，这可能与选择医疗机构等级占比、仪器设备更新速度、身兼数职超声科医师占比等有关（图 3-23-2）。纵观 2017—2019 年，发现 2018 年的超声科医患比最低，可能与 2018 年抽样医疗机构三级综合医院占比最高、民营医院占比最低等原因有关（图 3-23-3）。

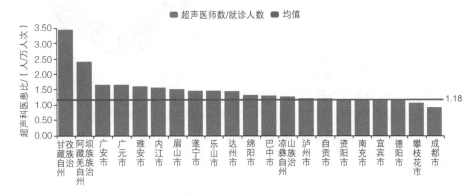

图 3-23-2　2019 年四川省各地市州超声科医患比

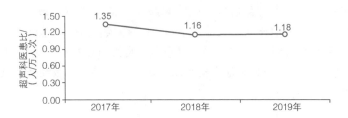

图 3-23-3　2017—2019 年四川省超声科医患比变化情况

(2) 超声科医师学历分布情况

2019 年四川省超声科医师博士、硕士、学士、学士以下学历占比分别约 0.63%、6.36%、53.75%、39.26%，以学士及学士以下学历为主（图 3-23-4）。

(3) 超声科医师职称分布情况

2019 年四川省抽样医疗机构中主任医师占比 2.42%，副主任医师占 16.68%，主治医师占39.75%，住院医师占 41.15%，以住院医师和主治医师占主导地位（图 3-23-5）。

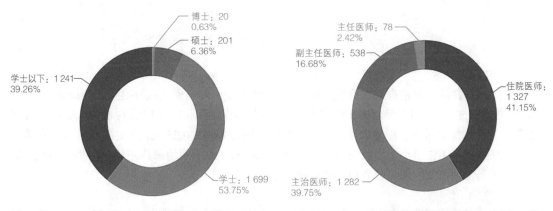

图 3-23-4　2019 年四川省超声科医师学历构成情况　　图 3-23-5　2019 年四川省超声科医师职称构成比

(4) 超声科医师年龄分布情况汇总

2019年四川省抽样医疗机构中>25~35岁的占43.22%,>35~45岁的占36.00%,≤25岁的占2.65%,>45岁的占18.13%,>25~45岁的超声科医师人数约占79.22%,占主导地位(图3-23-6)。

指标2.　超声诊室配置情况

超声科诊断仪总数/同期超声科完成超声检查总人次反映每台超声设备的检查量情况,该参数反映超声仪器配置情况,值越小反映超声仪器配置相对越不

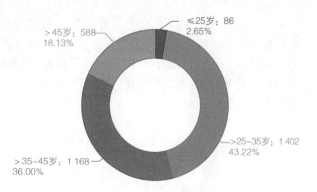

图3-23-6　2019年四川省超声科医师年龄构成比

足,值越大反映超声仪器配置相对越充足。2019年四川省各地市州的平均值约0.85个/万人次。自贡市等地低于均值,超声仪器相对配置不足,而甘孜藏族自治州等地高于均值,超声仪器配备相对充足。

指标3.　工作量

(1) 门诊工作量

日均门诊超声检查人次反映门诊工作量,该值受医院规模、仪器、人员配置等影响。四川省日均门诊超声工作量的平均值约为152.41人次,攀枝花市等地市州的日均门诊工作量大于均值,其中攀枝花市(250.51人次)明显高于其他地市州;甘孜藏族自治州等地的日均门诊工作量小于均值,其中阿坝藏族羌族自治州(32.37人次)、甘孜藏族自治州(22.70人次)明显低于其他地市州(图3-23-7)。可能与纳入不同等级医疗机构数量占比、医院规模、地域经济发展程度、人口密度、设备更新速度等有关。

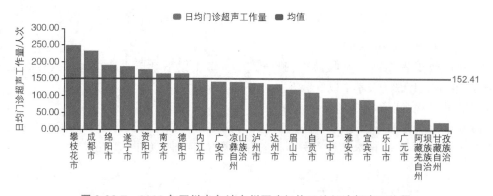

图3-23-7　2019年四川省各地市州医疗机构日均门诊超声工作量

(2) 住院工作量

平均每日住院超声检查人次反映住院工作量,该值受医院规模、住院床位、超声设备、人员配置等的影响。由图3-23-8可以看出,四川省日均住院超声工作量的平均值约83.07人次,攀枝花市等地的日均住院超声工作量大于均值,其中攀枝花市最高(150.25人次);甘孜藏族自治州等地的日均住院超声工作量小于均值,甘孜藏族自治州(14.00人次)、阿坝藏族羌族自治州(15.84人次)明显低于其他地市州的住院患者超声检查量。

(3) 急诊工作量

平均每日急诊超声检查人次反映急诊超声工作量,该值受医院类型、等级等因素的影响。四

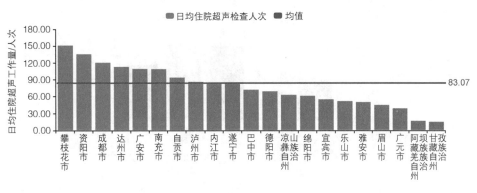

图 3-23-8 2019 年四川省各地市州医疗机构日均住院超声工作量

川省日均急诊超声工作量的平均值约为 11.65 人次，攀枝花市等地的日均急诊超声工作量大于均值，其中攀枝花市 30.49 人次，明显高于其他地市州；甘孜藏族自治州等地的日均急诊超声工作量小于均值。

（4）体检工作量

平均每日体检超声检查人次反映超声体检工作量，该值受医院类型、规模等因素的影响。四川省日均体检超声工作量的平均值约为 55.79 人次，高于 2018 年的 50.20 人次，攀枝花市等地的日均体检超声检查人次大于均值，其中攀枝花市（157.81 人次）明显高于其他地市州；广元市等地的日均体检超声检查人次小于均值，广元市（5.02 人次）、甘孜藏族自治州（8.2 人次）明显小于其他地市州。

（5）每日人均工作量

每日人均超声工作量反映平均每名超声科医师的工作量，直接反映超声科医师工作负荷强度。四川省超声科医师人均工作量的平均值约为 35.50 人次，成都市等地的超声人均工作量大于均值，甘孜藏族自治州（12.08 人次）、阿坝藏族羌族自治州（16.58 人次）明显少于其他地市州（图 3-23-9）。2019 年按不同类型医疗机构比较，三级综合医院的每日人均超声工作量为 41.22 人次，三级专科医院为 40.21 人次，二级综合医院为 26.69 人次，二级专科医院为 22.70 人次，民营医院为 29.50 人次，三级医院大于二级医院，综合类医疗机构大于专科医疗机构（图 3-23-10）。纵观 2017—2019 年，四川省每日人均超声工作量总体均值呈递增趋势（图 3-23-11）。

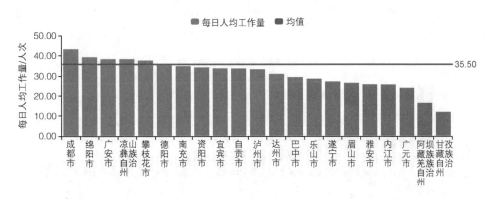

图 3-23-9 2019 年四川省各地市州医疗机构每日人均超声工作量

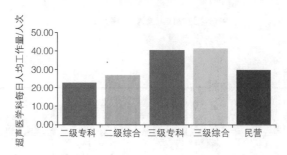

图 3-23-10　2019 年四川省不同类型医疗机构每日人均超声工作量

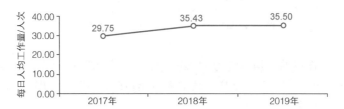

图 3-23-11　2017—2019 年四川省每日人均超声工作量变化情况

指标 4. 超声科医师数与超声诊断仪器数比

超声科医师数与超声诊断仪器数比直接反映设备、人员配置匹配情况，值越大说明医师相对充足、设备相对短缺，值越小说明人员不足，设备相对富余。由图 3-23-15 可以看出，四川省超声科医师数与超声诊断仪器数比的平均值约为 1.27。广元市等地大于均值；宜宾市等地小于均值，宜宾市最低，为 1.14，广元市最高，为 2.17。按不同类型医疗机构比较超声科医师数与超声诊断仪器数比，三级综合医院为 1.23，三级专科医院为 1.34，二级综合医院为 1.44，二级专科医院为 1.28，民营医院为 1.11，二级综合医院最高，民营医院最低。纵观 2017—2019 年，四川省总体超声科医师数与超声诊断仪器数比呈降低趋势。

（三）过程指标分析

指标 5. 住院超声检查预约时间

住院超声检查预约时间直接反映住院患者做超声检查的等待时间。由图 3-23-12 可以看出，四川省住院超声检查预约时间的平均值约为 0.90 天。甘孜藏族自治州时间最长，为 2.27 天，遂宁市最短，为 0.29 天。不同类型医疗机构中，三级综合医院的预约时间为 0.86 天，三级专科医院为 0.44 天，二级综合医院为 1.14 天，二级专科医院为 0.61 天，民营医院为 0.92 天，同级别医疗机构综合医院预约时间大于专科医院；二级综合医院住院超声检查预约时间最长，三级专科医院最短（图 3-23-13）。

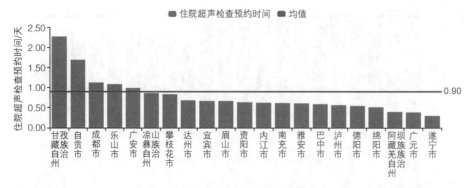

图 3-23-12　2019 年四川省各地市州医疗机构住院超声检查平均预约时间

指标 6. 危急值上报例数

危急值上报例数反映危急患者接诊量。由图 3-23-14 可以看出,2019 年四川省危急值上报例数平均约为 54.59 例,雅安市等地大于均值;阿坝藏族羌族自治州最少,为 12.75 例。按不同类型医疗机构比较危急值上报例数,三级综合医院为 90.16 例,三级专科医院为 120.35 例,二级综合医院为 41.16 例,二级专科医院为 31.77 例,民营医院为 26.07 例,三级专

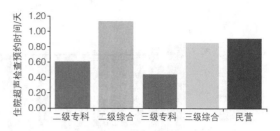

图 3-23-13 2019 年四川省不同类型医疗机构住院超声检查平均预约时间

科医院平均危急值上报例数最多,民营医院最少,总体较 2018 年有所下降(图 3-23-15)。

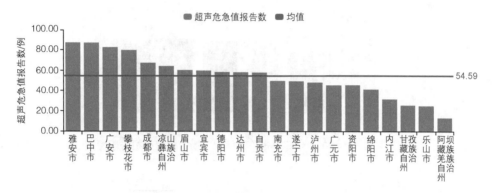

图 3-23-14 2019 年四川省各地市州医疗机构超声危急值上报例数

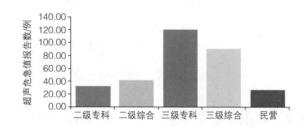

图 3-23-15 2019 年四川省不同类型医疗机构超声危急值上报例数

(四)结果指标分析

指标 7. 超声报告阳性率

总体超声报告阳性率反映患者疾病的超声检出率,受超声科医师诊断水平、临床医师对疾病和超声检查指征的把握、受检人群等因素的影响。由图 3-23-16 可以看出,2019 年四川省总体超声报告阳性率的平均值约为 76.09%,广元市等地大于均值,遂宁市等地小于均值,广元市最高,约为 87.70%,遂宁市最低,约为 64.40%。按不同类型医疗机构比较总体超声报告阳性率,三级综合医院为 78.67%,三级专科医院为 76.14%,二级综合医院为 76.15%,二级专科医院为 62.25%,民营医院为 77.45%,总体超声报告阳性率在同级别医疗机构中综合医院高于专科医院,三级综合医院最高,纵观 2017—2019 年,四川省总体超声阳性报告率呈增长趋势(图 3-23-17,图 3-23-18)。

指标 8. 超声诊断符合率

超声诊断符合率反映超声科医师的诊断水平。2019 年四川省超声诊断符合率各地市州的平均值约为 83.09%,自贡市等地大于均值,宜宾市等地小于均值,自贡市最高,约 93.77%,宜宾

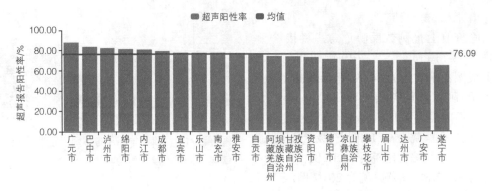

图 3-23-16 2019 年四川省各地市州医疗机构超声报告阳性率

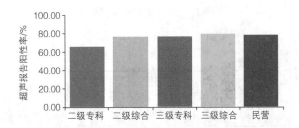

图 3-23-17 2019 年四川省不同类型医疗机构超声报告阳性率

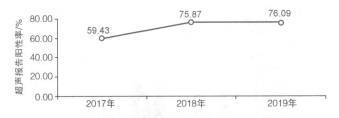

图 3-23-18 2017—2019 年四川省超声报告阳性率变化情况

市最低约 52.98%(图 3-23-19)。按不同类型医疗机构比较,三级综合医院的超声诊断符合率为 87.35%,三级专科医院为 83%,二级综合医院为 79.06%,二级专科医院为 93.98%,民营医院为 78.05%,二级专科医院的超声诊断符合率最高,民营医院最低,2017—2019 年呈轻度下降趋势 (图 3-23-20,图 3-23-21)。

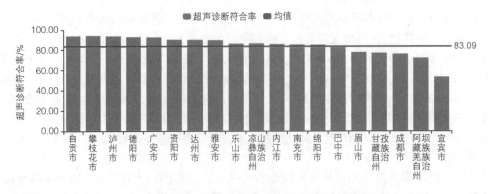

图 3-23-19 2019 年四川省各地市州医疗机构超声诊断符合率

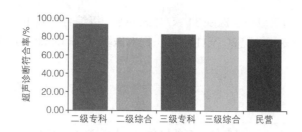

图 3-23-20 2019 年四川省不同类型医疗机构超声诊断符合率

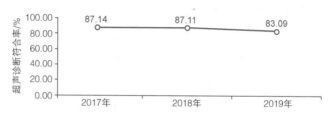

图 3-23-21 2017—2019 年四川省超声诊断符合率变化情况

二、问题分析及改进措施

(一) 存在的主要问题及原因分析

1. 抽样结果中,2019 年较 2018 年超声报告平均阳性率增加,而超声诊断符合率降低,这可能与抽样的民营医院占比增加、三级综合医院占比降低、超声科医师学士学位占比降低、学士以下学历占比增加、主治医师占比降低、主治医师以下占比增加等有关。

2. 四川省不同地市州间同级别医疗机构和不同等级医疗机构间超声报告阳性率、超声仪器配置、超声科医师学历等方面存在明显差异。这可能是由地区经济发展差异、人口密度、交通状况、仪器设备条件、医师学历等多方面的原因导致的。

(二) 改进措施

1. 组织专家撰写《超声医学报告规范化书写》,同时继续加强各级医疗机构超声医学诊疗过程标准化和报告书写规范化的执行力度,强化超声医学从业人员的资质考核,进一步降低各级医疗机构间超声诊疗水平的差异。

2. 开展线上、线下教学,加强对基层超声医学从业人员诊疗工作的规范化培训,保证检查质量,提高检查及评判标准的同质化程度。

3. 加强网络监管,开展图像采集标准化培训,保证超声医学网络会诊更加规范、有效。鼓励三级医院建立远程超声医学诊断中心,远程对口帮扶基层医疗单位,已取得初步成效。

4. 积极推动建立超声设备质量控制指标考评体系,推进四川省超声诊疗设备规范化管理,建立设备管理网络档案,加强超声医学检查设备的监管和审核,对于 10 年以上的超声设备,要求四川省各级超声质量控制中心要每年上报其临床应用性能评价指标,保证及时上报该报废的超声仪器。

第二十四节 贵州省

一、医疗服务与质量安全情况分析

(一) 数据上报概况

贵州省共有 265 家设有超声医学专业的医疗机构参与数据上报,数据完整率为 92.72%。其中公立医院 170 家,包括三级综合医院 34 家(12.83%),二级综合医院 100 家(37.74%),三级专科医院 6 家(2.26%),二级专科医院 30 家(11.32%);民营医院 95 家(35.85%)。各地市州及各类别医院分布情况见表 3-24-1。

表 3-24-1　2019 年贵州省超声专业医疗质量控制指标抽样医疗机构分布情况

单位:家

地市州	二级专科	二级综合	三级专科	三级综合	民营	合计
安顺市	1	6	1	2	3	13
毕节市	5	10	0	2	24	41
贵阳市	5	13	1	7	15	41
六盘水市	0	7	1	5	14	27
黔东南苗族侗族自治州	4	17	0	2	1	24
黔南布依族苗族自治州	4	12	0	2	7	25
黔西南布依族苗族自治州	1	8	1	3	3	16
铜仁市	6	10	1	5	14	36
遵义市	4	17	1	6	14	42
全省	30	100	6	34	95	265

(二) 结构指标分析

指标 1. 超声科医师配置情况

(1) 超声科医患比

2019 年贵州省有 3 个地市州的超声科医患比低于平均值,最低的是遵义市,次低的是安顺市,有 6 个地市州的超声科医患比超过平均值(图 3-24-1)。说明贵州省人口较为密集的遵义市及安顺市患者较多,超声科医师相对缺乏;但贵州省大多数地区超声科医师数量相对于患者来说能满足检查需求。

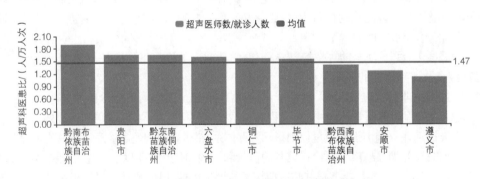

图 3-24-1　2019 年贵州省各地市州超声科医患比

从 2017—2019 年贵州省超声科医患比的变化来看,折线图起伏不大,比较平稳,2017 年最高,2018 年略低,2019 年缓慢平稳增加(图 3-24-2)。

(2) 超声科医师学历分布情况

2019 年贵州省不同类型医疗机构超声科医师学历构成情况:博士占比 0.46%,硕士占比 5.64%,学士占比 55.14%,学士以下学历占比 38.76%,可见贵州省严重缺乏高学历的超声科医师(图 3-24-3)。

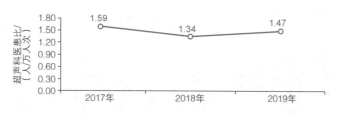

图 3-24-2 2017—2019 年贵州省超声科医患比变化情况

(3) 超声科医师职称分布情况

2019 年贵州省不同类型医疗机构超声科医师职称构成比:主任医师占比 1.49%,副主任医师占比 11.32%,主治医师占比 26.24%,住院医师占比超过一半以上,高达 60.95%(图 3-24-4)。

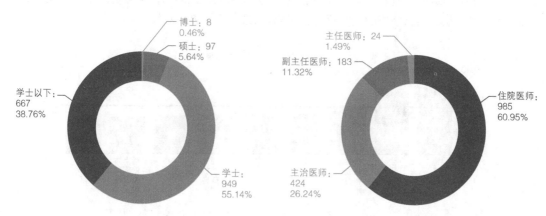

图 3-24-3 2019 年贵州省超声科医师学历构成情况　图 3-24-4 2019 年贵州省超声科医师职称构成比

(4) 超声科医师年龄分布情况汇总

2019 年贵州省不同类型医疗机构中超声科医师年龄分布以 >25~35 岁最多,占比达 51.51%,说明该年龄段超声科医师是贵州省的主力军,>35~45 岁的超声科医师占比达 26.06%,≤25 岁的超声科医师占比最低,为 6.45%,>45 岁的超声科医师占比 15.98%(图 3-24-5)。

指标 2. 超声诊室配置情况

贵州省 9 个地市州中,2019 年超声诊室数 / 就诊人次数最高的是黔南布依族苗族自治州,贵阳市及遵义市的超声诊室配置情况明显低于全省均值,说明贵阳市及遵义市超声诊室数少,而就诊人次数较多。

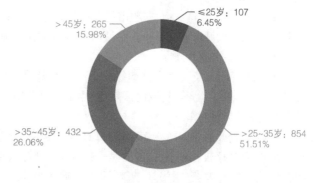

图 3-24-5 2019 年贵州省超声科医师年龄构成比

指标 3. 工作量

(1) 门诊工作量

2019 年贵州省日均门诊超声工作量最高的是安顺市,第二是遵义市,最低的是毕节市(图 3-24-6)。

(2) 住院工作量

2019 年贵阳市及遵义市日均住院超声工作量明显高于全省其他地市州,黔东南苗族侗族自

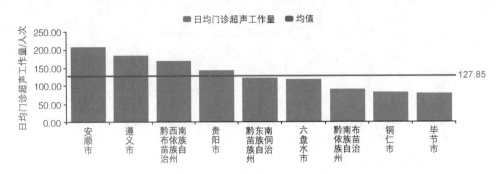

图 3-24-6　2019 年贵州省各地市州医疗机构日均门诊超声工作量

治州刚达均值,其余 6 个地市州均低于均值,但差别不大(图 3-24-7)。说明贵阳市和遵义市每年住院人数最多,也说明贵州省的医疗资源在贵阳市、遵义市配置相对较多。

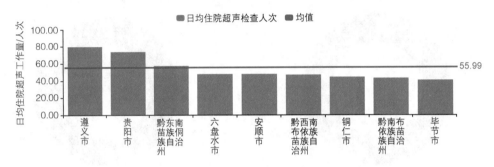

图 3-24-7　2019 年贵州省各地市州医疗机构日均住院超声工作量

(3)急诊工作量

2019 年贵阳市、遵义市、安顺市的日均急诊超声工作量明显高于其余地市。说明贵州省省会城市贵阳市、第二大城市遵义市和旅游城市安顺市常住和流动人口较多,每年急诊人数相对较多。

(4)体检工作量

2019 年贵阳市及遵义市日均体检超声工作量明显高于全省其余地市。说明贵州省的贵阳市、遵义市人口众多,经济较其他地区发达,生活水平相对较高,人们更注重体检防未病。

(5)每日人均工作量

2019 年贵州省有 3 个地市州的每日人均超声工作量超过均值,安顺市最高(图 3-24-8),安顺市各类型医疗机构占比最多的是二级综合医院,说明安顺市每日人均超声工作量与其二级综合医院工作量大有关,另外,安顺市作为旅游城市,经济也较发达,常住及流动人口也较多。

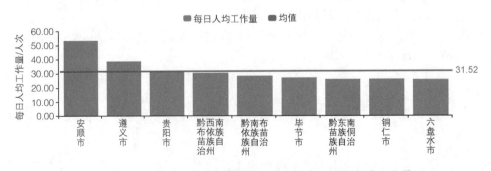

图 3-24-8　2019 年贵州省各地市州医疗机构每日人均超声工作量

贵州省三级专科医院的每日人均超声工作量与三级综合医院基本持平且最高,二级综合医院次之,明显高于二级专科和民营医疗机构(图 3-24-9)。

贵州省每日人均超声工作量从 2017 年到 2018 年是缓慢增加的,而 2019 年较 2018 年略低,整折线图波动不大(图 3-24-10)。

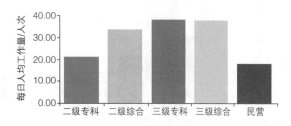

图 3-24-9 2019 年贵州省不同类型医疗机构每日人均超声工作量

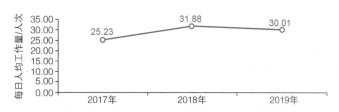

图 3-24-10 2017—2019 年贵州省每日人均超声工作量变化情况

指标 4. 超声科医师数与超声诊断仪器数比

2019 年贵州省有 6 个地市州的超声科医师数 / 超声诊断仪器数达到或超过均值,其余 3 个地市州均接近平均值,略有差别,说明贵州省绝大多数地区超声科医师数与超声诊断仪器数的配比尚可。

贵州省各类型医疗机构中二级综合医院的超声科医师数 / 超声诊断仪器数最高,二级专科医院最低,其余类型医疗机构略有差别。

(三)过程指标分析

指标 5. 住院超声检查预约时间

2019 年贵州省有 4 个地市州的住院超声检查平均预约时间均短于全省的平均值 1.86 天,黔西南布依族苗族自治州的预约时间超过 4 天(图 3-24-11)。

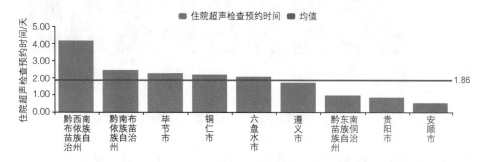

图 3-24-11 2019 年贵州省各地市州医疗机构住院超声检查平均预约时间

贵州省三级专科医院住院超声检查平均预约时间达 6.4 天,明显高于其他类型医疗机构,最短的是三级综合医院(图 3-24-12)。

指标 6. 危急值上报例数

2019 年贵州省各地市州超声危急值报告数以黔东南苗族侗族自治州和黔西南布依族苗族自治州较高,明显高于其他地市(图 3-24-13)。

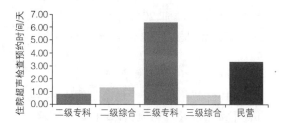

图 3-24-12 2019 年贵州省不同类型医疗机构住院超声检查平均预约时间

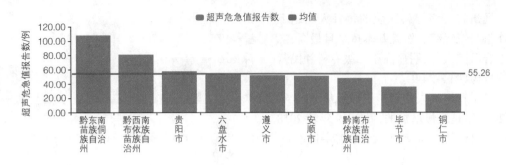

图 3-24-13　2019 年贵州省各地市州医疗机构超声危急值上报例数

贵州省三级综合医院危急值上报例数最高，二级综合医院次之，而三级专科及民营医院较低(图 3-24-14)。说明综合医疗机构危重患者相对较多；而三级专科医院疾病谱窄，民营医院患者病情较轻，所以危急值上报较低。

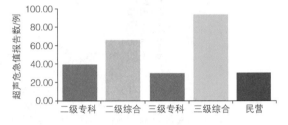

图 3-24-14　2019 年贵州省不同类型医疗机构超声危急值上报例数

（四）结果指标分析

指标 7. 超声报告阳性率

2019 年贵州省有 6 个地市州的超声检查报告阳性率达到或超过均值，有 3 个地市州低于均值，差别不大(图 3-24-15)，说明贵州省超声检查报告阳性率尚可。

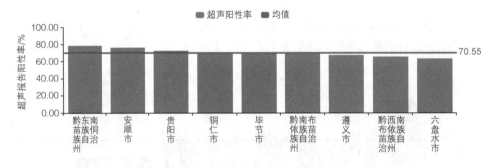

图 3-24-15　2019 年贵州省各地市州医疗机构超声报告阳性率

贵州省民营医疗机构超声报告阳性率最高，三级综合医院次之(图 3-24-16)。贵州省 2017—2019 年超声报告阳性率逐年增加，2018 年较 2017 年缓慢增加，2019 年较 2018 年略高，三年的折线图呈逐年缓慢递增趋势(图 3-24-17)。

指标 8. 超声诊断符合率

2019 年贵州省有 7 个地市州的超声诊断符合率接近或超过均值，有 2 个地市州未达到均值，略有差别(图 3-24-18)。说明贵州省绝大多数地市州超声检查符合率差别不大。

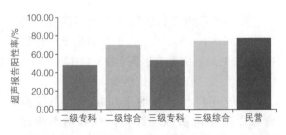

图 3-24-16　2019 年贵州省不同类型医疗机构超声报告阳性率

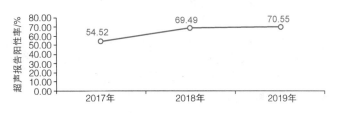

图 3-24-17　2017—2019 年贵州省超声报告阳性率变化情况

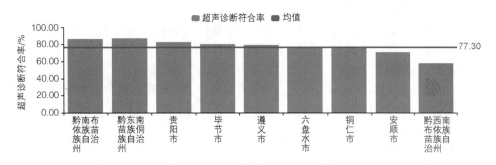

图 3-24-18　2019 年贵州省各地市州医疗机构超声诊断符合率

贵州省三级专科医院的超声诊断符合率最高,二级综合医院最低,但整体来看差别不大(图 3-24-19),说明各类型医疗机构超声检查诊断水平尚可。

2018 年贵州省的超声诊断符合率较 2017年略有增高,而 2019 年较 2018 年略有降低,但也比 2017 年高,考虑与年轻的缺乏经验的超声科医师占比较大有关(图 3-24-20)。

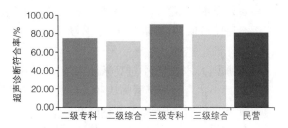

图 3-24-19　2019 年贵州省不同类型医疗机构超声诊断符合率

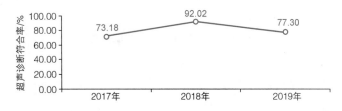

图 3-24-20　2017—2019 年贵州省超声诊断符合率变化情况

二、问题分析及改进措施

(一) 存在的主要问题及原因分析

1. 超声科医师配置情况

贵州省大多数地市州超声科医师数量相对于患者来说能满足检查需求,但遵义市及安顺市的超声科医师相对缺乏,从 2017—2019 年的超声科医患比变化来看,折线图起伏不大,比较平稳。贵州省超声科医师硕士以上学历人才极其匮乏,超过一半以上的为住院医师。

2. 超声诊室配置情况

贵州省最大的两个城市贵阳市及遵义市人口基数大,超声诊室相对于患者配置明显不足。

3. 工作量

贵州省贵阳市和遵义市在门诊、住院、急诊、体检工作量上都位于全省前列,安顺市也较高。三级专科与三级综合医院的每日人均超声工作量均较高,与患者选择诊疗技术水平高的医院有关。贵州省 2017—2019 年的每日人均超声工作量波动不大。

4. 超声科医师数与超声诊断仪器数比

贵州省绝大多数地市州的超声科医师数/超声诊断仪器数尚可,二级综合医院的超声科医师和仪器配置较高,而二级专科医院则较低。

5. 住院超声检查预约时间

2019 年贵州省住院超声检查预约时间仅黔西南布依族苗族自治州超过 4 天,说明其检查流程需要改进;三级专科医院的预约时间超过 6 天,说明其服务能力有待提高。

6. 危急值上报例数

贵州省黔东南苗族侗族自治州、黔西南布依族苗族自治州的危急值上报例数明显高于其他地市,这可能与危急值上报指征掌握不严有关。贵州省三级专科医院危急值上报例数偏低,可能与其疾病谱较窄有关。

7. 超声报告阳性率

贵州省 2017—2019 年超声报告阳性率逐年增加,体现了超声检查的价值。

8. 超声诊断符合率

贵州省绝大多数地市州超声诊断符合率差别不大,三级专科医院的超声诊断符合率最高,二级综合医院最低,但整体来看差别不大。

（二）改进措施

1. 加强人才培养,引进高素质人才。
2. 严格执行超声科医师从业人员资质,避免非执业范围人员出具超声诊断报告。
3. 改善就医流程,缩短预约时间。
4. 加强业务学习,提高专业技能,提高超声诊断符合率。
5. 加大贵阳市、遵义市的超声仪器配置。
6. 定期培训和学习超声诊疗规范及专家共识。

第二十五节 云南省

一、医疗服务与质量安全情况分析

（一）数据上报概况

2019 年云南省共有 257 家设有超声医学专业的医疗机构参与数据上报,数据完整率为 93.08%。其中,公立医院 208 家,包括三级综合医院 33 家(12.84%),二级综合医院 137 家(53.31%),三级专科医院 10 家(3.89%),二级专科医院 28 家(10.89%);民营医院 49 家(19.07%)。各地市州及各类别医院分布情况见表 3-25-1。

表 3-25-1 2019 年云南省超声专业医疗质量控制指标抽样医疗机构分布情况

单位:家

地市州	二级专科	二级综合	三级专科	三级综合	民营	合计
保山市	3	3	0	4	1	11
楚雄彝族自治州	3	12	1	1	0	17

续表

地市州	二级专科	二级综合	三级专科	三级综合	民营	合计
大理白族自治州	0	12	1	2	0	15
德宏傣族景颇族自治州	2	7	0	1	3	13
迪庆藏族自治州	0	1	0	1	0	2
红河哈尼族彝族自治州	3	17	2	2	5	29
昆明市	1	17	4	9	17	48
丽江市	2	3	0	1	1	7
临沧市	2	9	1	1	2	15
怒江傈僳族自治州	0	5	0	1	0	6
普洱市	1	6	0	2	2	11
曲靖市	2	13	0	4	7	26
文山壮族苗族自治州	1	11	0	1	5	18
西双版纳傣族自治州	1	0	0	1	0	2
玉溪市	4	10	1	1	3	19
昭通市	3	11	0	1	3	18
全省	28	137	10	33	49	257

(二) 结构指标分析

指标 1. 超声科医师配置情况

(1) 超声科医患比

2019 年云南省超声科医患比平均值为 1.14 人 / 万人次,部分地区低于平均水平,反映出云南省超声科医师在全省范围内处于短缺状态,在几个少数民族地区和边远地区更为显著(图 3-25-1)。与 2018 年相比,2019 年的超声科医患比有所提高(图 3-25-2)。

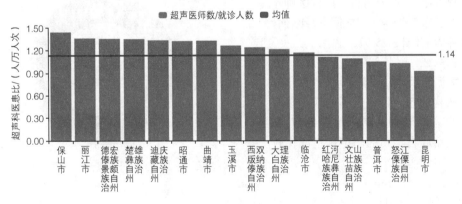

图 3-25-1 2019 年云南省各地市州超声科医患比

(2) 超声科医师学历分布情况

云南省不同类型的医疗机构中超声科医师学历在综合医院主要以本科和专科学历为主,而在二级专科医院和民营医院大部分医师还是学士以下学历(图 3-25-3),这也反映了云南省对超声人才的培养还相对落后,今后需加强人才培养。

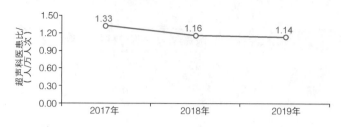

图 3-25-2　2017—2019 年云南省超声科医患比变化情况

（3）超声科医师职称分布情况

云南省超声科医师中住院医师占比大于 50%（图 3-25-4），说明各类型医疗机构都注重人才的储备，但高年资人才比例较少，需注重人才梯队的培养。

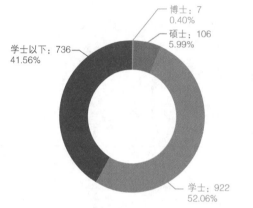

图 3-25-3　2019 年云南省超声科医师学历构成情况

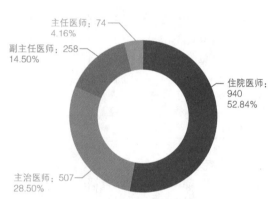

图 3-25-4　2019 年云南省超声科医师职称构成比

（4）超声科医师年龄分布情况汇总

数据显示，在云南省超声科医师年龄主要分布在 25~45 岁之间，以年轻骨干医师为主（图 3-25-5）。

指标 2.　超声诊室配置情况

数据显示，2019 年云南省各地市州医疗机构的超声诊室数不能满足现有患者的需求，特别是普洱市、昆明市、文山壮族苗族自治州的超声诊室配比较低（图 3-25-6）。

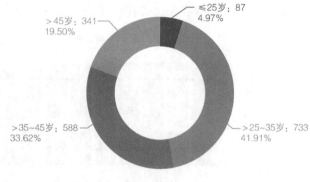

图 3-25-5　2019 年云南省超声科医师年龄构成比

指标 3.　工作量

（1）门诊工作量

数据显示，云南省各地市州医疗机构的日均门诊超声工作量平均为 151.95 人次，反映了云南省超声科医师的工作负荷较大（图 3-25-7）。

（2）住院工作量

云南省各地市州医疗机构的日均住院超声工作量为 100.98 人次（图 3-25-8）。这也反映了在云南省住院患者数量较多，超声科医师的工作负担较重。

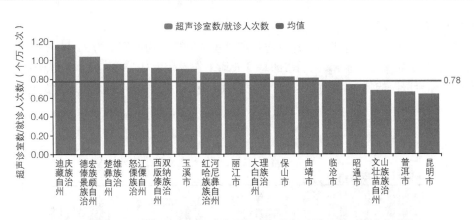

图 3-25-6　2019 年云南省各地市州医疗机构超声诊室数 / 就诊人次数

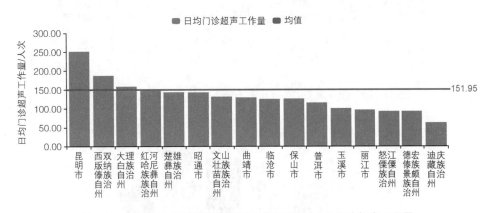

图 3-25-7　2019 年云南省各地市州医疗机构日均门诊超声工作量

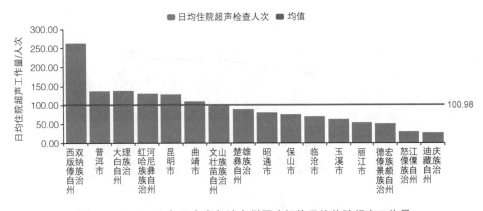

图 3-25-8　2019 年云南省各地市州医疗机构日均住院超声工作量

(3) 急诊工作量

云南省各地市州医疗机构的日均急诊超声工作量差异较大,总体来说日均急诊工作量平均为 10.55 人次。

(4) 体检工作量

云南省各地市州医疗机构的日均体检超声工作量差异较大,昆明市体检超声工作量最大,怒江傈僳族自治州的体检超声工作量最少。

(5)每日人均工作量

数据显示,在云南省各地市州医疗机构超声科医师每日人均工作量为 37.65 人次,红河哈尼族彝族自治州、楚雄彝族自治州、昆明市的每日人均工作量较大(图 3-25-9)。各类型医疗机构中三级专科和综合医院的超声工作量较民营医院多(图 3-25-10)。2019 年较 2018 年的每日人均工作量略有上升(图 3-25-11)。

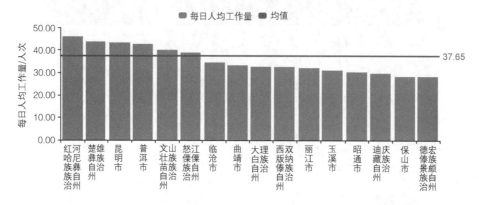

图 3-25-9 2019 年云南省各地市州医疗机构每日人均超声工作量

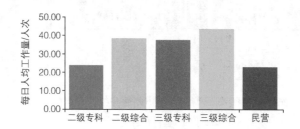

图 3-25-10 2019 年云南省不同类型医疗机构每日人均超声工作量

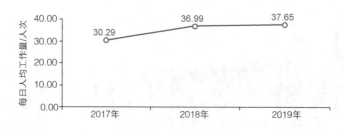

图 3-25-11 2017—2019 年云南省每日人均超声工作量变化情况

指标 4. 超声科医师数与超声诊断仪器数比

数据显示,云南省各地市州医疗机构超声科医师数与超声诊断仪器数比约 1.28(图 3-25-12),不同类型医疗机构间差别不大。

(三)过程指标分析

指标 5. 住院超声检查预约时间

数据显示,云南省各地市州医疗机构住院检查预约时间差异较大,最少的约 0.5 天,即预约当天完成,最长约 4 天(图 3-25-13)。各类型医疗结构中,二级专科医院和民营医院预约时间较长,而三级专科及二、三级综合医院预约时间短,基本当天完成检查(图 3-25-14)。

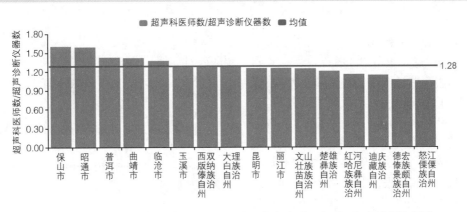

图 3-25-12　2019 年云南省各地市州医疗机构超声科医师数 / 超声诊断仪器数

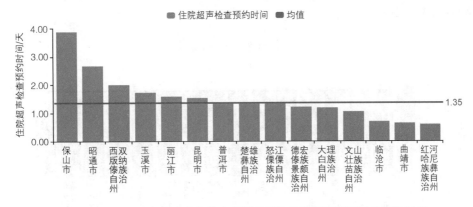

图 3-25-13　2019 年云南省各地市州医疗机构住院超声检查平均预约时间

指标 6. 危急值上报例数

云南省各地市州医疗机构超声危急值报告数差距较大，最少的约 20 例，最多的约 90 例（图 3-25-15），而各类型医疗机构中三级专科医院报告例数最多，其次是三级综合医院和二级综合医院，民营医院和二级专科医院报告例数较少（图 3-25-16），反映了各级医院对超声危急值报告制度的认识及重视程度有一定差异。

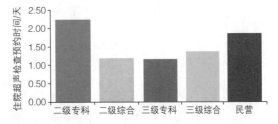

图 3-25-14　2019 年云南省不同类型医疗机构住院超声检查平均预约时间

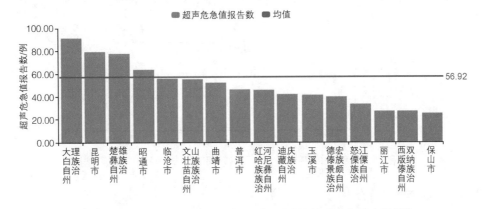

图 3-25-15　2019 年云南省各地市州医疗机构超声危急值上报例数

（四）结果指标分析

指标 7. 超声报告阳性率

超声报告阳性率反映疾病检出情况，体现了超声检查的价值。本次调查的门诊、急诊、住院超声报告的阳性率中可以看出，各地市州医疗机构有一定差异，总体超声报告阳性率平均约为 73.88%（图 3-25-17）。不同类型医疗机构中超声报告阳性率相差不大，二、三级综合医院阳性率稍高一些，二级专科和

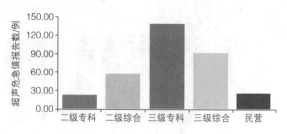

图 3-25-16　2019 年云南省不同类型医疗机构超声危急值上报例数

三级专科医院略低于其他类型医疗机构（图 3-25-18）。2017—2019 年云南省的超声报告阳性率逐年增高（图 3-25-19）。

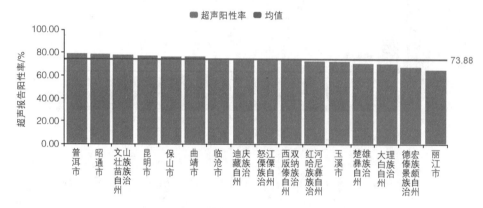

图 3-25-17　2019 年云南省各地市州医疗机构超声报告阳性率

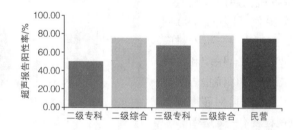

图 3-25-18　2019 年云南省不同类型医疗机构超声报告阳性率

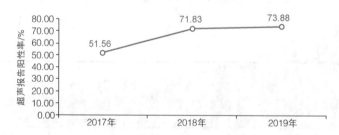

图 3-25-19　2017—2019 年云南省超声报告阳性率变化情况

指标 8. 超声诊断符合率

超声诊断符合率是反映超声诊断质量最重要的指标，基本上能反映一定时期内超声科室诊

断水平和临床诊疗价值。2019 年云南省各地市州医疗机构超声诊断符合率平均约为 86.24%，怒江傈僳族自治州约 65%，保山市约 75%，这两个地区超声诊断符合率均低于 80%(图 3-25-20)。各类型医疗机构中，超声诊断符合率均大于 80%(图 3-25-21)。2019 年的超声诊断符合率较前两年有所提高(图 3-25-22)。

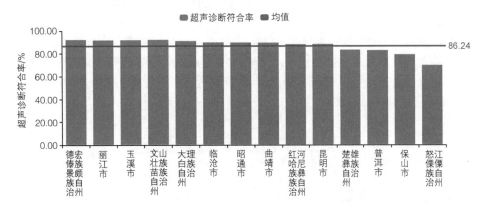

图 3-25-20　2019 年云南省各地市州医疗机构超声诊断符合率

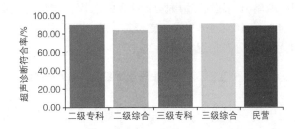

图 3-25-21　2019 年云南省不同类型医疗机构超声诊断符合率

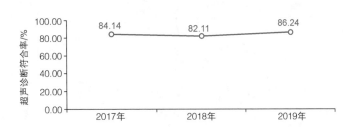

图 3-25-22　2017—2019 年云南省超声诊断符合率变化情况

二、问题分析及改进措施

(一) 存在的主要问题及原因分析

从以上的各项指标数据分析结果可以看出，云南省超声质量控制工作存在较多问题，主要表现在以下几方面。

1. 超声诊断医师相对短缺，高年资医师缺乏，而且近一半的省内超声诊断医师学历在本科水平以下，全省大部分医院超声诊断符合率能够达到 80% 以上，仍有部分医院诊断符合率较低，有待提高。

2. 各地超声科医师资质准入标准有差异，超声质量管理、质量控制标准和质量管理要求未达到同质化水平，超声报告书写及存图等未统一标准。

3. 目前四级网络(由国家级超声质量控制中心、省级超声质量控制中心、地市级超声质量控制中心、各县级医院超声科构成的四级网络)基本建立,但有待完善,部分县级医院超声科对超声质量控制工作重视不够,未能及时按照质量控制中心工作的要求完成工作安排。

4. 超声专业的诊疗规范未达到全省普及,需加强各级超声诊疗机构的规范化培训。

5. 信息化建设有待提高,以利于各级质量控制中心间的交流及沟通。

(二)改进措施

下一步应加强超声诊断医师的规范化培训,督促各级医院提高超声诊断的质量及规范化,进一步加强和完善四级质量控制网络建设,加强信息化建设,加强国家到省、省再到地州四级网络间的相互联系及沟通,开展超声诊疗规范化培训,争取达到超声质量控制标准和质量管理要求的同质化,提高全省的超声诊断水平。

第二十六节 西藏自治区

一、医疗服务与质量安全情况分析

(一)数据上报概况

2019 年西藏自治区共有 61 家设有超声医学专业的医疗机构参与数据上报,数据完整率为 87.22%。其中,三级综合医院 10 家(16.39%),二级综合医院 49 家(80.33%),二级专科医院 2 家(3.28%)。各地市及各类别医院分布情况见表 3-26-1。

表 3-26-1 2019 年西藏自治区超声专业医疗质量控制指标抽样医疗机构分布情况

单位:家

地市	二级专科	二级综合	三级专科	三级综合	民营	合计
阿里地区	0	6	0	1	0	7
昌都市	0	6	0	1	0	7
拉萨市	0	7	0	3	0	10
林芝市	1	5	0	1	0	7
那曲市	0	3	0	2	0	5
日喀则市	0	11	0	1	0	12
山南市	1	11	0	1	0	13
全自治区	2	49	0	10	0	61

(二)结构指标分析

指标 1. 超声科医师配置情况

(1)超声科医患比

西藏自治区超声科医患比均值为 2.09 人 / 万人次,其中林芝市医患比最高,为 3.40 人 / 万人次,拉萨市其次,为 2.83 人 / 万人次,阿里地区为 2.54 人 / 万人次,昌都市为 2.53 人 / 万人次,那曲市最低,为 1.21 人 / 万人次。从图 3-26-1 中可看出,林芝市及拉萨市医患比较高,医疗需求巨大,超声科医师短缺,阿里地区、昌都市、山南市医疗需求次之。

与 2018 年相比,2019 年的超声科医患比升高,超声科医师相对数量有所提升(图 3-26-2)。

(2)超声科医师学历分布情况

西藏自治区超声科医师学历中博士及硕士仅占 1.10%,学士最多,占 50.28%,学士以下占 48.62%,

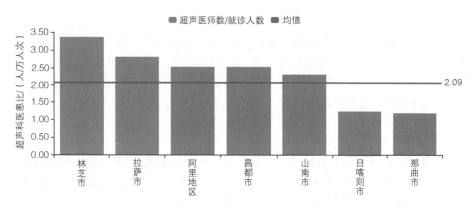

图 3-26-1 2019 年西藏自治区各地市超声科医患比

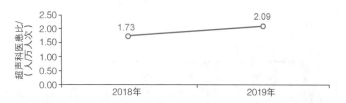

图 3-26-2 2018—2019 年西藏自治区超声科医患比变化情况

可看出西藏自治区超声科医师以学士及学士以下学历为主，高学历超声科医师严重缺乏（图 3-26-3）。

（3）超声科医师职称分布情况

从图 3-26-4 可见，2019 年西藏自治区超声科医师中住院医师最多，约为 69.89%，主治医师约占 21.59%，副主任医师约为 4.54%，主任医师约为 3.98%。西藏自治区超声科医师高级职称较少，以住院医师及主治医师为主。

（4）超声科医师年龄分布情况汇总

西藏自治区超声科医师的年龄多在 >25~35 岁，占 43.82%，其次为 >35~45 岁，占 33.71%，大于 45 岁者占 12.92%，25 岁及以下者仅占 9.55%（图 3-26-5）。

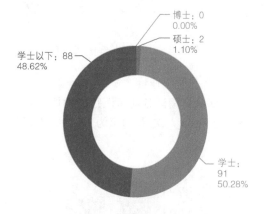

图 3-26-3 2019 年西藏自治区超声科医师学历构成情况

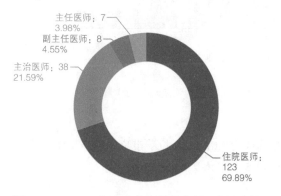

图 3-26-4 2019 年西藏自治区超声科医师职称构成比

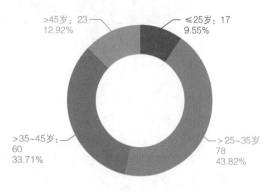

图 3-26-5 2019 年西藏自治区超声科医师年龄构成比

指标 2. 超声诊室配置情况

西藏自治区超声诊室数与同期就诊人数比值较高，均值为 1.26 个 / 万人次，各地区中林芝市最高，为 2.59 个 / 万人次，昌都市位居其次，为 1.98 个 / 万人次，阿里地区、山南市、拉萨市相当，分别为 1.37、1.35、1.21 个 / 万人次，日喀则市和那曲市为 0.89、0.71 个 / 万人次。该比值说明西藏自治区超声诊室数量相对缺乏。

指标 3. 工作量

（1）门诊工作量

西藏自治区各地市医疗机构日均门诊超声工作量均值为 37.52 人次，其中那曲市日均工作量最高，为 61.77 人次，拉萨市为 47.92 人次，日喀则市和山南市分别为 42.75、35.33 人次，昌都市、林芝市及阿里地区较少，分别为 28.85、22.12、20.01 人次（图 3-26-6）。

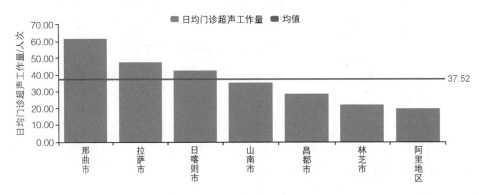

图 3-26-6　2019 年西藏自治区各地市医疗机构日均门诊超声工作量

（2）住院工作量

西藏自治区各地市医疗机构住院超声工作量均值为 12.97 人次，拉萨市住院超声工作量最高，为 21.85 人次，昌都市为 17.97 人次，阿里地区最少，约为 3.90 人次（图 3-26-7）。

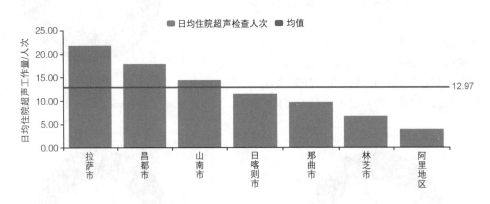

图 3-26-7　2019 年西藏自治区各地市医疗机构日均住院超声工作量

（3）急诊工作量

西藏自治区各地市医疗机构急诊超声工作量均值为 3.61 人次，拉萨市急诊超声工作量最高，为 8.95 人次，昌都市为 5.69 人次，阿里地区最少，约为 1.19 人次。

（4）体检工作量

西藏自治区各地市医疗机构日均体检超声工作量均值为 16.62 人次，日喀则市体检超声工作量最高，为 32.19 人次，其次为拉萨市 23.61 人次，阿里地区和那曲市相当，分别为 20.23、19.98

人次,林芝市最少,约为3.70人次。

(5)每日人均工作量

西藏自治区各地市医疗机构每日人均工作量均值为20.23人次,其中那曲市、日喀则市及山南市人均工作量较高,分别为33.29、28.85、20.64人次,阿里地区、拉萨市及昌都市相当,分别为17.51、16.90、15.79人次,林芝市最少,为11.74人次(图3-26-8)。

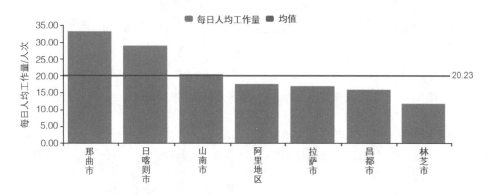

图3-26-8 2019年西藏自治区各地市医疗机构每日人均超声工作量

不同类型医疗机构中,三级综合医院超声科医师人均工作量仍为最高,为23.76人次,二级综合医院为18.59人次,二级专科医院8.70人次(图3-26-9)。

与2018年相比,2019年西藏自治区每日人均超声工作量明显下降(图3-26-10)。

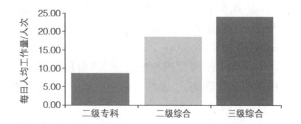

图3-26-9 2019年西藏自治区不同类型医疗机构每日人均超声工作量

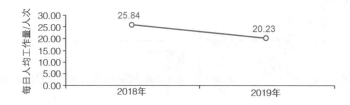

图3-26-10 2018—2019年西藏自治区每日人均超声工作量变化情况

指标4. 超声科医师数与超声诊断仪器数比

西藏自治区各地市医疗机构超声科医师数与诊断仪器比值均值为1.15,其中拉萨市比值最高,为1.75,昌都市、山南市、那曲市相当,分别为1.28、1.24、1.21,最低的为林芝市,为0.75。

不同类型医疗机构中,三级综合医院为1.60,二级综合医院为0.96,二级专科医院为1.20。

(三)过程指标分析

指标5. 住院超声检查预约时间

西藏自治区各地市医疗机构住院超声检查预约时间均值为0.82天,其中阿里地区时间最长,约为2天,拉萨市约为1.25天,那曲市1.10天,林芝市、山南市分别为0.71、0.67天,昌都市和日喀则市预约时间最短,分别为0.37、0.25天(图3-26-11)。

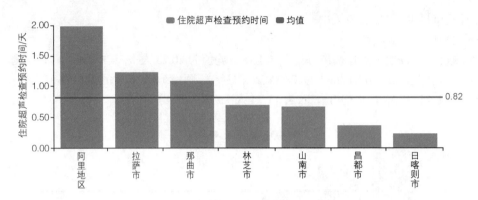

图 3-26-11　2019 年西藏自治区各地市医疗机构住院超声检查平均预约时间

不同类型医疗机构中,三级综合医院的预约时间较长,二级综合医院较短(图 3-26-12)。

指标 6. 危急值上报例数

西藏自治区各地市医疗机构住院超声危急值上报例数均值为 27.17 例,其中昌都市最高,为 70.83 例,日喀则市为 46.89 例,那曲市为 33.33 例,拉萨市为 22.50 例,阿里地区最低,为 8.20 例(图 3-26-13)。

不同类型医疗机构中,三级综合医院危急值上报例数最高,二级综合医院次之,二级专科医院上报例数最低(图 3-26-14)。

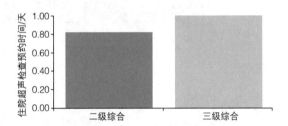

图 3-26-12　2019 年西藏自治区不同类型医疗机构住院超声检查平均预约时间

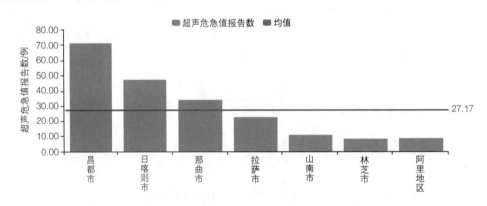

图 3-26-13　2019 年西藏自治区各地市医疗机构超声危急值上报例数

(四)结果指标分析

指标 7. 超声报告阳性率

西藏自治区各地市医疗机构住院超声报告阳性率均值为 65.20%,其中昌都市、拉萨市、日喀则市、林芝市、阿里地区阳性率均高于 60%,那曲市阳性率较低,约为 38.14%(图 3-26-15)。

不同类型医疗机构中,三级综合医院、二

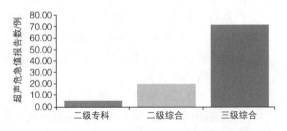

图 3-26-14　2019 年西藏自治区不同类型医疗机构超声危急值上报例数

级综合医院超声报告阳性率均较高,二级专科医院阳性率稍低(图3-26-16)。

2019年西藏自治区超声报告阳性率较2018年略有下降(图3-26-17)。

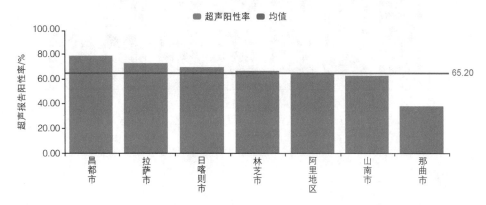

图3-26-15 2019年西藏自治区各地市医疗机构超声报告阳性率

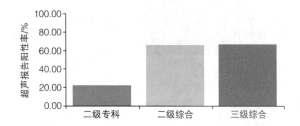

图3-26-16 2019年西藏自治区不同类型医疗机构
超声报告阳性率

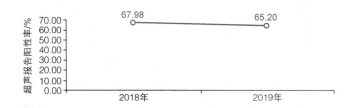

图3-26-17 2018—2019年西藏自治区超声报告阳性率变化情况

指标8. 超声诊断符合率

西藏自治区各地市医疗机构超声诊断符合率均值为88.55%,其中拉萨市、林芝市均高于90%,分别为92.96%、90.55%,其次为那曲市、昌都市、阿里地区、日喀则市,分别为89.58%、85.29%、83.33%、82.43%,山南市最低,为54.55%(图3-26-18)。

不同类型医疗机构中,三级综合医院诊断符合率较高,而二级综合医院较低(图3-26-19)。

2019年西藏自治区的超声诊断符合率较2018年略有下降(图3-26-20)。

二、问题分析及改进措施

(一) 存在的主要问题及原因分析

近年来,随着超声医学的发展,超声检查的临床应用越来越广,应用频率越来越高,在很多疾病中发挥着不可替代的作用。但仍存在以下问题:

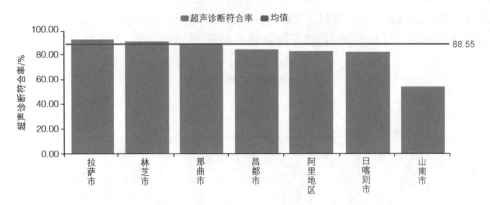

图 3-26-18　2019 年西藏自治区各地市医疗机构超声诊断符合率

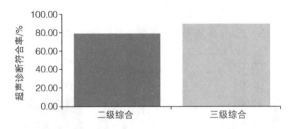

图 3-26-19　2019 年西藏自治区不同类型医疗机构超声诊断符合率

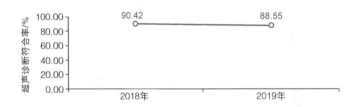

图 3-26-20　2018—2019 年西藏自治区超声诊断符合率变化情况

1. 超声检查工作量较大。医院超声日均检查人数较多，而超声科的诊室、设备及人员配置没有较大变化，超声科医师工作量较大，没有充足的时间进行充分的思考，影响超声报告质量。

2. 超声操作及报告书写不规范。目前仍有许多医院超声检查没有规范的操作及报告书写流程。较多超声科医师在各个检查中仍不能做到规范化检查、存图以及报告书写，所出具的报告经常有提示欠准确、描述不详细、描述与提示不相符等众多问题。

3. 超声科医师专业技术水平有待提高。年资较高的医师具有丰富的经验，但其知识理论水平较为陈旧、理论知识更新较慢。而年轻的超声科医师仅经过短期培训上岗，对超声诊断经验不足。

（二）改进措施

借助"组团式"援藏医疗的契机，通过举办各种培训班、医师外派学习、制定超声管理制度、质量控制制度、规范全区超声报告书写等方式进一步提高西藏自治区超声科医师的超声诊断水平。另外，每季度举办一次工作总结会议，以便征求各哨点医院的意见，在会议上宣读并提出整改建议。

第二十七节 陕西省

一、医疗服务与质量安全情况分析

(一)数据上报概况

陕西省共有 218 家设有超声医学专业的医疗机构参与数据上报,数据完整率为 96.33%。其中,公立医院 187 家,包括三级综合医院 42 家(19.27%),二级综合医院 114 家(52.29%),三级专科医院 8 家(3.67%),二级专科医院 23 家(10.55%);民营医院 31 家(14.22%)。各地市及各类别医院分布情况见表 3-27-1。

表 3-27-1 2019 年陕西省超声专业医疗质量控制指标抽样医疗机构分布情况

单位:家

地市	二级专科	二级综合	三级专科	三级综合	民营	合计
安康市	5	17	1	2	0	25
宝鸡市	2	13	1	2	4	22
汉中市	3	9	0	3	4	19
商洛市	4	4	1	2	2	13
铜川市	0	2	0	3	0	5
渭南市	4	15	1	1	1	22
西安市	2	30	3	16	16	67
咸阳市	1	13	1	4	2	21
延安市	1	3	0	2	1	7
榆林市	1	8	0	7	1	17
全省	23	114	8	42	31	218

(二)结构指标分析

指标 1. 超声科医师配置情况

(1)超声科医患比

2019 年陕西省医疗机构超声科医患比为 1.25 人 / 万人次。在 2017—2019 年,陕西省超声科医患比呈减少趋势,反映超声医疗需求量逐年增加(图 3-27-1)。陕西省各地市医疗机构超声科医患比见图 3-27-2,其中商洛市的超声科医患比最高,为 1.88 人 / 万人次,西安市最低,为 1.13 人 / 万人次;商洛市、铜川市、安康市、榆林市、延安市及渭南市均高于全省平均水平;而咸阳市、汉中市、宝鸡市及西安市均低于全省平均水平,提示这些地区超声科医师处于相对短缺状态。

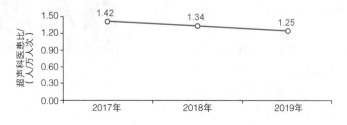

图 3-27-1 2017—2019 年陕西省超声科医患比变化情况

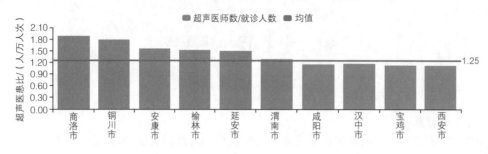

图 3-27-2　2019 年陕西省各地市超声科医患比

(2) 各类医疗机构超声科医师学历分布情况

据统计,陕西省超声科医师学历主要以学士为主。二级医院、民营医院超声科医师主要是学士及学士以下学历,硕士、博士学历超声医师主要集中在三级医院。三级医院超声科医师主要以学士、硕士学历为主,占 84.93%~89.90%,博士学历占比约 1.38%,(图 3-27-3)。三级医院的硕士、博士学历占比相对较高,有利于学科发展、科研及专业技术的开展与实施。

(3) 各类型医疗机构超声科医师职称分布情况

二级专科、二级综合及民营医院的超声科医师主要以初级、中级职称为主。三级专科及三级综合医院超声科医师中级职称占多数,副主任医师及主任医师的占比相对较高,可能是由于三级医院医师学历较高,在专业技术提升方面占据优势,同时也提示超声专业高端人才多集中在三级医院(图 3-27-4)。

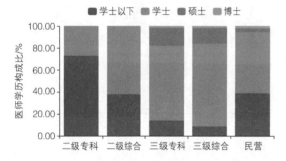

图 3-27-3　2019 年陕西省不同类型医疗机构超声科医师学历构成情况

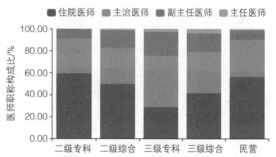

图 3-27-4　2019 年陕西省不同类型医疗机构超声科医师职称构成比

(4) 各类医疗机构超声科医师年龄分布情况汇总

各级医院 25~35 岁之间的超声科医师人数较多,占 32.67%~51.52%,说明青年医师是医师队伍的中坚力量;二级医院大于 45 岁的超声科医师人数相对三级医院与民营医院多。各级医院超声科医师队伍年轻化,提示近些年新入职的超声科医师数量上升,可能与日益增长的超声工作需求量相关,陕西省需要承担更多青年医师的培养任务(图 3-27-5)。

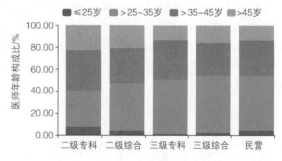

图 3-27-5　2019 年陕西省不同类型医疗机构超声科医师年龄构成比

指标 2. 超声诊室配置情况

2019 年的统计结果显示,陕西省医疗机构每万人次配备的超声诊室数平均约 0.82 个 / 万人次。铜川市、商洛市、安康市、宝鸡市及榆林市均高于全省平均水平,其中铜川市最高,约为 1.44 个 / 万人次。而西安市、延安市、汉中市、咸阳市及渭南市一些医疗机构诊室数量不足,超声诊室配置情况均低于全省平均水平。

指标 3. 工作量

(1) 门诊工作量

2019 年陕西省医疗机构日均门诊超声工作量为 165.11 人次。其中,以西安市的日均门诊工作量最高,为 228.53 人次,商洛市最低,为 79.31 人次(图 3-27-6)。不同类型医疗机构日均门诊超声工作量见图 3-27-7,三级医院的日均门诊工作量最高。

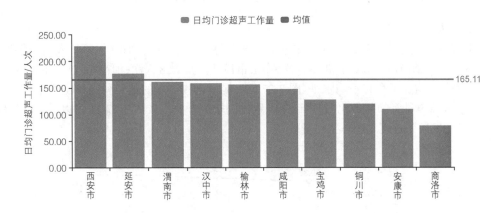

图 3-27-6　2019 年陕西省各地市医疗机构日均门诊超声工作量

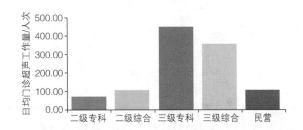

图 3-27-7　2019 年陕西省不同类型医疗机构日均门诊超声工作量

(2) 住院工作量

2019 年陕西省医疗机构日均住院超声工作量为 101.35 人次。其中,西安市最高,为 131.47 人次,商洛市最低,为 50.54 人次;西安市、宝鸡市、延安市及汉中市均高于全省平均水平 (图 3-27-8)。

(3) 急诊工作量

2019 年陕西省医疗机构日均急诊超声工作量为 9.77 人次。其中,延安市最高,为 13.54 人次,安康市最低,为 4.21 人次;延安市、西安市及渭南市均高于全省平均水平。

(4) 体检工作量

2019 年陕西省医疗机构日均体检超声工作量为 43.73 人次。其中,延安市最高,为 111.75 人次。

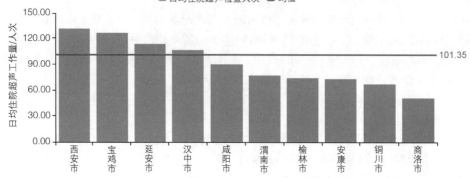

图 3-27-8　2019 年陕西省各地市医疗机构日均住院超声工作量

(5) 每日人均工作量

2017—2019 年陕西省每日人均工作量呈上升趋势(图 3-27-9)。2019 年每日人均工作量为 33.26 人次,其中,渭南市最高,为 38.43 人次,商洛市最低,为 22.83 人次;渭南市、汉中市、宝鸡市、安康市及西安市均高于全省平均水平(图 3-27-10),提示这些区域的超声科医师工作量较大,可能与这些地区超声科医师医患比、超声诊室配置比例较低有关。从图 3-27-11 可以看出,三级医院与二级综合医院每日人均超声工作量较高。

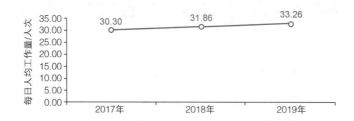

图 3-27-9　2017—2019 年陕西省每日人均超声工作量变化情况

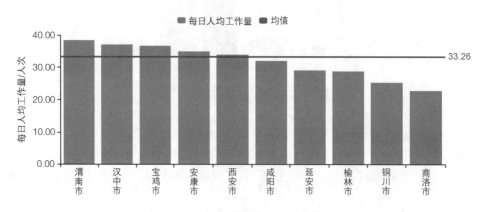

图 3-27-10　2019 年陕西省各地市医疗机构每日人均超声工作量

指标 4. 超声科医师数与超声诊断仪器数比

陕西省医疗机构超声科医师数与超声诊断仪器数比约为 1.28。其中,榆林市最高,为 1.70。而汉中市、宝鸡市、西安市及铜川市低于全省平均值。在不同类型医疗机构中,三级专科医院的比值较低,反映此类医疗机构仪器配置较为充足。

(三)过程指标分析

指标 5. 住院超声检查预约时间

2019 年的统计结果显示,陕西省医疗机构住院超声检查预约时间平均约 1.10 天。其中渭南市的住院超声平均预约时间最长,为 3.29 天,渭南市、商洛市、宝鸡市都高于全省平均水平,住院超声预约时间较长,多在 1.20~1.30 天,表明这些地区住院患者超声检查需求量大,医师及仪器数量短缺,

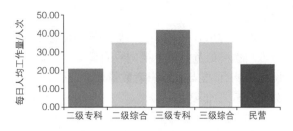

图 3-27-11　2019 年陕西省不同类型医疗机构每日人均超声工作量

需要增加人员及设备,优化检查流程,降低患者等待时间(图 3-27-12)。不同类型医疗机构中,民营医院和综合医院住院超声检查预约等待的时间较长(图 3-27-13)。

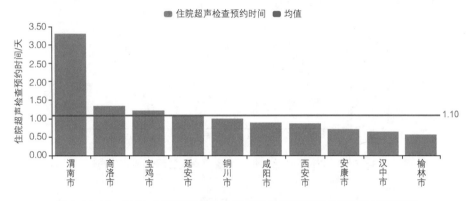

图 3-27-12　2019 年陕西省各地市医疗机构住院超声检查平均预约时间

指标 6. 危急值上报例数

2019 年,陕西省医疗机构超声危急值上报例数平均约 61.99 例(图 3-27-14)。其中商洛市最高,为 125.92 例,汉中市最低,为 31.11 例。各地市医疗机构超声科危急值上报例数差异较大,提示陕西省内对于危急值指标可能缺乏统一标准,危急值上报流程不够规范,全省应在今后的质量控制工作中规范危急值上

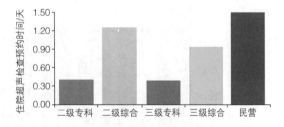

图 3-27-13　2019 年陕西省不同类型医疗机构住院超声检查平均预约时间

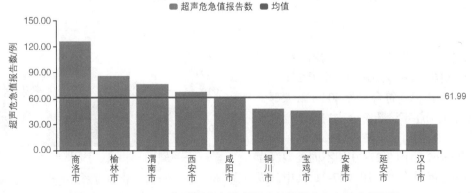

图 3-27-14　2019 年陕西省各地市医疗机构超声危急值上报例数

报要求。

在各类医疗机构中,三级综合医院与二级专科医院的危急值上报例数明显高于其他医疗机构,可能与就诊患者数量较多、病情更为复杂有关(图 3-27-15)。

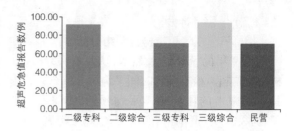

图 3-27-15　2019 年陕西省不同类型医疗机构超声危急值上报例数

(四) 结果指标分析

指标 7. 超声报告阳性率

统计数据显示,陕西省 2017—2019 年超声报告阳性率呈上升趋势(图 3-27-16)。2019 年全省的超声报告阳性率约为 70.95%,其中延安市最高,为 75.06%,商洛市最低,为 67.38%(图 3-27-17)。各地市超声报告阳性率差距不大。在不同类型医疗机构中,三级综合医院、二级综合医院的超声报告阳性率较高(图 3-27-18)。

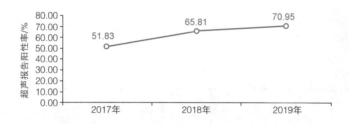

图 3-27-16　2017—2019 年陕西省超声报告阳性率变化情况

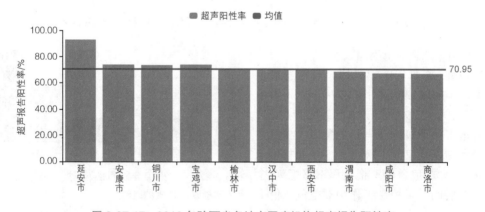

图 3-27-17　2019 年陕西省各地市医疗机构超声报告阳性率

指标 8. 超声诊断符合率

2017—2019 年陕西省超声诊断符合率的变化见图 3-27-19,2019 年低于 2018 年。2019 年的超声诊断符合率为 80.28%,大部分地市医疗机构超声诊断符合率均高于全省平均水平,其中,铜川市最高,为 89.25%,咸阳市最低,为 68.62%(图 3-27-20)。不同类型医疗机构超声诊断符合率见图 3-27-21,其中三级综合医院最高。

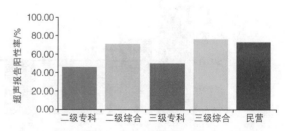

图 3-27-18　2019 年陕西省不同类型医疗机构超声报告阳性率

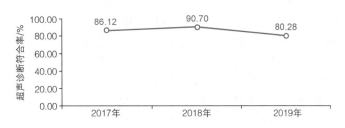

图 3-27-19　2017—2019 年陕西省超声诊断符合率变化情况

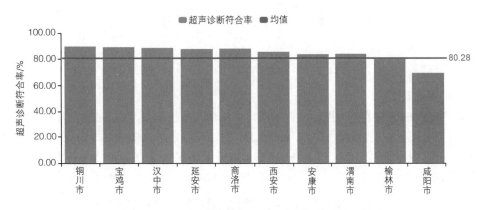

图 3-27-20　2019 年陕西省各地市医疗机构超声诊断符合率

二、问题分析及改进措施

(一) 存在的主要问题及原因分析

1. 超声从业人员短缺,超声人才分布不均衡,导致超声科医师医患比逐年下降,人口较多的城市更是低于全省平均水平。

2. 超声科医师工作量较大,每日人均工作量逐年上升,从业人员不足带来过高的工作负荷,过大的工作量及工作压力也影响超声诊断工作的质量。

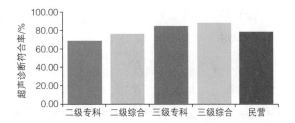

图 3-27-21　2019 年陕西省不同类型医疗机构超声诊断符合率

3. 超声诊室配置较低,人口多的城市低于全省平均水平。因不少医院存在就诊人数多、超声诊室数及仪器数不足的问题,随着超声检查在临床的应用更加广泛,这种现象将会更为突出。

4. 部分城市医疗机构住院超声检查预约时间相对较长,可能因患者超声检查需求量大,医师及仪器数量短缺所致。

5. 部分超声科主任或质量控制管理员对数据填报重视不够,存在数据不完整、数据有误、对部分指标(如超声报告阳性率、超声诊断符合率)理解有误的问题,提示今后的工作中需要对质量控制数据上报员进行培训。

6. 各地市医疗机构超声科危急值上报例数差异较大,提示陕西省内对于危急值指标需要统一标准,在今后的质量控制工作中规范危急值上报要求。

(二) 改进措施

1. 完善陕西省超声技能大赛的规章和形式,促进各医疗机构超声知识和技能的互通,以赛促教,提高陕西省超声医学专业人才培养及人才队伍建设。

2. 做好学科宣传工作,有效地吸引人才,才能逐步提高超声从业人员的数量。

3. 应结合医疗机构超声检查需求量的实际情况,增加诊室及仪器数量,优化超声检查预约流程,降低患者等待时间,切实提高患者就医体验舒适度。

4. 分地区、有计划地继续进行超声从业人员的规范化培训。

5. 定期开展学术活动,定期进行相关指南和超声诊疗规范化学习。

6. 健全超声医学质量控制网络,帮助和指导各市级质量控制中心的建立。

第二十八节 甘肃省

一、医疗服务与质量安全情况分析

(一) 数据上报概况

甘肃省共有63家设有超声医学专业的医疗机构参与数据上报,数据完整率为98.59%。其中,公立医院57家,包括三级综合医院21家(33.33%),二级综合医院31家(49.21%),三级专科医院3家(4.76%),二级专科医院2家(3.18%);民营医院6家(9.52%)。各地市州及各类别医院分布情况见表3-28-1。

表3-28-1 2019年甘肃省超声专业医疗质量控制指标抽样医疗机构分布情况

单位:家

地市州	二级专科	二级综合	三级专科	三级综合	民营	合计
白银市	0	1	0	4	0	5
定西市	0	2	0	0	0	2
嘉峪关市	1	1	0	2	0	4
金昌市	0	0	0	1	0	1
酒泉市	0	3	0	0	0	3
兰州市	0	5	2	8	1	16
临夏回族自治州	0	2	0	1	0	3
陇南市	1	7	0	1	1	10
平凉市	0	4	0	1	0	5
天水市	0	1	0	0	0	1
武威市	0	2	1	3	0	6
张掖市	0	3	0	0	4	7
全省	2	31	3	21	6	63

(二) 结构指标分析

指标 1. 超声科医师配置情况

(1) 超声科医患比

图 3-28-1 显示甘肃省超声科医患比为 1.32 人 / 万人次,反映出 2019 年甘肃省的超声科医

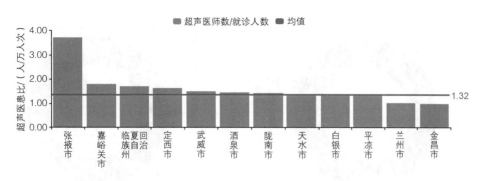

图 3-28-1　2019 年甘肃省各地市州超声科医患比

师相对充足,但全省的医疗资源分配明显不均衡,张掖市的医患比达 3.50 人 / 万人次以上,而金昌市小于 1.00 人 / 万人次,希望下一步通过分级诊疗政策的落实达到省内医疗均衡发展的目的。

2017—2019 年甘肃省超声科医患比进行纵向比较可以看出,2018 年医患比明显下降,主要是由于超声科就诊患者增加,工作量加大,从而导致的医患比下降,但至 2019 年医患比又有所上升(图 3-28-2)。

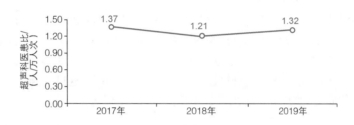

图 3-28-2　2017—2019 年甘肃省超声科医患比变化情况

(2) 超声科医师学历分布情况

由于超声科的特点和建制的历史背景及临床的巨大需求,超声从业人员队伍发展迅速,但超声科医师队伍准入标准不一,学历分布不均(图 3-28-3)。从整体学历分布来看,省内硕士、博士学历短缺,由于甘肃省医疗水平相对落后,人员学历分布参差不齐,因此在超声医务人员提升业务能力的同时,更应该提升学历,建立规范和完整的超声医学质量管理体系,提高全省超声诊断能力。

(3) 超声科医师职称分布情况

由图 3-28-4 可以看出,甘肃省内超声科医师职称分布与学历相似,主治医师及住院医师是科室的中坚力量,承担科室的主要任务及工作,因此年轻力量的培养将是目前超声专业发展的重心所在。超声科室的人员结构决定着科室发展的主要方向,完善科室梯队建设是关键。

(4) 超声科医师年龄分布情况汇总

从年龄分布情况(图 3-28-5)可以看出,甘肃省内超声科医师趋于年轻化。

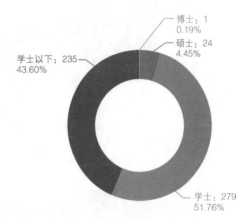

图 3-28-3　2019 年甘肃省超声科医师学历构成情况

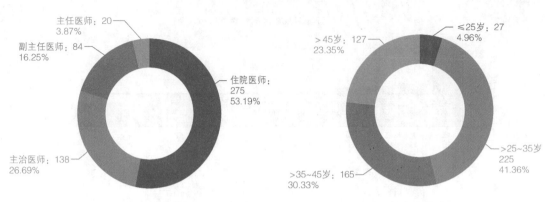

图 3-28-4　2019 年甘肃省超声科医师职称构成比　　图 3-28-5　2019 年甘肃省超声科医师年龄构成比

指标 2.　超声诊室配置情况

2019 年甘肃省平均每万超声检查人次对应 0.89 个超声诊室，兰州市作为省内医院最多、病源量密集的地区，超声诊室数 / 就诊人次数基本接近全省的平均水平，天水市与酒泉市明显低于平均水平，可以看出这两个地区超声诊室有所欠缺，相较而言，张掖市、嘉峪关市的医疗机构超声诊室充裕。

指标 3.　工作量

（1）门诊、住院、急诊、体检工作量

2019 年甘肃省各地市州医疗机构日均门诊超声工作量为 188.86 人次，日均住院超声工作量为 129.99 人次，日均急诊超声工作量为 15.38 人次，日均体检工作量为 40.92 人次。从图 3-28-6~图 3-28-9 中可见，张掖市整体病源量较少，门诊、住院、急诊、体检工作量均低于省内均值，天水市门诊患者明显高于其他区域，但填报数据中无住院、急诊患者，这可能与天水市亚学科及检查室设置有关。相较而言，兰州市各类患者日均检查量数据较完整，也具有一定的客观性。

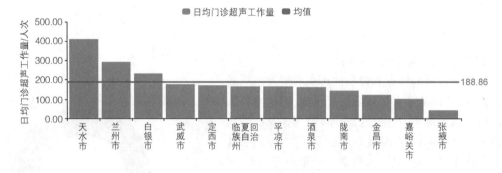

图 3-28-6　2019 年甘肃省各地市州医疗机构日均门诊超声工作量

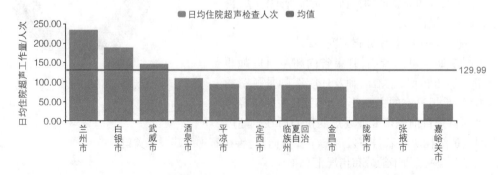

图 3-28-7　2019 年甘肃省各地市州医疗机构日均住院超声工作量

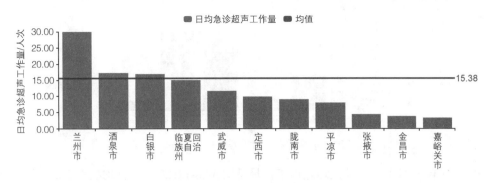

图 3-28-8　2019 年甘肃省各地市州医疗机构日均急诊超声工作量

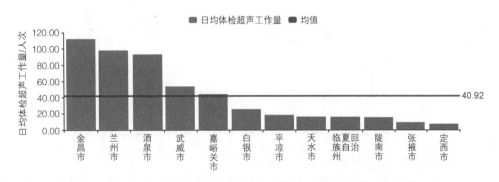

图 3-28-9　2019 年甘肃省各地市州医疗机构日均体检超声工作量

（2）每日人均工作量

2019 年甘肃省超声科医师平均每日人均工作量为 37.78 人次，省内不同地州市间超声科医师日均检查人数差异较大（图 3-28-10）。由于甘肃省地处西北，医疗事业发展相对较滞后，大部分医院亚学科建设不够全面，超声检查项目尚待完善。

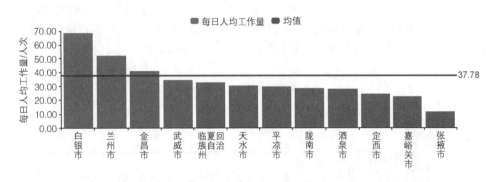

图 3-28-10　2019 年甘肃省各地市州医疗机构每日人均超声工作量

甘肃省不同类型医疗机构之间也存在差异（图 3-28-11），三级综合医院每日人均工作量为 50.75 人次，三级专科医院达 46.00 人次，这可能与医疗单位检查项目针对性不同有关，2019 年上报数据中专科医院大多数为妇幼保健医院及体检单位，检查项目针对性不同，妇幼保健医院超声检查多以胎儿系统为主，日均检查量较低。二级医院相对三级医院，每日工作量相差一半，因此省内医疗资源还需重新调配以求均衡发展。

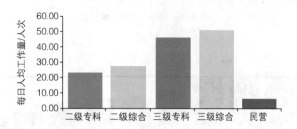

图 3-28-11 2019 年甘肃省不同类型医疗机构每日人均超声工作量

2017—2019 年甘肃省每日人均超声工作量见图 3-28-12,2017 年日均检查 28.02 人次,2018 年 32.81 人次,2019 年 35.28 人次,因此,大体趋势保持在日均 30 人次以上并呈逐年递增的变化。

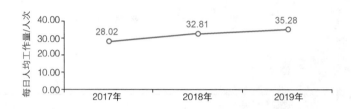

图 3-28-12 2017—2019 年甘肃省每日人均超声工作量变化情况

指标 4. 超声科医师数与超声诊断仪器数比

2019 年甘肃省超声科医师/超声诊断仪器数平均值为 1.25,可以看出平均每 4 名医师使用 3 台仪器。其中,天水市门诊患者就诊量大,设备短缺,一定程度上影响了超声科的工作进度。

从不同类型医疗机构来看,三级综合医院超声科室基本能保证每名超声科医师单独使用 1 台设备,而二级专科医院的超声诊断仪器相对欠缺,这可能与医院性质及专科设置有关。

(三)过程指标分析

指标 5. 住院超声检查预约时间

2019 年甘肃省住院超声检查预约时间平均为 2.17 天,兰州市预约等待时间明显长于其他地区,这可能是由于兰州市三级医院较多,病源量大,因此预约时间长(图 3-28-13)。不同类型医疗机构,三级综合医院预约时间明显长于其他类型机构(图 3-28-14)。

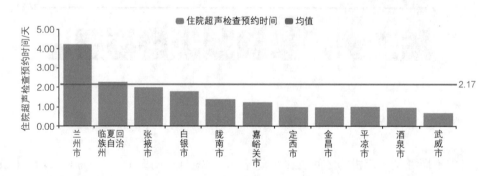

图 3-28-13 2019 年甘肃省各地市州医疗机构住院超声检查平均预约时间

指标 6. 危急值上报例数

图 3-28-15 所示,甘肃省内医疗机构危急值上报例数平均为 118.91 例。不同类型医疗

机构危急值上报例数见图 3-28-16,相较二级医疗机构,三级综合医院信息系统相对完善,上报例数明显多于其他类型;除此之外,医院性质不同,病源量及疾病类型明显不同,上报数据也有明显差异,三级专科医院如肿瘤、妇幼专业为主的医院明显危急值高于其他单位。

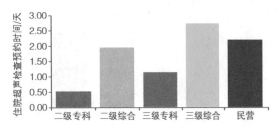

图 3-28-14　2019 年甘肃省不同类型医疗机构住院超声检查平均预约时间

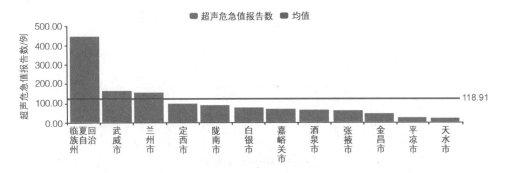

图 3-28-15　2019 年甘肃省各地市州医疗机构超声危急值上报例数

(四) 结果指标分析

指标 7. 超声报告阳性率

2019 年甘肃省超声报告阳性率平均为 79.62%(图 3-28-17)。不同类型医疗机构阳性率存在一定差异,三级综合医院及二级医院阳性率均高于三级专科医院(图 3-28-18)。2017—2019 年的超声报告阳性率逐年升高(图 3-28-19)。

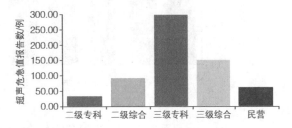

图 3-28-16　2019 年甘肃省不同类型医疗机构超声危急值上报例数

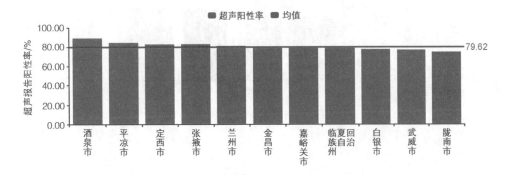

图 3-28-17　2019 年甘肃省各地市州医疗机构超声报告阳性率

指标 8. 超声诊断符合率

2019 年甘肃省超声诊断符合率为 75.40%,各类型医疗机构超声科诊断符合率基本大于 70.00%,相较于 2018 年,2019 年超声诊断符合率有所下降(图 3-28-20~ 图 3-28-22)。

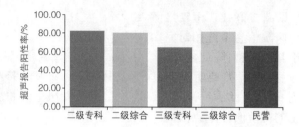

图 3-28-18　2019 年甘肃省不同类型医疗机构超声报告阳性率

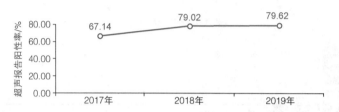

图 3-28-19　2017—2019 年甘肃省超声报告阳性率变化情况

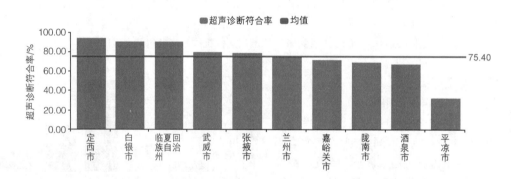

图 3-28-20　2019 年甘肃省各地市州医疗机构超声诊断符合率

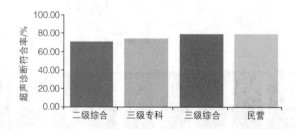

图 3-28-21　2019 年甘肃省不同类型医疗机构超声诊断符合率

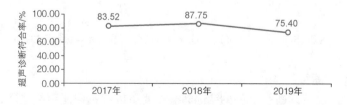

图 3-28-22　2017—2019 年甘肃省超声诊断符合率变化情况

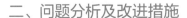

二、问题分析及改进措施

(一) 存在的主要问题及原因分析

1. 甘肃省地域限制,医疗信息化滞后,影响填报数据质量,部分数据(如体检患者、危急值上报、阳性率、诊断符合率等)缺失,省内部分医疗机构对填报指标的理解不够统一。

2. 二级医疗机构学科设置不够精细化,大部分科室超声科医师同时承担心电图等功能检查项目,并且有超声检查与心电图检查共用一间诊室的情况。

(二) 改进措施

1. 优化就医流程,缩短检查时间,提高检查效率,提升诊疗水平,全力服务临床。

2. 定期举办甘肃省超声科医师技能大赛,规范诊疗行为,提升诊疗水平。

3. 定期组织培训活动,下基层进行帮扶活动,使优质医疗资源下沉,达到省内超声报告互认标准。

4. 加强省内超声质量控制工作,提高质量控制意识,定期对质量控制数据总结汇总,重视填报工作,确保数据准确。

5. 在国家质量控制中心的带领下,建立哨点医院,针对性帮扶地市级超声医疗工作,提升业务能力及诊断水平;并且在甘肃省质量控制中心的带领下相继开展精品讲座以及主治医师和住院医师的超声技能大赛,旨在提升住院医师专业技术能力以及选拔各区域青年医师的引领人才。学习规范化培训的诊疗模式,逐步达成各县级、各市级超声报告规范一致。

第二十九节　青海省

一、医疗服务与质量安全情况分析

(一) 数据上报概况

青海省共有31家设有超声医学专业的医疗机构参与数据上报,数据完整率98.73%。其中,公立医院28家,包括三级综合医院11家(35.48%),二级综合医院14家(45.16%),三级专科医院3家(9.68%),民营医院3家(9.68%)。各地市州及各类别医院分布情况见表3-29-1。

表3-29-1　2019年青海省超声专业医疗质量控制指标抽样医疗机构分布情况

单位:家

地市州	二级专科	二级综合	三级专科	三级综合	民营	合计
西宁市	0	3	3	8	2	16
海东市	0	4	0	0	0	4
海北藏族自治州	0	2	0	0	0	2
海南藏族自治州	0	1	0	1	0	2
海西蒙古族藏族自治州	0	1	0	1	1	3
果洛藏族自治州	0	2	0	0	0	2
黄南藏族自治州	0	1	0	1	0	2
全省	0	14	3	11	3	31

(二) 结构指标分析

指标 1. 超声科医师配置情况

(1) 超声科医患比

2019 年青海省海北藏族自治州超声科医患比最高,西宁市医患比最低(图 3-29-1)。可能与以下因素有关:①西宁市、海东市为青海省经济最发达地区;②西宁市和海东市集中了青海省64.08% 的人口;③西宁市集中了青海省所有的三甲医院,因此就诊患者多,医患比最低。

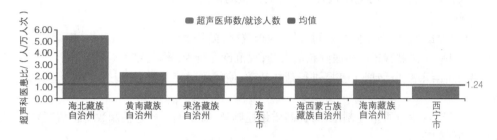

图 3-29-1 2019 年青海省各地市州超声科医患比

2017—2019 年青海省大部分地区超声科医患比呈逐年下降趋势(图 3-29-2),分析原因为:①考虑与国家精准扶贫政策中人口迁移有关,在质量控制督查走访时看到部分城镇迁移至西宁市周边,并且西宁市交通便利,患者增多,部分地区医患比下降。②近几年西宁市三级医院虽然加大了超声科医师的招聘,超声科医师数量增加了,但是患者数量增加更明显,使全省的医患比呈下降趋势。

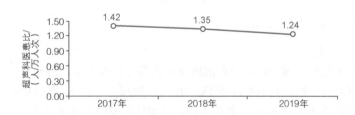

图 3-29-2 2017—2019 年青海省超声科医患比变化情况

(2) 超声科医师学历分布情况

青海省超声科医师以学士学历为主体,高学历人才缺乏,硕士占比只有 1.61%,博士学位占比为零(图 3-29-3)。这主要是因为青海大部分地区地广人稀,经济欠发达,医师再教育完成困难,因此人才匮乏,特别是缺少高学历人才。

(3) 超声科医师职称分布情况

青海省超声科医师以住院医师、主治医师为主,副主任医师占比为 17.07%,但主任医师占比很小(图 3-29-4)。由于青海省超声科医师学历、工作平台、资质、专业考试等方面的限制,很多医师在晋升中以主治医师为终点,下一步职称晋升困难,低学历造就低职称,因此高级职称占比低,特别是在青海省基层医

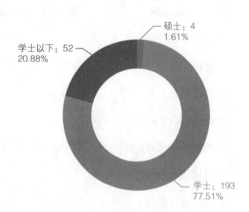

图 3-29-3 2019 年青海省超声科医师学历构成情况

院表现得更明显。

(4) 超声科医师年龄分布情况汇总

青海省超声科医师年龄构成中,>25~35 岁的最多;其次为 >35~45 岁;≤25 岁的占比最少,说明在年龄构成中,青海省超声科医师以中青年为主(图 3-29-5)。

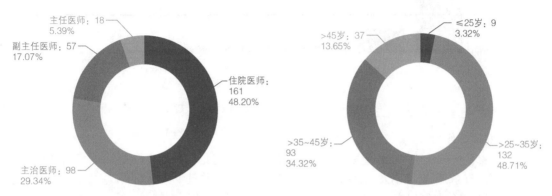

图 3-29-4　2019 年青海省超声科医师职称构成比　　图 3-29-5　2019 年青海省超声科医师年龄构成比

指标 2. 超声诊室配置情况

青海省各医疗机构超声诊室数 / 就诊人次数平均为 0.66 个 / 万人次,其中果洛藏族自治州最高,西宁市最低。果洛藏族自治州虽然地域环境恶劣,平均海拔 4 200m,人口稀少,但是由于国家医疗改革及精准扶贫项目等支持,县级及州级医院平均 2~3 台超声仪器,诊室配置较完善,因此果洛藏族自治州的比值最高。西宁市的超声诊室数 / 就诊人次数比值最低,调研发现西宁市各级各类医院都存在办公面积紧缺,超声诊室配置紧缺的情况。

指标 3. 工作量

(1) 门诊工作量

青海省各地市州的医疗机构中西宁市的日均门诊超声工作量最高,这主要是因为西宁市及其周围地区人口占青海省的 60% 以上,并且西宁市囊括了青海省所有三级综合医院、三级专科医院,因此门诊工作量最多。由于海北藏族自治州地广人稀,所以日均工作量最少(图 3-29-6)。

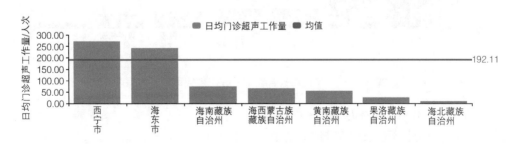

图 3-29-6　2019 年青海省各地市州医疗机构日均门诊超声工作量

(2) 住院工作量

青海省各地市州医疗机构中西宁市的日均住院超声工作量最多,果洛藏族自治州最少,可能是因为西宁市分布了青海省所有综合型及专科型三级医院,还拥有青海省最多的床位数,因此日均住院超声工作量最多。海东市日均住院超声工作量在青海省位居第四,可能与地理位置关系较大,因其距离西宁市较近,所以该地区的大部分住院患者会选择去西宁市就医。果洛藏族自治州的医疗机构床位数少,因此日均住院超声工作量最低(图3-29-7)。

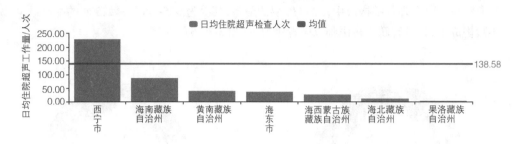

图3-29-7　2019年青海省各地市州医疗机构日均住院超声工作量

(3) 急诊工作量

青海省日均急诊超声工作量以海南藏族自治州最多,考虑与其地理位置有关,海南藏族自治州位于青海省东部,交通不发达,山地较多,患者就医困难,并且少数民族人口占比较高,特别是妇产科急诊、外伤就医以夜间急诊多见,因此当地医院夜间急诊压力较大。

(4) 体检工作量

青海省各地市州医疗机构日均体检超声工作量西宁市最高,可能是因为:①西宁市参与填报数据的医疗机构较多;②西宁市各大医疗机构均设有体检中心,几乎承担了青海省大部分的体检任务,其他各地体检工作量较少,只承担少量普查任务,如妇女两癌筛查等。

(5) 每日人均工作量

青海省医疗机构每日人均工作量海东市最高,其次为西宁市,海北藏族自治州最少(图3-29-8),分析原因与青海省超声科医师地区分布有关,近几年青海省三级医院加大了超声科医师的招聘,西宁市医师数量增加较明显,但海东市人口占比在青海省较高,医师数量无增加,因此每日人均工作量高。其他各地每日人均工作量低于均值,与人口较少、精准扶贫人口迁移有关。

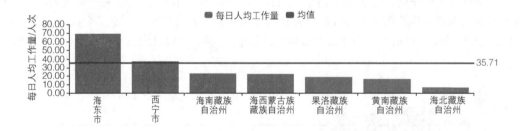

图3-29-8　2019年青海省各地市州医疗机构每日人均超声工作量

不同类型医疗机构每日人均超声工作量二级医院和三级专科医院较多,这与青海省的特殊情况有关。青海省二级医院几乎每个县一家,而每家医院拥有2~3台超声诊断仪器,部分二级医院超声科工作人员1~2名,因此人均工作量较高。青海省三级专科医院只有三家,分别为儿科、心血管科、妇产科,这三家医院承担的专科疾病工作量大,但超声科医师数量少,因此每日人均工作量也较高(图3-29-9)。

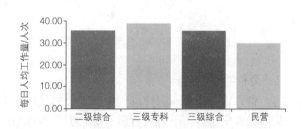

图3-29-9　2019年青海省不同类型医疗机构每日人均超声工作量

2017—2019年青海省每日人均超声工作量变化不明显,2019年较前两年略有上升(图3-29-10),考虑与我国提高全民基本医疗保障制度相关,并与各级医院相继开展新业务、新技术(如肌骨超声检查、超声造影检查等)有关。

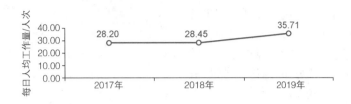

图 3-29-10 2017—2019 年青海省每日人均超声工作量变化情况

指标 4. 超声科医师数与超声诊断仪器数比

青海省各地市州医疗机构超声科医师数与超声诊断仪器数比均值为 1.66,海南藏族自治州、海北藏族自治州、黄南藏族自治州高于均值。海东市、果洛藏族自治州、海西蒙古族藏族自治州低于均值,这是因为海东市、海西蒙古族藏族自治州经济条件较好,医院仪器设备投入较高,因此该数值低于均值;而果洛藏族自治州参与数据填报的医院在一定程度上反映了青海省部分边远地区的实际情况,即仪器缺乏,医师不足。

2019 年青海省三级综合医院的超声科医师数/超声诊断仪器数比值较高,民营医院最低,但差别不显著,这与超声科医师在不同类型医疗机构及不同地域的分布有关。二级医院的医师数量和超声仪器数量都少,三级医院的医师数量多,超声仪器数量也多,因此不同类型医疗机构的该比值差别不大。

(三) 过程指标分析

指标 5. 住院超声检查预约时间

青海省各地市州的住院超声检查预约时间均值为 1.65 天,西宁市及海南藏族自治州的预约时间最长,其他地区均低于均值(图3-29-11),而西宁市平均预约时间最长与青海省2家民营医院均位于西宁市有关。青海省公立三级医院对门诊患者、临床路径患者的超声预约检查有明确规定,需当日完成,预约平均时间较长与超声介入、超声造影等患者的预约有关。而民营医院预约时间较长与医师流动频繁相关,部分检查医师执业地点、时间不固定,因此预约时间较长(图3-29-12)。

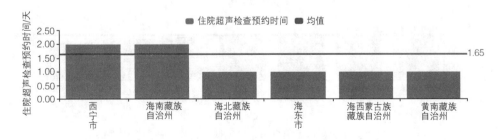

图 3-29-11 2019 年青海省各地市州医疗机构住院超声检查平均预约时间

指标 6. 危急值上报例数

根据图 3-29-13,西宁市危急值上报例数较多,与西宁市门诊及住院患者多、三级医院多、医疗技术水平较高相关。黄南藏族自治州上报例数最多,与边远地区诊断主要依据超声检查有关。

青海省不同类型医疗机构危急值上报例数民营医院最少,与民营医院门诊及住院患者少,超声科医师流动性大相关。而三级综合医院最多,其次为三级专科医院,再次为二级综合医院,这与青海省人口分布、门诊患者量、医院床位数等相关(图 3-29-14)。

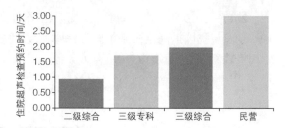

图 3-29-12　2019 年青海省不同类型医疗机构住院超声检查平均预约时间

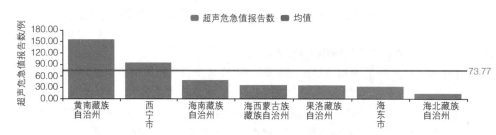

图 3-29-13　2019 年青海省各地市州医疗机构超声危急值上报例数

(四) 结果指标分析

指标 7. 超声报告阳性率

从图 3-29-15、图 3-29-16 中可见,海南藏族自治州、果洛藏族自治州、海西蒙古族藏族自治州高于全省平均值,西宁市与平均水平持平,其他地区各级医院报告阳性率较低。近两年我国在藏牧区致力消灭棘球蚴病(包虫病),超声检查对棘球蚴病的检出更方便快捷,因此报告阳性率也较高。其他地区经济相对较好,人们对健康意识认知较高,因此超声报告阳性率较低。

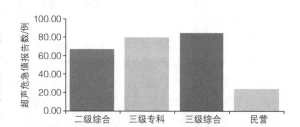

图 3-29-14　2019 年青海省不同类型医疗机构超声危急值上报例数

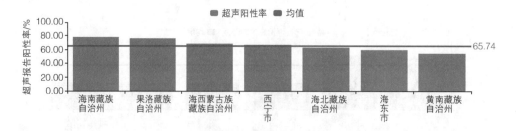

图 3-29-15　2019 年青海省各地市州医疗机构超声报告阳性率

图 3-29-17 中显示,2017—2019 年青海省超声报告阳性率逐年上升,原因为:①近年来青海省超声质量控制中心加大了对超声科医师的规范化培训,使超声科医师的检查水平有所提高。②由于国家精准扶贫政策的原因,边远地区农牧民的超声检查更加方便快捷。

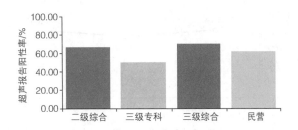

图 3-29-16 2019 年青海省不同类型医疗机构超声报告阳性率

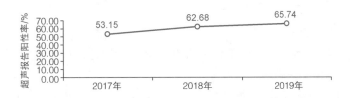

图 3-29-17 2017—2019 年青海省超声报告阳性率变化情况

指标 8. 超声诊断符合率

图 3-29-18、图 3-29-19 显示青海省超声诊断符合率均值为 83.52%,不同类型医疗机构超声诊断符合率差别不显著。详细了解数据填报过程得知,青海省部分二级医院无手术开展,未设置病理科,因此超声结果作为临床诊断依据,诊断符合率较高;而在经济相对较好的地区,计算诊断符合率时只计算了手术科室的患者,而且当病理诊断与超声诊断不一致时全部计算为不符合,因此超声诊断符合率较低,固然有诊断水平的原因,但也与对指标的理解及填报有关,今后需进一步加强填报前的培训。

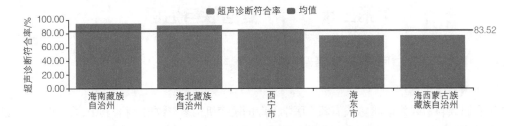

图 3-29-18 2019 年青海省各地市州医疗机构超声诊断符合率

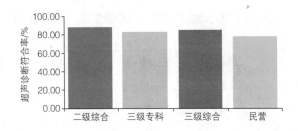

图 3-29-19 2019 年青海省不同类型医疗机构超声诊断符合率

图 3-29-20 显示青海省 2017—2019 年的超声诊断符合率无明显变化,需要加强各级各类医院的数据填报前培训,加大数据填报前培训的覆盖范围,因此未来应增设哨点医院。

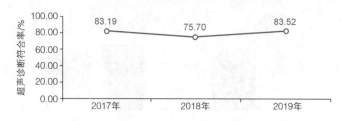

图 3-29-20　2017—2019 年青海省超声诊断符合率变化情况

二、问题分析及改进措施

（一）存在的主要问题及原因分析

1. 青海省超声科医师学历水平较低,高学历人才极度缺乏,与青海省大部分地区地理环境恶劣、经济条件落后、留不住高学历人才有关。

2. 对结构指标的填报有误,与部分医院学科建设未完善相关,部分二级医院无超声学科,为功能科下属超声学组,督查中发现,数据登记较混乱,比如在危急值上报中将部分心电图危急值也登记在内。

3. 青海省超声诊断符合率均值较低,说明误诊率和漏诊率较高。分析原因,首先,与诊断水平较低有关;其次,与对数据指标解读不透彻有关。

（二）改进措施

1. 加强青海省超声科医师的学历教育水平,督促相关部门招聘超声科医师时对学历严格把关。

2. 加强对青海省各类各级医院的超声学科建设,培训数据填报人员对各项指标的理解能力。

3. 进一步提高各级医院超声工作人员的诊断水平,加强培训数据填报人员对《超声医学专业质量管理控制指标专家共识》的理解。

第三十节　宁夏回族自治区

一、医疗服务与质量安全情况分析

（一）数据上报概况

宁夏回族自治区共有 48 家设有超声医学专业的医疗机构参与数据上报,其中,公立医院 38 家,包括三级综合医院 10 家(20.84%),二级综合医院 16 家(33.33%),三级专科医院 1 家(2.08%),二级专科医院 11 家(22.91%);民营医院 10 家(20.84%)。各地市及各类别医院分布情况见表 3-30-1。

表 3-30-1　2019 年宁夏回族自治区超声专业医疗质量控制指标抽样医疗机构分布情况

单位:家

地市	二级专科	二级综合	三级专科	三级综合	民营	合计
固原市	4	5	0	1	1	11
石嘴山市	3	3	0	3	1	10
吴忠市	3	3	0	2	4	12
银川市	1	5	1	5	4	14
中卫市	0	0	0	1	0	1
全自治区	11	16	1	10	10	48

(二)结构指标分析

指标 1. 超声科医师配置情况

(1)超声科医患比

2019 年宁夏回族自治区超声科医患比的均值为 0.92 人/万人次,固原市每万人次就诊患者平均拥有的超声科医师数量最多,医患比为 1.78 人/万人次;中卫市、吴忠市、石嘴山市医患比均高于均值;银川市的医患比最低,为 0.55 人/万人次(图 3-30-1)。

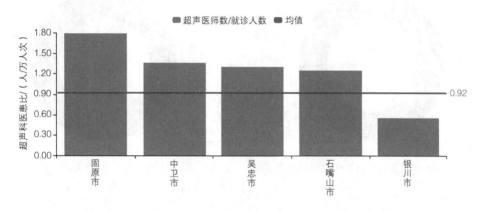

图 3-30-1 2019 年宁夏回族自治区各地市超声科医患比

2017—2019 年宁夏回族自治区超声的平均医患比依次为:1.33、1.10、0.92 人/万人次,纵向对比连续三年的数据发现超声科医患比逐年下降(图 3-30-2)。

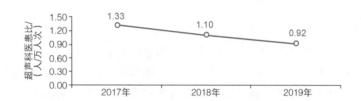

图 3-30-2 2017—2019 年宁夏回族自治区超声科医患比变化情况

(2)超声科医师学历分布情况

宁夏回族自治区超声科医师的学历主要以学士学位为主,占总人数的 53.02%;其次为学士以下学历,占 45.61%;硕士学位较少,占 1.37%(图 3-30-3)。

(3)超声科医师职称分布情况

宁夏回族自治区不同医疗机构中超声科以住院医师为主,占 44.79%,呈年轻化态势;其次为主治医师,有 101 人,占 28.45%,主治医师在民营医院、二级综合医院以及三级综合医院中构成比例较高。副主任医师及主任医师所占比例分别为:21.13%、5.63%(图 3-30-4)。

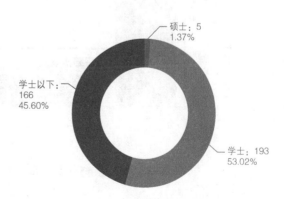

图 3-30-3 2019 年宁夏回族自治区超声科医师学历构成情况

（4）超声科医师年龄分布情况汇总

宁夏回族自治区超声科医师年龄构成主要以 25~45 岁为主,从各类医疗机构超声科医师年龄构成比可以看出,年轻医师占主力,45 岁以上的高年资医师所占比例相对较少,医师年龄梯队构成合理(图 3-30-5)。

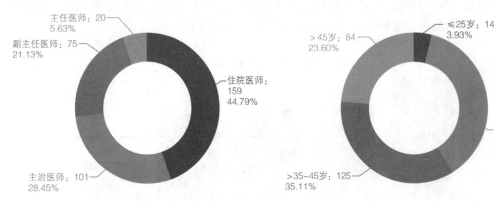

图 3-30-4 2019 年宁夏回族自治区超声科医师职称构成比

图 3-30-5 2019 年宁夏回族自治区超声科医师年龄构成比

指标 2. 超声诊室配置情况

2019 年宁夏回族自治区超声诊室数 / 就诊人次数的均值为 0.90 个 / 万人次,较前两年有所提高。其中,固原市超声诊室数与就诊人次数的比值最高,为 1.12 个 / 万人次,与固原市每万人次就诊患者平均拥有的超声科医师数最高具有相关性;石嘴山市和中卫市的比值分别为 0.95、0.91 个 / 万人次,吴忠市和银川市的比值低于均值。

指标 3. 工作量

（1）门诊工作量

2019 年宁夏回族自治区日均门诊超声检查工作量约为 166.25 人次,其中,银川市的日均门诊超声工作量为 305.71 人次,明显高于全省平均值,这是由于全自治区的三级综合医院主要集中在银川市,各县市如遇疑难病例就直接前往上级医疗机构就诊;石嘴山市为 139.05 人次,略低于均值;吴忠市、固原市、中卫市的日均门诊超声工作量明显低于均值(图 3-30-6)。

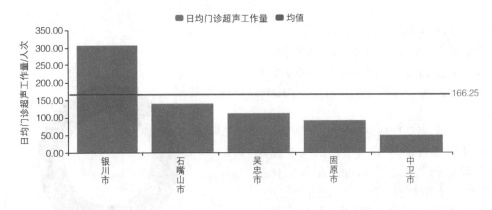

图 3-30-6 2019 年宁夏回族自治区各地市医疗机构日均门诊超声工作量

（2）住院工作量

2019 年宁夏回族自治区各地市医疗机构日均住院超声检查工作量的平均水平为 101.94 人

次,其中,中卫市人口密度较大,医疗机构较少,所以日均住院超声工作量较大,高达263.31人次,其次为银川市191.61人次,高于平均水平;石嘴山市与固原市均略低于平均水平;吴忠市由于距离银川市较近,疑难病例会选择前往银川市三甲医院住院治疗,因而可能导致吴忠市日均住院超声工作量最低(图3-30-7)。

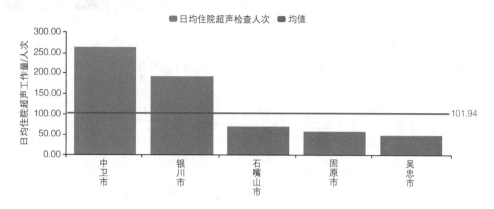

图 3-30-7 2019 年宁夏回族自治区各地市医疗机构日均住院超声工作量

(3) 急诊工作量

宁夏回族自治区日均急诊超声检查工作量的平均水平为26.66人次。银川市接收的急诊患者数量居首位,明显高于平均水平;中卫市次之;石嘴山市、吴忠市与固原市的工作量均低于平均水平。这主要是银川市三级医院聚集,急诊接收和诊治效率高、力度大,且三级医院抢救设备完善、先进,部分急诊患者在县市级及二级医院无法给予及时有效的救治时,都第一时间转诊至银川市区的三级医院,因而导致三级医院急诊患者量增加,急诊超声检查工作繁重。

(4) 体检工作量

宁夏回族自治区不同地区医疗机构日均体检超声工作量的平均水平为51.21人次,其中,银川市、中卫市、石嘴山市的工作量均高于平均水平,这主要是由于这三个地区三级综合医院集中,具有体检部门、各类体检中心的医疗机构相对较多,且随着生活水平的不断提高,对体检的重视程度也越来越强烈,因而,接待的体检人员较多,日均体检超声工作量较高。

(5) 每日人均工作量

2019 年宁夏回族自治区医疗机构超声科每日人均工作量平均水平为42.06人次,其中,银川市每日人均工作量66.15人次,远高于平均水平。其余地区均在平均水平以下(图3-30-8)。从图

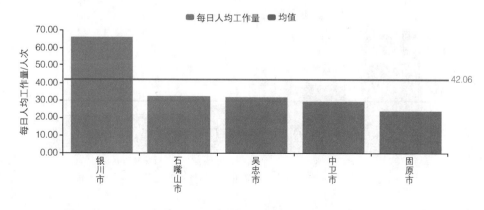

图 3-30-8 2019 年宁夏回族自治区各地市医疗机构每日人均超声工作量

3-30-9 可看出三级综合医院超声科每日人均工作量最高，其余类型医疗机构略低，民营医院最低。纵向比较 2017—2019 年宁夏回族自治区医疗机构超声科每日人均工作量平均水平的变化，发现呈逐年上升的趋势（图 3-30-10），这可能与国家大力扶持医院建设，注重全民身心健康，普及全民医保等政策，增加超声诊室的开设数量等有关。

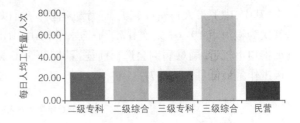

图 3-30-9　2019 年宁夏回族自治区不同类型医疗机构每日人均超声工作量

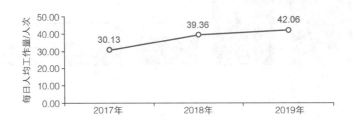

图 3-30-10　2017—2019 年宁夏回族自治区每日人均超声工作量变化情况

指标 4. 超声科医师数与超声诊断仪器数比

2019 年宁夏回族自治区超声科医师数与超声诊断仪器数比的均值约 0.93，除银川市外其他地区比例均高于平均水平。不同类型医疗机构中，二级专科医院超声科医师数与仪器数的比值约为 1.06，二级综合医院约为 1.49，三级综合医院约为 0.52，民营医院约 1.74。民营医院的比值最高，而三级综合医院由于患者人流量大、所配备的仪器种类也相应增多，因此比值最低。

（三）过程指标分析

指标 5. 住院超声检查预约时间

宁夏回族自治区住院超声检查预约时间均值为 1.26 天，中卫市、银川市均高于均值，其中中卫市的住院超声检查预约时间最长，这与中卫市住院工作量大有关；吴忠市 1.18 天，接近均值水平，石嘴山市及固原市预约时间均低于均值（图 3-30-11）。二级综合医院因患者量相对较少，相应的超声检查平均预约时间短；民营医院虽然患者相对较少，但因超声诊断仪器数量也较少，因此相应的超声检查平均预约时间不短；三级综合医院虽然超声科医师数及超声诊断仪器数较多，但患者较多，因此总体预约时间居中（图 3-30-12）。

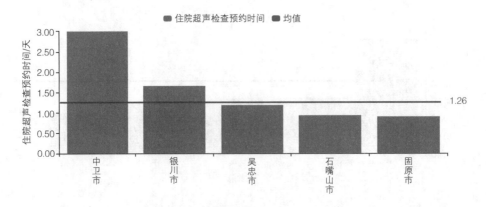

图 3-30-11　2019 年宁夏回族自治区各地市医疗机构住院超声检查平均预约时间

指标 6. 危急值上报例数

宁夏回族自治区超声危急值报告数均值约118.71 例，其中固原市、银川市危急值报告数远高于均值，中卫市、石嘴山市及吴忠市危急值报告数均低于均值（图3-30-13）。三级综合医院因危重患者较多，且就诊的疑难杂症患者数量多，因此危急值报告数远高于其他类型医疗机构（图3-30-14）。

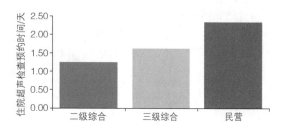

图 3-30-12　2019 年宁夏回族自治区不同类型医疗机构住院超声检查平均预约时间

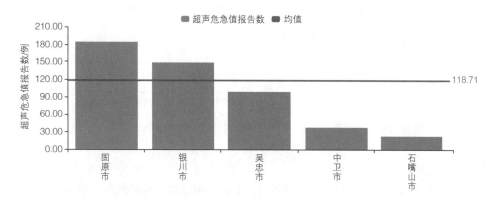

图 3-30-13　2019 年宁夏回族自治区各地市医疗机构超声危急值上报例数

（四）结果指标分析

指标 7. 超声报告阳性率

2019 年宁夏回族自治区超声报告阳性率均值约73.83%，其中固原市、中卫市、石嘴山市均略高于均值，银川市、吴忠市均低于均值（图3-30-15）。二级综合医院及三级综合医院超声报告阳性率较高，其余类型医院较低（图3-30-16）。2017—2019 年宁夏回族自治区的超声报告阳性率由 2017 年的 44.55% 急速上升到 2018 年的 73.30%，再到 2019 年稳步上升为 73.83%（图3-30-17）。

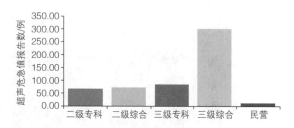

图 3-30-14　2019 年宁夏回族自治区不同类型医疗机构超声危急值上报例数

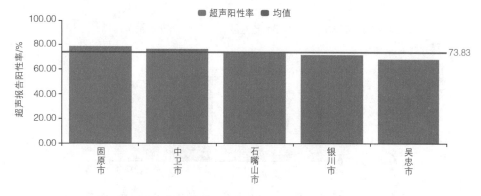

图 3-30-15　2019 年宁夏回族自治区各地市医疗机构超声报告阳性率

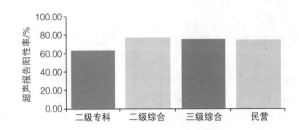

图 3-30-16　2019 年宁夏回族自治区不同类型医疗机构超声报告阳性率

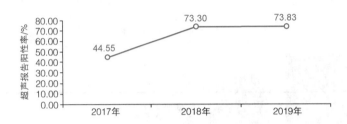

图 3-30-17　2017—2019 年宁夏回族自治区超声报告阳性率变化情况

指标 8. 超声诊断符合率

宁夏回族自治区超声诊断符合率均值约 81.41%，其中银川市的诊断符合率最高，为 89.83%，这与银川市超声科医师的学历结构、临床经验、团队力量等密不可分；吴忠市为 87.06%，高于均值，固原市及石嘴山市均低于均值（图 3-30-18）。三级医院的超声诊断符合率较高，二级医院略低（图 3-30-19）。2017—2019 年超声诊断符合率呈先略上升后又稍下降的趋势（图 3-30-20）。

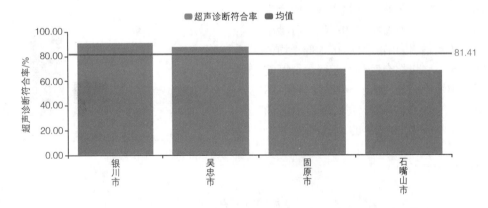

图 3-30-18　2019 年宁夏回族自治区各地市医疗机构超声诊断符合率

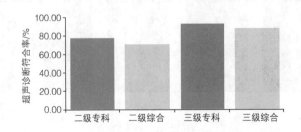

图 3-30-19　2019 年宁夏回族自治区不同类型医疗机构超声诊断符合率

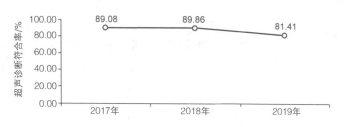

图 3-30-20 2017—2019 年宁夏回族自治区超声诊断符合率变化情况

二、问题分析及改进措施

（一）存在的主要问题及原因分析

1. 银川市三级综合医院和各类体检医疗机构相对聚集，所以超声科医师日均门诊检查工作量较大，且统计数据显示，银川市三级综合医院超声科医师日均体检工作量高出平均水平的 2 倍，高学历、高诊断水平的三级综合医院超声科医师承担大量体检工作，致使超声科医师除日常超声诊疗工作外，还要超负荷完成体检工作。

2. 宁夏回族自治区三级综合医院危急值上报数量远远高于二级医院，且集中在银川市，这主要是由于宁夏回族自治区的三级医院数量较少，三级综合医院中诊疗水平较高的医院也集中在银川市，而其他二级医院及民营医院诊断和救治危重症患者的能力较低，且对危急值上报重视程度不高。

（二）改进措施

1. 宁夏回族自治区超声科医师年龄及职称构成比显示，超声科医师呈年轻化态势，年轻医师担负着超负荷的临床工作，下一步将通过提高医师待遇，引进高质量人才，来减轻工作负荷。并通过加强对年轻医师的教育培训，提高诊断水平。

2. 宁夏回族自治区二级医院危急值上报重视不够，下一步应加大对二级医院危急值上报的管控，做到及时上报、及时救治、及时转诊，让患者得到及时有效的救治。

第三十一节 新疆维吾尔自治区

一、医疗服务与质量安全情况分析

（一）数据上报概况

2019 年新疆维吾尔自治区共有 89 家设有超声医学专业的医疗机构参与数据上报，数据完整率为 100%。其中，公立医院 88 家，包括三级综合医院 23 家（25.84%），二级综合医院 56 家（62.92%），三级专科医院 5 家（5.62%），二级专科医院 4 家（4.50%）；民营医院 1 家（1.12%）。各地市州及各类别医院分布情况见表 3-31-1。

表 3-31-1 2019 年新疆维吾尔自治区超声专业医疗质量控制指标抽样医疗机构分布情况

单位：家

地市州	二级专科	二级综合	三级专科	三级综合	民营	合计
阿克苏地区	0	5	1	1	0	7
阿勒泰地区	0	4	0	1	0	5
巴音郭楞蒙古自治州	1	1	0	1	0	3
博尔塔拉蒙古自治州	0	5	0	1	0	7

续表

地市州	二级专科	二级综合	三级专科	三级综合	民营	合计
昌吉回族自治州	0	3	0	1	0	4
哈密市	0	2	0	1	0	3
和田地区	0	8	0	1	0	9
喀什地区	0	5	0	2	0	7
克拉玛依市	0	3	0	1	0	4
克孜勒苏柯尔克孜自治州	0	2	0	1	0	3
塔城地区	0	2	0	1	0	3
吐鲁番市	0	2	0	1	0	3
乌鲁木齐市	0	3	3	6	1	13
伊犁哈萨克自治州	2	11	1	4	0	18
全自治区	4	56	5	23	1	89

(二)结构指标分析

指标 1. 超声科医师配置情况

(1)超声科医患比

新疆维吾尔自治区的超声科医患比均值为 1.26 人/万人次,阿勒泰地区、喀什地区、博尔塔拉蒙古自治州、塔城地区、巴音郭楞蒙古自治州、伊犁哈萨克自治州、昌吉回族自治州高于均值,其中阿勒泰地区最高,为 2.17 人/万人次;其余地区低于均值,吐鲁番市最低,为 0.95 人/万人次(图 3-31-1)。

2017—2019 年超声科医患比呈下降趋势,由 2017 年的 1.44 人/万人次下降到 2019 年的 1.26 人/万人次,提示超声科医师在一定程度上出现了流失,超声科医师在新疆维吾尔自治区处于短缺状态(图 3-31-2)。

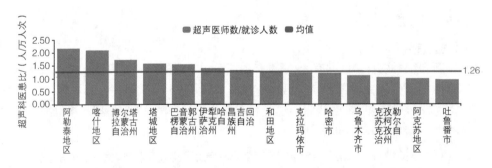

图 3-31-1 2019 年新疆维吾尔自治区各地市州超声科医患比

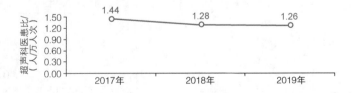

图 3-31-2 2017—2019 年新疆维吾尔自治区超声科医患比变化情况

（2）超声科医师学历分布情况

新疆维吾尔自治区超声科医师以学士学历占比最高，为49.45%，其次为学士以下，占39.29%，硕士占比为10.77%，博士占比最低，为0.49%（图3-31-3）。超声科医师以学士及以下学历为主，由此可见，新疆维吾尔自治区严重缺乏高学历的超声科医师。

（3）超声科医师职称分布情况

新疆维吾尔自治区超声科以住院医师居多，占46.42%，其次为主治医师，占31.49%，副主任医师占14.45%，主任医师占7.64%。提示高级职称的超声科医师偏少（图3-31-4）。

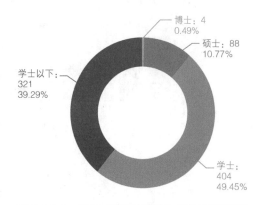

图 3-31-3 2019年新疆维吾尔自治区超声科医师学历构成情况

（4）超声科医师年龄分布情况汇总

新疆维吾尔自治区超声科医师的年龄>25~35岁的最多，占46.29%，>35~45岁的次之，占30.38%，>45岁的较少，占19.62%，≤25岁的最少，占3.71%。说明中青年是超声科的主力军，应注重对青年医师的培养（图3-31-5）。

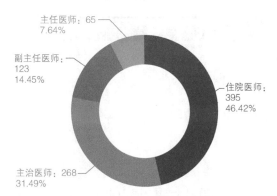

图 3-31-4 2019年新疆维吾尔自治区超声科医师职称构成比

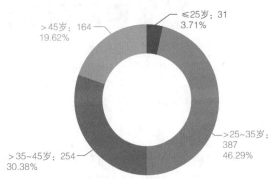

图 3-31-5 2019年新疆维吾尔自治区超声科医师年龄构成比

指标2. 超声诊室配置情况

新疆维吾尔自治区各地市州医疗机构超声诊室数/就诊人次数的均值0.83个/万人次。喀什地区、博尔塔拉蒙古自治州、塔城地区、阿勒泰地区、哈密市、巴音郭楞蒙古自治州、克拉玛依市、乌鲁木齐市高于均值，其中喀什地区的比值最高，为1.51个/万人次；其余地区低于平均值，吐鲁番市比值最低，为0.55个/万人次。

指标3. 工作量

（1）门诊工作量

新疆维吾尔自治区各地市州医疗机构日均门诊超声工作量均值为167.38人次，乌鲁木齐市、喀什地区、昌吉回族自治州、巴音郭楞蒙古自治州、阿克苏地区、和田地区高于均值，其余地区低于平均值，乌鲁木齐市高达337.22人次，表明该地区患者就诊量较大，超声科医师工作压力较大，可能与乌鲁木齐市是省会城市，有较多的三甲医院，在区内拥有患者向往的知名专家和教授，因此患者就诊量较多，出现"供不应求"的现象有关（图3-31-6）。

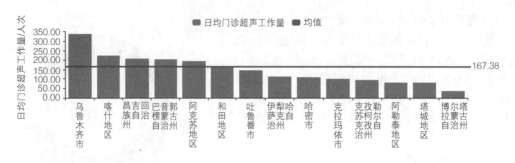

图 3-31-6　2019 年新疆维吾尔自治区各地市州医疗机构日均门诊超声工作量

(2) 住院工作量

新疆维吾尔自治区各地市州医疗机构日均住院超声工作量均值为 141.61 人次,乌鲁木齐市、喀什地区在均值以上,其中乌鲁木齐市日均住院超声工作量最多,为 354.39 人次;其余地区低于平均值,博尔塔拉蒙古自治州日均住院超声工作量最低,为 44.29 人次(图 3-31-7)。

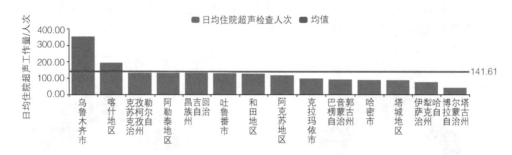

图 3-31-7　2019 年新疆维吾尔自治区各地市州医疗机构日均住院超声工作量

(3) 急诊工作量

新疆维吾尔自治区各地市州医疗机构日均急诊超声工作量均值为 15.86 人次,克拉玛依市、喀什地区、乌鲁木齐市、巴音郭楞蒙古自治州、和田地区在均值以上,其中克拉玛依市日均急诊超声工作量最多,为 37.61 人次;其余地区在均值以下,博尔塔拉蒙古自治州日均急诊超声工作量最低,为 4.18 人次。

(4) 体检工作量

新疆维吾尔自治区各地市州医疗机构日均体检超声工作量均值为 56.31 人次,喀什地区、昌吉回族自治州、克拉玛依市、乌鲁木齐市、哈密市、阿克苏地区、克孜勒苏柯尔克孜自治州在均值以上,其中喀什地区日均体检超声工作量最多,为 107.06 人次;其余地区在均值以下,其中阿勒泰地区日均体检超声工作量最低,为 21.20 人次。

(5) 每日人均工作量

新疆维吾尔自治区各地市州医疗机构超声科每日人均工作量均值为 36.58 人次,喀什地区、阿克苏地区、吐鲁番市、克孜勒苏柯尔克孜自治州、阿勒泰地区、和田地区、乌鲁木齐市在均值以上,其中喀什地区最多,为 59.42 人次;其余地区低于平均值,塔城地区最低,为 25.39 人次(图 3-31-8)。

不同类型医疗机构中,三级专科医院的每日人均超声工作量最多,为 39.69 人次,其次是二级综合医院 37.41 人次,三级综合医院 36.64 人次,民营医院 24.00 人次,二级专科医院最低,为 21.21 人次(图 3-31-9)。

2017—2019 年每日人均超声工作量均值呈逐年上升的趋势(图 3-31-10)。

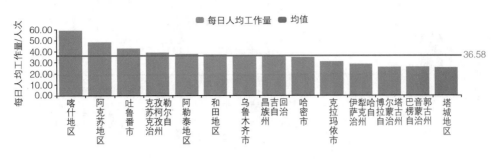

图 3-31-8 2019 年新疆维吾尔自治区各地市州医疗机构每日人均超声工作量

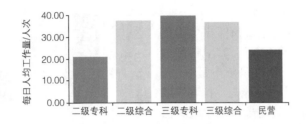

图 3-31-9 2019 年新疆维吾尔自治区不同类型医疗机构每日人均超声工作量

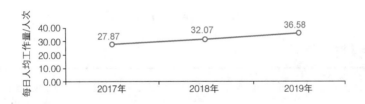

图 3-31-10 2017—2019 年新疆维吾尔自治区每日人均超声工作量变化情况

指标 4. 超声科医师数与超声诊断仪器数比

新疆维吾尔自治区各地市州医疗机构超声科医师数/超声诊断仪器数均值为 1.37，巴音郭楞蒙古自治州、昌吉回族自治州、伊犁哈萨克自治州、克孜勒苏柯尔克孜自治州、阿克苏地区、和田地区、塔城地区、喀什地区在均值以上，其中巴音郭楞蒙古自治州最高，为 1.78；其余地区在均值以下，哈密市最低，为 0.92。

不同类型医疗机构中，二级综合医院的超声科医师数/超声诊断仪器数最高，为 1.49，民营医院为 1.33，三级综合医院为 1.31，二级专科医院为 1.25，三级专科医院为 1.21。

（三）过程指标分析

指标 5. 住院超声检查预约时间

新疆维吾尔自治区各地市州医疗机构住院超声检查平均预约时间均值为 1.39 天，除阿克苏地区、哈密市、乌鲁木齐市、博尔塔拉蒙古自治州、塔城地区、巴音郭楞蒙古自治州预约时间均≤1天外，其他地区均大于 1 天，和田地区最高，为 3.92 天（图 3-31-11）。

不同类型医疗机构中，二级专科医院的住院超声检查平均预约时间最长，为 1.75 天，二级综合医院为 1.68 天，民营医院为 1.00 天，三级综合医院为 0.96 天，三级专科医院最短，为 0.62 天（图 3-31-12）。

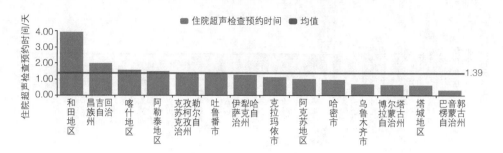

图 3-31-11　2019 年新疆维吾尔自治区各地市州医疗机构住院超声检查平均预约时间

指标 6. 危急值上报例数

新疆维吾尔自治区各地市州医疗机构超声危急值报告数均值为 91.09 例,其中乌鲁木齐市最多,为 213.83 例,克拉玛依市最少,为 12.25 例(图 3-31-13)。考虑可能与克拉玛依市日均体检超声工作量占日均超声工作量的构成比较高有关。

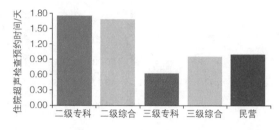

图 3-31-12　2019 年新疆维吾尔自治区不同类型医疗机构住院超声检查平均预约时间

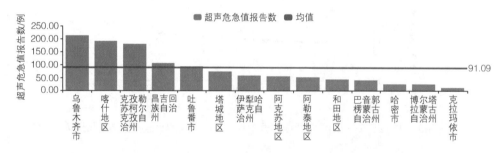

图 3-31-13　2019 年新疆维吾尔自治区各地市州医疗机构超声危急值上报例数

不同类型医疗机构超声危急值报告数平均值三级综合医院最多,为 200.30 例,民营医院最少,为 7 例,二级专科医院为 19.5 例(图 3-31-14)。这可能与三级综合医院接收的疑难病例较多,二级专科医院接收的患者种类较为单一有关。

(四)结果指标分析

指标 7. 超声报告阳性率

新疆维吾尔自治区各地市州医疗机构超

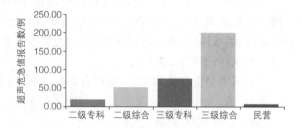

图 3-31-14　2019 年新疆维吾尔自治区不同类型医疗机构超声危急值上报例数

声报告阳性率均值为 75.36%,哈密市、乌鲁木齐市、塔城地区、克孜勒苏柯尔克孜自治州、阿克苏地区、昌吉回族自治州在均值以上,其中哈密市最高,为 89.63%;其余地区在均值以下,和田地区最低,为 69.00%(图 3-31-15)。

不同类型医疗机构中,三级专科医院的超声报告阳性率最高,为 86.80%,其次是二级专科医院,为 81.33%,三级综合医院为 76.27%,二级综合医院为 73.70%,民营医院为 69.00%(图 3-31-16)。

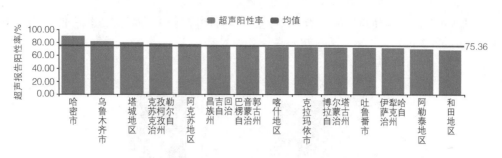

图 3-31-15 2019 年新疆维吾尔自治区各地市州医疗机构超声报告阳性率

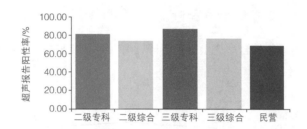

图 3-31-16 2019 年新疆维吾尔自治区不同类型医疗机构超声报告阳性率

2017—2019 年超声报告阳性率变化呈逐年上升趋势。2017 年均值为 53.61%，2018 年均值为 73.83%，2019 年均值为 75.36%（图 3-31-17）。

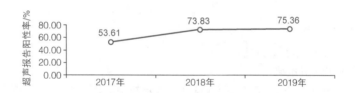

图 3-31-17 2017—2019 年新疆维吾尔自治区超声报告阳性率变化情况

指标 8. 超声诊断符合率

新疆维吾尔自治区各地市州医疗机构超声诊断符合率均值为 80.23%，昌吉回族自治州、克孜勒苏柯尔克孜自治州、乌鲁木齐市、克拉玛依市、喀什地区、和田地区在均值以上，其中昌吉回族自治州最高，为 93.98%；其余地区在均值以下，塔城地区最低，为 66.40%（图 3-31-18）。

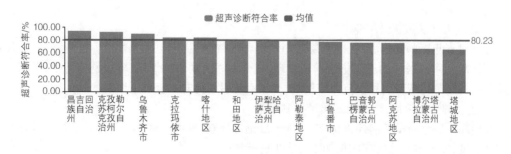

图 3-31-18 2019 年新疆维吾尔自治区各地市州医疗机构超声诊断符合率

不同类型医疗机构超声诊断符合率中,三级专科医院为93.33%,三级综合医院为87.09%(图3-31-19)。

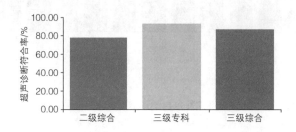

图 3-31-19　2019 年新疆维吾尔自治区不同类型医疗机构超声诊断符合率

2017—2019 年超声诊断符合率先上升后下降,2017 年为77.80%,2018 年为88.68%,2019 年为80.23%(图3-31-20)。

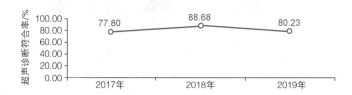

图 3-31-20　2017—2019 年新疆维吾尔自治区超声诊断符合率变化情况

二、问题分析及改进措施

(一) 存在的主要问题及原因分析

1. 超声医学人才队伍短缺

(1) 2017—2019 年超声科医患比呈下降趋势,提示超声科医师在一定程度上出现了流失,应该加强本专业人才队伍的建设,尤其注重对青年医师的培养。

(2) 学士及以下学位的超声科医师占较大比重,职称分布中以住院医师、主治医师居多,由此可见,新疆维吾尔自治区严重缺乏高学历的超声科医师。应加强对超声科医师的培养,进一步优化人才队伍的建设。

2. 超声诊断符合率有待进一步提高

不同地区和不同类型医疗机构之间超声诊断符合率统计结果存在较大差异,超声诊断符合率有待提升。

(二) 改进措施

1. 加强人才队伍建设培养

注重对青年医师的培养,提高基层超声科医师的待遇,制定相关人才培养计划和措施,加强对基层医院超声科医师的规范化培训和管理,充分发挥医联体的作用,分级别传帮带,做到三级医院超声科医师传帮带引领示范二级医院,二级医院引领提升二级以下医院。

2. 建立健全科学化、标准化的质量控制规范

制定超声医学质量控制评价标准,定期开展辅导检查,确保严格遵循超声检查操作规范及各项规章制度,实现本专业医疗质量和服务水平的持续改进。

3. 积极推进网络体系建设

通过建立完整的超声质量控制网络体系,建立以省级质量控制中心 - 各地州质量控制中心 - 县级质量控制中心的超声质量控制网络体系,建立各县级质量控制中心的哨点医院,各级质量控制中心共同协作,让更多基层医院纳入质量控制范围内,将超声质量控制落实到基层医疗机构整体评价体系中。

第三十二节　新疆生产建设兵团

一、医疗服务与质量安全情况分析

(一) 数据上报概况

2019 年新疆生产建设兵团共有 15 家设有超声医学专业的医疗机构参与数据上报,数据完整率为 98.84%。其中,公立医院 15 家(表 3-32-1),包括三级综合医院 8 家(53.33%),二级综合医院 7 家(46.67%)。

表 3-32-1　2019 年新疆生产建设兵团超声专业医疗质量控制指标抽样医疗机构分布情况

地市	二级专科	二级综合	三级专科	三级综合	民营	合计
新疆生产建设兵团	0	7	0	8	0	15

(二) 结构指标分析

指标 1. 超声科医师配置情况

(1) 超声科医患比

2019 年新疆生产建设兵团超声科医患比为 1.28 人 / 万人次,2018 年为 1.36 人 / 万人次,2017 年为 1.33 人 / 万人次(图 3-32-1)。

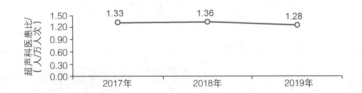

图 3-32-1　2017—2019 年新疆生产建设兵团超声科医患比变化情况

(2) 超声科医师学历分布情况

超声科医师中学士学位占 56.16%,学士以下占 29.22%,硕士学位占 14.16%,博士学位占 0.46%。可见学士及学士以下人员占较大比例,高学历人才较少(图 3-32-2)。

(3) 超声科医师职称分布情况

超声科医师中住院医师占比最高,为 46.57%,主治医师占 31.51%,副主任医师占 17.81%,主任医师占 4.11%(图 3-32-3)。

(4) 超声科医师年龄分布情况汇总

超声科医师中 >25~35 岁人数占比最高,为 55.25%,>35~45 岁的占 26.94%,>45 岁的占 15.98%,≤25 岁的占比最低,为 1.83%(图 3-32-4)。

指标 2. 超声诊室配置情况

新疆生产建设兵团医疗机构超声诊室配置均值为 0.74 个 / 万人次。

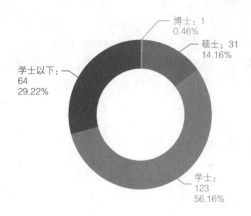

图 3-32-2 2019 年新疆生产建设兵团超声科医师学历构成情况

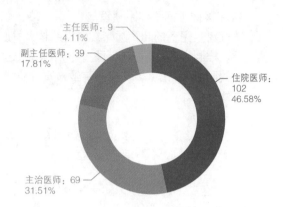

图 3-32-3 2019 年新疆生产建设兵团超声科医师职称构成比

指标 3. 工作量

(1) 门诊工作量

新疆生产建设兵团医疗机构日均门诊超声工作量为 211.46 人次。

(2) 住院工作量

新疆生产建设兵团医疗机构日均住院超声工作量为 162.37 人次。

(3) 急诊工作量

新疆生产建设兵团医疗机构日均急诊超声工作量为 11.71 人次。

(4) 体检工作量

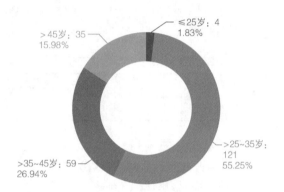

图 3-32-4 2019 年新疆生产建设兵团超声科医师年龄构成比

新疆生产建设兵团医疗机构日均体检超声工作量为 73.26 人次。

(5) 每日人均工作量

新疆生产建设兵团医疗机构每日人均工作量为 31.13 人次。

不同类型医疗机构每日人均超声工作量为:三级综合医院 33.26 人次,二级综合医院 27.03 人次(图 3-32-5)。

2017—2019 年每日人均超声工作量为:2019 年 31.13 人次,2018 年 31.73 人次,2017 年 30.29 人次(图 3-32-6)。

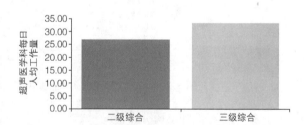

图 3-32-5 2019 年新疆生产建设兵团不同类型医疗机构每日人均超声工作量

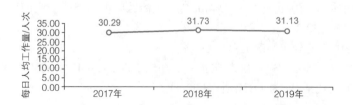

图 3-32-6 2017—2019 年新疆生产建设兵团每日人均超声工作量变化情况

指标 4. 超声科医师数与超声诊断仪器数比

新疆生产建设兵团医疗机构超声科医师数与超声诊断仪器数的比值为 1.44。

不同类型医疗机构超声科医师数与超声诊断仪器数的比值为:二级综合医院 1.67,三级综合医院 1.35(图 3-32-7)。

(三) 过程指标分析

指标 5. 住院超声检查预约时间

新疆生产建设兵团医疗机构住院超声检查平均预约时间为 1.07 天。

不同类型医疗机构住院超声检查平均预约时间为:三级综合医院 1.51 天,二级综合医院 0.57 天。三级综合医院住院预约时间明显高于二级综合医院,考虑可能与超声科医师数量、诊断仪器相对不足,超声检查的患者较多有关(图 3-32-8)。

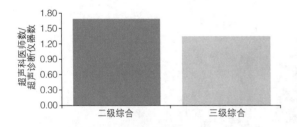

图 3-32-7　2019 年新疆生产建设兵团不同类型医疗机构超声科医师数 / 超声诊断仪器数

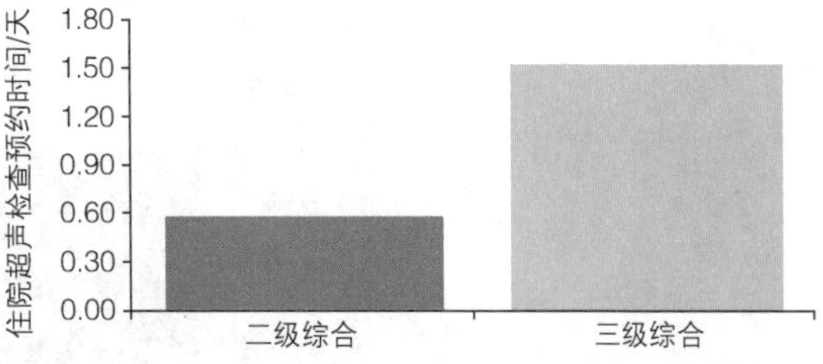

图 3-32-8　2019 年新疆生产建设兵团不同类型医疗机构住院超声检查平均预约时间

指标 6. 危急值上报例数

新疆生产建设兵团医疗机构超声危急值上报例数均值为 64.73 例。

不同类型医疗机构超声危急值上报例数均值是:三级综合医院为 74.25 例,二级综合医院为 53.86 例(图 3-32-9)。反映出三级综合医院的危急重症患者较多。

(四) 结果指标分析

指标 7. 超声报告阳性率

新疆生产建设兵团医疗机构超声报告阳性率为 80.67%。

不同类型医疗机构超声报告阳性率为:二级综合医院 80.39%,三级综合医院 80.91%:(图 3-32-10)。

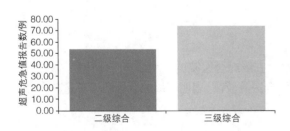

图 3-32-9　2019 年新疆生产建设兵团不同类型医疗机构超声危急值上报例数

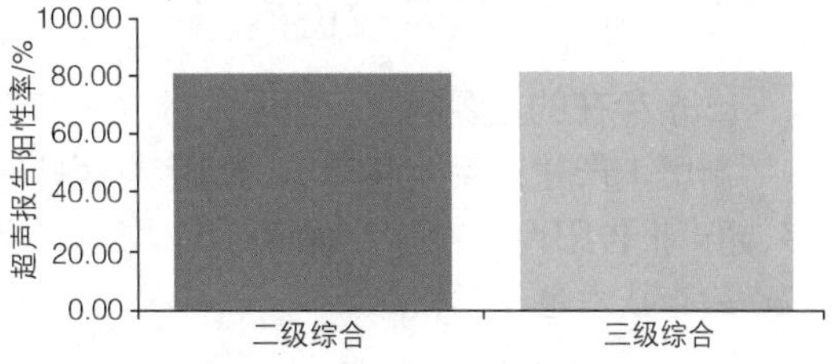

图 3-32-10　2019 年新疆生产建设兵团不同类型医疗机构超声报告阳性率

2017—2019 年超声报告阳性率为:2019 年 80.67%,2018 年 79.59%,2017 年 63.41%,呈逐年升高趋势,说明近两年的超声质量控制工作取得一些效果(图 3-32-11)。

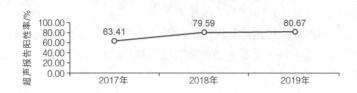

图 3-32-11　2017—2019 年新疆生产建设兵团超声报告阳性率变化情况

指标 8. 超声诊断符合率

新疆生产建设兵团医疗机构超声诊断符合率为 79.58%。

不同类型医疗机构超声诊断符合率为:三级综合医院 83.23%,二级综合医院 78.22%(图 3-32-12)。

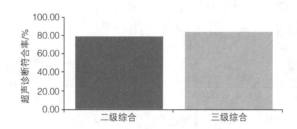

图 3-32-12　2019 年新疆生产建设兵团不同类型医疗机构超声诊断符合率

2017—2019 年超声诊断符合率为:2019 年 79.58%,2018 年 87.72%,2017 年 86.48%(图 3-32-13)。

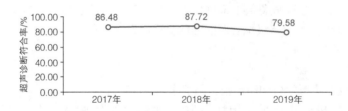

图 3-32-13　2017—2019 年新疆生产建设兵团超声诊断符合率变化情况

二、问题分析及改进措施

(一) 存在的主要问题及原因分析

新疆生产建设兵团高学历的超声科医师较少,三级综合医院的日均超声工作量比二级医院多,超声报告阳性率、超声诊断符合率均是三级综合医院较高,表明三级综合医院患者量较多,其超声检查技术也相对较高。

(二) 改进措施

下一步应加强对二级医院超声科医师的管理及质量控制体系的规范建设,进一步提高二级医院的业务水平,建立帮扶机制和多级质量控制管理,充分发挥医联体的作用,以便三级医院引领示范二级医院,二级医院引领提升二级以下医院。

第四章

国家与各省级质量控制中心概况

第一节　国家超声医学质量控制中心

一、基本情况

1. 成立时间

2017 年 7 月。

2. 主任委员单位

北京协和医院。

3. 组织架构

见图 4-1-1。

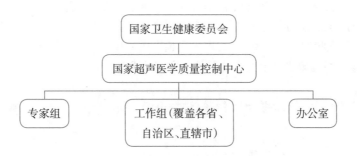

图 4-1-1　国家超声医学质量控制中心组织架构

4. 工作目标

在国家卫生健康委员会医政医管局领导下,通过质量控制的专业手段,对超声医疗服务的人员、设备、操作以及报告全过程实施动态监测与质量评估,以发现全国各级医院的超声医疗服务中的差异与不足,并督促其持续改进,以加强超声诊断专业医疗质量管理,进一步完善适合我国国情的医疗质量管理与控制体系,实现超声诊断专业医疗质量和服务水平持续改进。

二、工作职责和工作范围

1. 建立质量控制中心组织架构,规范制度管理

组织体系建设是质量控制工作的基础。要不断完善国家超声医学质量控制中心的组织建设,

加强国家级和省级超声质量控制中心或省级质量控制负责人的沟通与合作,鼓励各省、市成立质量控制中心,组建更加完善的全国三级超声质量控制网络。从质量控制中心的组织架构、工作目标、职能定位、基本工作制度、专家组工作制度方面进行具体规定,并向各省级质量控制中心推广。

2. 建立并完善质量控制指标体系

医疗质量控制指标是反映医院医疗质量特征的科学概念,是对医疗质量进行定量评价的前提和基础。拟定超声诊断专业质量控制指标、标准和质量管理要求,在全国各省、自治区、直辖市设立超声医学质量控制哨点医院,进行深度质量控制指标调研、反馈和培训,更深入地完善质量控制指标体系。

3. 完成全国超声质量控制数据收集分析并撰写《国家超声质量控制与安全报告》

按照国家卫生健康委员会医政医管局要求,国家超声医学质量控制中心对各级医疗机构的质量管理进行调研,收集、分析超声诊断专业医疗相关数据,提交质量控制报告,提出超声诊断专业质量管理有关工作建议。

4. 超声诊疗规范体系建设

结合中国国情及疾病谱,制定多种国家质量控制中心认证的、具有公信力和权威性的检查指南与专家共识,提高超声诊疗规范化水平。拟定超声诊断专业医疗质量控制相关制度和技术文件,指导、督查和评估省级质量控制中心开展超声诊断专业医疗质量控制工作。

5. 完善质量控制监测、评估体系建设

拟定全国统一的质量控制标准和质量管理要求,提高医疗质量同质化水平。制定医疗质量核心管理制度,人员资质准入标准,医疗文书标准,报告书写及存图标准,质量控制现场督查考核标准等国家及行业标准。定期定点进行质量控制检查工作,针对各级医疗机构质量控制工作薄弱环节和问题,研究提出建议和措施。

6. 加强质量控制信息化建设

国家超声医学质量控制中心搭建了国家超声医学质量控制评价系统 www.nuqcc.cn,集超声质量控制数据收集、数据分析、会议系统、投稿系统、线上课程等功能于一体,拟陆续开展质量控制调研、数据统计、质量控制指标推广、单病种质量控制、质量控制指南书写等工作,有利于我国超声医学质量控制现状的分析及管理,实现国家超声质量控制工作的信息化与便捷化。

7. 完成国家卫生健康委员会交办的其他与之相关事宜

第二节　省级超声医学质量控制中心概况及 2019 年重点工作总结

一、北京市超声医学质量控制中心

(一) 基本情况

为加强北京市超声医学专业医疗质量管理,2017 年北京市超声医学质量控制和改进中心成立,并设立专家组、学术指导专家组、办公室、专业组,以开展北京市超声医学医疗质量管理及质量控制工作。主任委员单位为北京协和医院。

(二) 2019 年重点工作

1. 组织召开 2019 年北京市超声医学质量控制大会,重点做好报告的规范化书写、标准化存图、行业最新诊断指南更新的教育等工作。

2. 组织召开 2019 年北京市超声医学质量控制和改进中心专家委员会工作会议,对各级医疗机构超声质量控制情况进行通报,听取各方意见,并对 2019 年的重点工作进行汇报和经验交流,制定下一年度工作计划。

3. 对各级医疗机构的超声质量控制执行情况进行检查,完成北京市超声医疗年度相关数据收集及对比分析,并给出改进建议。

4. 设立超声质量控制哨点医院,重点对其进行质量控制评估,包括质量控制数据收集、质量控制专业培训、评价及反馈等,以加强超声诊疗质量监督、管理和培训。

5. 参与、督导区级超声医学质量控制中心工作,形成市级 - 区级 - 医院三级质量控制管理体系。

6. 利用质量控制网络数据收集平台,实现北京市超声质量控制工作的信息化与便捷化。

二、天津市超声医学质量控制中心

(一) 基本情况

天津市超声医学质量控制中心于 2013 年筹建,最初名称为"天津市超声质量控制指导中心",2015 年正式挂牌成立"天津市超声医学质量控制中心"。2019 年度,主任委员单位为天津市人民医院。

(二) 2019 年重点工作

1. 每季度坚持三级医院超声质量控制指标及质量控制工作情况上报制度,定期召开质量控制委员季度工作推动会。

2. 重视实地检查,促进规范化诊疗的全面推进。2019 年,对 34 家医疗机构进行了超声实地督导检查工作,敦促各医疗机构重视质量控制工作,并针对检查中发现的问题确定质量控制的下一步工作方向。

3. 对存在较大医疗隐患的床旁超声进行了专项实地调研,与三级及二级医院超声科主任进行座谈,并进行综合分析,以便得到较好的解决措施。

4. 申报将系统性产前超声技术列入限制类医疗技术,启动了超声筛查胎儿畸形的监管工作,制定了较系统的监察管理方案。举办《规范化产前超声培训班》,分批次培训、进行理论考试及上机考核,为降低新生儿出生缺陷和死亡率担负起重要作用。

5. 启动修订《天津市超声质量控制规范(2015 年版)》工作。

6. 对 243 家医疗机构 2392 份超声报告单进行了检查,包括公立及民营医疗机构。

7. 完成心脏、腹部、泌尿、妇产科、浅表组织、颈部血管、四肢血管等系统超声报告模板的编纂,并启动各种方式进行推广,经随机抽样检查显示,报告质量较前有了很大提高。

8. 组织以规范化操作、提高诊疗质量为主题的培训、操作演示等,使操作医师有章可循,提高天津市超声检查的整体水平。

三、河北省超声医学质量控制中心

(一) 基本情况

河北省超声医学质量管理与控制中心成立于 2011 年 2 月,主任委员单位为河北省人民医院。

(二) 2019 年重点工作

1. 负责全省超声诊断质量监控、积极推广先进的超声诊断质量控制管理模式,研讨制定及修订适应河北省超声的甲状腺、乳腺结构化模板。

2. 全面调查研究全省超声质量状况,完成河北省哨点医院征集上报及医疗质量数据抽样上报工作。

3. 研讨制定河北省超声质量控制网站及超声质量控制教材,制定超声质量标准、操作规范、考核标准。

4. 不定期进行线上授课组织超声业务指导和质量监督、考核、评估。

5. 组织省内质量控制成员参加全国超声质量控制大会,组织超声人员参加学术活动,全面掌握超声质量控制标准规范。

6. 定期组织各市超声人员参加学术活动,宣传讲授超声新技术,全面掌握超声学术发展新动向。

7. 定期向国家质量控制中心汇报工作进展。

8. 接受并协助医院完成等级医院的工作考评。

四、山西省超声医学质量控制中心

(一) 基本情况

新一届山西省超声医学质量控制中心于 2016 年 7 月 30 日成立,主任委员单位为山西医科大学第一医院。

(二) 2019 年重点工作

1. 工作制度

制定了质量控制中心专家委员会工作制度。定期举行全省质量控制超声专业委员会;对全省质量控制工作进行调研及督导;积极完成省卫生健康委员会的各项工作部署;完善超声专业质量控制监测指标,定期分析质量控制工作状况。

2. 工作会议及质量控制培训

(1) 2019 年 3 月在运城市召开超声医学年会暨超声质量控制培训会,并成功举办医卫双优下基层——甲状腺多模态超声诊断会议(运城站)。

(2) 2019 年 7 月 26 日举办了山西省超声医学专业质量控制中心成员会议及换届筹备会议,布置中心工作任务。

(3) 2019 年 7 月 27 日举办了山西省超声医学专业质量控制中心换届成立大会。

(4) 2019 年 7 月 27—28 日举办了山西省卫生健康委员会超声医疗质量控制中心超声规范化培训会议。来自国内的著名专家进行培训授课。培训内容包括颈部血管、乳腺、甲状腺、腹部、心脏、妇产及介入超声与超声造影规范,内容丰富,涉及面广。

(5) 2019 年 9 月山西省超声医学专业质量控制中心联合运城市超声质量控制及超声影像工程学会举办黄河金三角超声医学学术会议并甲状腺专题规范化培训。

(6) 2019 年 8 月 10 日质量控制中心主任在山西省灵石县进行甲状腺及其新技术超声检查规范化巡讲。

3. 省市共建工作

在已有运城市、临汾市等地市超声质量控制部基础上,指导并新组建市级质量控制组织,成立了太原市、晋中市及大同市超声质量控制部。

4. 工作特色

参与制定中国乳腺超声质量控制专家共识,同时参与制定中国甲状腺超声造影专家共识。有针对性地开展质量控制检查相关工作。山西医科大学第一医院院级品管圈项目“缩短急诊患者超声心动态图检查等待时间”,实施效果良好,以利于全省范围推广应用。

五、内蒙古自治区超声医学质量控制中心

(一) 基本情况

内蒙古自治区超声医学质量控制中心于 2016 年成立,主任委员单位为鄂尔多斯市中心医院。

(二) 2019 年重点工作

1. 召开 2019 年内蒙古自治区超声质量控制年会

2019 年 7 月 26 日召开 2019 年内蒙古自治区超声质量控制年会。会议分五项进行:①首先

对 2018 年内蒙古自治区超声质量控制工作做了汇报;②共同学习和讨论 2018 版《超声医学专业质量管理控制指标专家共识》;③传达 2019 年第二届全国超声医学质量控制大会精神;④讨论建立符合内蒙古自治区实际的超声质量控制体系及急需解决的问题;⑤传达质量控制哨点医院收集数据上报要求。

2. 通过微信公众平台"内蒙古超声影像研究所"发布最新知识,规范超声检查,提高诊断水平

微信公众平台"内蒙古超声影像研究所"不间断发布最新超声进展和知识,让大家在平台上学到新知识新技术,同时也学到了一些超声检查及诊断规范。

3. 通过网络平台实现每周网络课堂学习

每周四下午通过网络平台"内蒙古超声影像研究所"进行超声知识授课,课程以最新进展为主,同时兼顾基础知识的学习。让全区超声科医师通过在此平台的学习都能有所收获。

六、吉林省超声医学质量控制中心

(一) 基本情况

吉林省超声医学医疗质量控制中心于 2019 年 6 月 20 日成立。主任委员单位为吉林大学中日联谊医院。

(二) 2019 年重点工作

1. 完成吉林省超声医学质量控制中心组织机构建设,成立专家组及覆盖各市、县、自治州的工作组,并对吉林省超声科质量控制办公室工作职能进行细化布置,形成相对完善的超声医学专业质量控制体系。

2. 开展吉林省超声医学专业质量管理基线调查,对吉林省 138 家医院超声质量控制数据进行采集及整理,完成了吉林省超声质量控制报告的书写,并上报至国家超声医学质量控制中心,参与国家质量控制报告的编写。

3. 召开了吉林省超声医学质量控制中心第一次全体会议。讨论了省超声医学质量控制中心工作模式及协调机制、未来五年工作重点及超声医学医疗机构基本情况摸底调查工作布置。

4. 举办超声医师技能及规范化培训(匠心工程),2019 年第二期以妇产和浅表为主展开 8 站培训,范围覆盖长春市、白城市、农安县、吉林市、四平市、松原市、延吉市、通化市,参会人数共 925 人。

5. 开展超声介入诊疗技术规范化质量控制工作,对开展超声介入技术的诊室卫生条件、无菌操作等进行了严格监控,持续提高吉林省超声介入诊疗技术的质量与安全性。

6. 开展超声医学专业数字化质量控制工作,制定超声医学专业质量管理控制指标,完善适合吉林省的医疗质量管理与质量控制体系。

7. 中心主任及各质量控制基地负责人参加全国超声医学质量控制大会并进行相关培训。

七、黑龙江省超声医学质量控制中心

(一) 基本情况

黑龙江省超声医学质量控制中心成立于 2011 年 6 月,主任委员单位为哈尔滨医科大学附属第二医院。2019 年 4 月成立专家委员会,核心成员 41 名。

(二) 2019 年重点工作

1. 在省卫健委的直接领导下,负责全省超声诊断质量和管理。建立、健全超声诊断质量控制体系,提高全省从事超声诊疗工作人员的质量控制意识。

2. 开展全省超声诊断质量状况调查,制定超声诊断质量控制指标、操作规范、考核标准和评估方法。拟定超声诊断质量控制阶段目标,定期组织专家进行超声诊断质量监督、考核、评估、汇总、分析结果,反馈问题,提出整改方案并追踪落实情况。

3. 掌握和了解超声技术发展新动向,定期开展全省超声诊断学术活动,传授新知识、新技术。

4. 定期向省卫生健康委员会主管部门——黑龙江省医疗质量控制中心汇报工作进展。

5. 不定期开展全省质量控制活动,如超声检查规范化的巡讲、专题讨论、现场演示、经验交流、检查规章制度的落实情况。

八、上海市超声医学质量控制中心

(一) 基本情况

上海市超声医学质量控制中心成立于 2000 年 2 月,是上海市最早成立的医疗质量控制中心之一,主任委员单位为复旦大学附属中山医院。

(二) 2019 年重点工作

1. 2019 年超声质量控制中心共召开四次专家委员全体会议。

2. 专家委员讨论并修订完成《超声质量控制标准(2018 版)》《高强度聚焦超声临床应用质量控制指标》《上海市医疗机构高强度聚焦超声技术评估表》《上海市医疗质量控制标准汇编(2018 年版)》超声专业部分。

3. 2019 年共举行 2 次质量控制培训,培训参加率约 95%。

4. 2019 年度共组织 2 次质量控制督查,包括上半年抽查以及下半年的全覆盖督查。

5. 质量控制中心信息化建设情况。超声质量控制中心从 2018 年开始尝试信息化手段改进督查方法,即采用网上评阅 + 现场核查相结合的方式。各医院的督查分数和具体扣分原因均在网上可查询。

6. 积极开展与外省市超声质量控制中心的工作交流。

7. 指导市、区二级质量控制网络建设和开展工作。2019 年全年各区共完成 660 余家(次)医疗机构的质量控制督查工作。

九、浙江省超声医学质量控制中心

(一) 基本情况

浙江省超声医学质量控制中心成立于 2016 年 1 月,主任委员单位为浙江大学医学院附属第二医院。

(二) 2019 年重点工作

1. 2019 年 4 月,发布《浙江省超声医学报告模版(2018 版)》并推行全省使用。

2. 创立 "浙江省超声医学质量控制中心" 微信公众号。

3. 2019 年 7 月,省质量控制中心组织了 45 家哨点医院的 50 余名超声医学专家参加了第二届全国超声医学质量控制大会。

4. 2019 年 8 月,召开浙江省盆底超声检查质量控制方案研讨会。

5. 开展超声介入规范化培训。

6. 参与撰写《2019 年国家医疗服务与质量安全报告——超声医学分册》。

7. 完成超声质量控制哨点医院的征集。

8. 成功召开第二届超声技能大赛。

十、安徽省超声医学质量控制中心

(一) 基本情况

安徽省超声医学质量控制中心成立于 2015 年,主任委员单位为安徽医科大学第二附属医院。

(二) 2019 年重点工作

1. 常态化疫情防控

安徽省超声医学质量控制中心根据国家超声医学质量控制中心部署第一时间将《超声科新型冠状病毒感染防控专家共识》(以下简称《指南》)转发给全省 16 个地市,组织并督促各地市进行学习,要求根据《指南》内容,规范疫情防控期间各级各类医疗机构的超声医学诊疗工作,保障超声医学医疗质量和安全,指导超声医务人员科学有效地采取防护措施,降低职业暴露风险。

2. 匠心工程——安徽超声走基层进阶三部曲

为了搭建上级医院和基层医院交流的桥梁,安徽省超声医学质量控制中心联合淮南市质量控制中心以为基层医疗机构超声工作解困难、办实事为出发点开展了此次走基层项目,通过上级超声专家对专科专项的常见问题逐一指导和经验分享,为基层超声工作者扎实理论基础、开阔眼界、提高诊疗水平,以期提高安徽省整个超声队伍的技术水平。该项目以线上直播授课的形式对学员进行培训。

3. 开展专题培训

安徽医科大学第二附属医院作为安徽省超声医学质量控制中心挂靠单位及新型冠状病毒肺炎定点收治单位,联合安徽省超声医学工程学会,率先利用网络平台线上直播授课的形式开展了专题培训,从 5 月 31 日始截至目前,已举办了乳腺、血管、经食管超声等 6 场专题,并在每一期的专题培训后,举办安徽省超声医学质量控制中心线上技能大赛,为优胜者颁发证书。旨在疫情期间,提供线上交流和学习的平台。

4. 对全省所有三级医院开展质量控制督查

督查采取线上评估,结合随机现场督查的方式开展,通过对科室的管理、人员资质、疑难病随访、危急值上报、诊断报告等多方面的督查,发现问题,补差补缺并持续整改。

十一、福建省超声医学质量控制中心

(一) 基本情况

2002 年 10 月,福建省卫生厅授权成立福建省超声医学质量控制中心,通过评选,主任委员单位为福建医科大学附属协和医院。

(二) 2019 年重点工作

1. 2019 年 7 月 6 日,第二届全国超声医学质量控制大会在北京召开,中心组织 50 余名省内专家及哨点医院超声科质量控制人员参加了本次大会,质量控制中心主任及秘书受邀在大会上做专题报告。

2019 年 8—11 月,中心组织福建省内 159 家各级医疗机构完成超声医学专业质量控制数据上报工作,并参与编写了《2019 年国家医疗服务与质量安全报告——超声医学分册》。

2. 2019 年度全省三级及部分二级医疗机构进行超声质量评价。2019 年 9 月,省超声质量控制中心专家组根据 2018 年质量控制督查结果及反馈意见,并结合国家超声质量控制专项指标,对《2018 年福建省超声医学质量控制检查评价标准》及评价方法进一步完善,修订出《2019 年福建省超声医学质量控制检查评价标准》及评价方法。在福建省卫生健康委员会医政处指导下,中心组织专家于 2019 年 12 月对省内 53 家三级及二级医疗机构开展超声质量控制检查评价,重点围绕医院十八项核心制度进行。

3. 全省医疗机构超声科室超声检查仪的备案与发证,以及超声医学专业资质的监管。

4. 开展超声医学质量管理培训。2019 年省超声质量控制中心举办全省超声医学质量控制培训班二期,参加培训学员 420 人。举办福建省第 16 次超声医学质量控制研讨会,参加人员

600 余人。

5. 完成《2019 年度福建省超声医学质量评价报告》。

十二、河南省超声医学质量控制中心

（一）基本情况

河南省超声医学质量控制中心成立于 2018 年 12 月 14 日。主任委员单位为河南省人民医院。

（二）2019 年重点工作

1. 召开了"首届河南省超声医学质量控制中心大会"和"河南省超声医学质量控制中心专家委员会第一次会议"。

2. 发布了《河南省超声造影检查质量控制流程》及《河南省产前超声检查报告》两个规范。

3. 举办质量控制专题培训、论坛 10 余期。

4. 高质量、分批次建立河南省超声医学质量控制中心各地市分中心。

5. 组织申报河南省超声医学哨点医院。

6. 积极参加国家超声医学质量控制中心会议并做大会发言。

7. 开展全省 18 个地市超声医疗机构数据调研。

十三、湖北省超声医学质量控制中心

（一）基本情况

湖北省超声影像诊断与治疗质量控制中心成立于 2011 年 11 月 17 日。主任委员单位为武汉大学人民医院

（二）2019 年重点工作

1. 完善并巩固质量控制网络建设。在已经形成的国家级—省级—市级—县级四级医疗质量控制网络基础上开展工作，组织省内多家医疗单位参加第二届全国超声医学质量控制大会。

2. 组织质量控制数据上报工作并积极申报哨点医院。组织湖北省 224 家医疗机构进行超声质量控制指标数据抽样调查，形成超声质量安全调查报告，初步掌握湖北省超声质量控制安全信息。并积极组织湖北省内医疗机构申报超声质量控制哨点医院，最终有 74 家医院成功入选首批哨点医院。

3. 组织超声质量控制规范化培训下基层活动。为解决各地区超声发展水平参差不齐及各等级医院对超声质量控制的迫切需要，湖北省超声质量控制中心先后在省内各地区组织超声规范化巡讲活动 7 场，使质量控制工作深入地区、深入基层，落到实处。

4. 认真完成卫生健康委员会下达的任务，在国家质量控制指标的基础上修订并完善湖北省超声质量控制指标，确定了湖北省超声质量控制指标的同质化标准。

5. 组织召开 2019 年度湖北省超声质量控制中心工作年会，组织湖北省超声质量控制委员会对目前存在的问题进行深入剖析，并对今后的工作做了展望和规划。

十四、湖南省超声医学质量控制中心

（一）基本情况

湖南省超声诊断质量控制中心成立于 2007 年 1 月，目前主任委员单位为中南大学湘雅三医院。

（二）2019 年重点工作

1. 认真贯彻执行国家医疗卫生健康法律法规、规章和医疗规范、常规。

2. 切实落实国家卫生健康委员会医政医管局的政策及指示。

3. 定期召开例会汇报质量控制工作进度,针对落实情况进行检查、考核、反馈,提出整改意见并督促落实,确保基本医疗质量。

4. 逐步建设完整的质量控制指标体系、完善监测督导及评估认证体系,加强质量控制培训体系以及质量控制项目体系的建设。

十五、广东省超声医学质量控制中心

（一）基本情况

广东省超声医学质量控制中心成立于2012年1月,主任委员单位为中山大学附属第一医院。

（二）2019年重点工作

1. 2019年1月,召开广东省超声医学质量控制中心专家委员会会议。对质量控制中心专家委员会的部分委员进行了改选。另外,与会专家还讨论了广东省超声质量控制规范在日常超声诊疗中特别是在基层医院的具体实施标准。

2. 为推广超声造影的规范化应用,开展了26期"中国好声影"下基层活动,对26家基层单位的超声造影质量控制进行了检查和辅导,大大提高了广东省超声造影的应用水平。

3. 举办了2次面向基层超声科医师的超声造影和介入超声精品班,普及超声造影和介入超声的规范化操作,对广东省基层医院超声科医师开展超声新技术提供有力的技术支持。

4. 以省内多家地市级骨干医院的超声科为哨点,构建了全省超声质量控制网络。

5. 2019年9月在广州举办了急诊重症超声规范化应用学习班和广东省医学会超声医学年会。这次年会专门辟出一个单元讨论超声质量控制问题,邀请相关教授讲述《甲状腺超声检查规范》和《颈部淋巴结检查规范》。

6. 省质量控制中心主任作为主任委员和组织者,联合省内多位知名专家,多次到省内外基层超声科授课,宣传超声质量控制在超声学科建设中的重要作用。

十六、广西壮族自治区超声医学质量控制中心

（一）基本情况

广西壮族自治区超声诊断质量控制中心于2006年10月成立,本中心在自治区卫生厅医政处的直接领导下,挂靠广西医科大学第一附属医院。2018年7月由广西壮族自治区卫生健康委员会医政处组织专家对满两届的质量控制中心成员重新进行遴选、竞聘,广西医科大学第一附属医院继续成为超声诊断质量控制中心挂靠单位。

（二）2019年重点工作

1. 召开了广西壮族自治区超声诊断质量控制中心第一次全体委员会

为加强超声医学质量管理,2019年1月11日在南宁召开了广西壮族自治区超声诊断质量控制中心第一次全体委员会,会议对2018年超声质量控制工作进行了总结并提出了2019年的工作计划与重点,重新讨论《广西超声诊断质量控制规范》和《广西超声诊断质量控制评估标准》。

2. 完成了2018年度全区三级、二级及质量控制哨点医院质量控制数据调研与上报

完成了全自治区198家医疗机构的超声基线数据在线调研及质量控制报告撰写。

3. 参加全国超声质量控制大会

2019年7月6—7日,组织哨点医院参加全国超声质量控制大会,学习超声医学质量控制领域的最新成就,了解发展前景和前沿热点问题。

4. 超声新技术质量控制培训

2019年1月12—13日、3月2—3日及9月8日—10月19日多次邀请国内著名超声专家

进行了多个超声亚专业的系列学术讲座及规范化培训,涵盖内容广而全,参会人员多、规模大。

5. 加强基层医疗机构的帮扶与指导

中心成员到柳州市融水苗族自治县和三江侗族自治县、崇左市大新县及钦州市浦北县等基层医院开展超声质量控制调研工作,摸清当地超声工作现状与不足,开展基层技术帮扶及技术规范化培训。

以上多项工作的开展实施推动了广西超声医学诊疗工作的规范化及诊疗标准化进程,为质量控制工作向全区进一步铺开奠定了坚实的基础。

十七、海南省超声医学质量控制中心

(一) 基本情况

海南省超声医学质量控制中心成立于 2018 年 11 月,主任委员单位为海南医学院第一附属医院。

(二) 2019 年重点工作

1. 超声医学质量控制中心获批成立后,受到高度的重视。中心按省质量控制办安排,根据省级医疗质量控制中心人员设置要求向省卫生健康委员会推荐了质量控制中心成员名单,包括中心主任、副主任、秘书长及委员。

2. 质量控制中心制定了各项规章制度,如质量控制中心工作制度、岗位职责、例会制度、检查制度、信息上报制度等,可保证质量控制中心后续工作规范有序开展。

3. 制定完成了本专业的质量控制标准。

4. 质量控制中心针对海南省基层医院产前超声检查普遍存在的技术水平偏低及操作不规范的现状,依托"第七届海南省基层适宜技术推广项目",组织挂靠单位超声科妇产组多名专家,于 2019 年 7 月 13—14 日、8 月 10—11 日及 9 月 21—22 日分别到东方市、临高县及屯昌县进行中孕期分级产前规范化超声筛查培训,详细讲解中孕期产前超声分级检查及其意义、Ⅱ级和Ⅲ级产前超声的规范化检查程序、检查方法、超声观察内容及注意事项等,并现场进行技术操作示范,受训产前超声分级检查的规范化操作及产前超声检查知情同意制度在基层医院得到推广,增强了基层医院胎儿异常的检出能力和防范医疗纠纷的能力。

十八、重庆市超声医学质量控制中心

(一) 基本情况

重庆市卫生局于 2011 年 9 月 19 日正式批复成立重庆市医学影像(X 线诊断专业、CT 诊断专业、磁共振成像诊断专业、超声诊断专业)医疗质量控制中心,重庆医科大学附属第二医院为主任委员单位。

(二) 2019 年重点工作

2019 年重庆市医学影像(超声专业)质量控制中心积极推动及协助区县组建相应超声质量控制分中心,目前已有 22 个区县建立了医学影像(包括超声)或超声诊断质量控制中心。2019 年度,共上报哨点医院 52 家;积极组织和带动重庆市各医疗单位参加全国超声医学质量控制大会,参加质量控制管理和数据填报相关培训;组织重庆市各哨点医院完成超声专业医疗质量管理与控制信息的网上填报工作,并按时完成、上报《国家医疗服务与质量安全报告——超声医学分册》省级报告。2019 年度,重庆市医学影像(超声专业)质量控制中心先后召开了 5 次全市质量控制学术会议,学术会议上专家分享了超声医疗技术以及开展各种技术的规范化检查标准,对重庆市超声质量控制有很大的促进作用。质量控制中心组织市级质量控制专家先后到石柱、綦江、北碚、万州、江津、大足、永川、涪陵、南岸等区县积极开展超声诊断标准、指南与规范的宣讲和质量检查与评估工作,受到基层质量控制分中心和广大超声医务工作者的热烈欢迎和广泛好评。质量控制中心也利用网络平台、微信公众号和质量控制微信群向区县基层医疗机构进行质量控制培训活动宣传,同时通过质量控制中心建立的远程会诊平台向基层医疗单位进行超声检查规范的培训活动。

十九、四川省超声医学质量控制中心

(一) 基本情况

四川省超声医学质量控制中心成立于 2013 年 7 月,主任委员单位为四川省医学科学院 / 四川省人民医院。

(二) 2019 年重点工作

1. 完成全省 21 个市州 804 家医疗机构超声质量控制基本情况调查工作,撰写《2018 年四川省全域超声医学质量控制调查报告》,构建四川省超声医学质量控制调查数据填报网,实现超声数据规范、高效采集。

2. 成功举办两届颈部血管超声规范化培训班和全国负荷超声心动图和造影超声培训班、四川省超声医学规范化基层培训班,突出专业与规范,重在实用。

3. 积极组织专家参加全国超声医学质量控制大会,参与部署 2019 年国家超声医学质量控制中心工作安排和任务分工。定期召开质量控制管理工作会议,明确中心定位和职责,传递工作部署,进行工作方法和经验分享。

4. 积极配合国家超声医学质量控制中心完成哨点医院的部署和数据填报、收集、分析等工作,撰写《国家医疗服务与质量安全报告——超声医学分册》四川省部分。

5. 组织专家到凉山彝族自治州、攀枝花市等地进行实地考察,并根据当地情况举办专题报告会和疑难病例会诊。

6. 结合地域特点,探索邻近市州交叉指导工作模式,最大程度提高工作效率、节约成本。

7. 针对德阳市产前超声诊断医疗纠纷,实地调查提交书面报告,积极组织学习《四川省产前超声诊断规范》,举办产前诊断专项培训班。

8. 组织专家完成对营山县和平昌县的驻点帮扶工作,全面提升区县级医院超声诊疗水平,为建立区县级超声诊疗中心打下夯实基础。

9. 召开四川省超声医学年终总结会议,总结 2019 年质量控制工作存在的问题,探讨可行解决方案,做好下一步工作部署,更新质量控制专家和分中心考核制度,并组织大家进行了深入讨论。

10. 积极完成省卫生健康委员会和国家超声医学质量控制中心交办的各项工作任务,定期开展督导检查、收集整理各市州质量控制中心提交材料,向四川省质量控制办提交督导检查报告,并按季度上报质量控制简报和工作总结。

二十、云南省超声医学质量控制中心

(一) 基本情况

云南省超声诊断质量控制中心成立于 2014 年 9 月,目前主任委员单位为昆明医科大学第一附属医院。自省级超声医学质量控制中心成立后开始建立超声质量控制四级网络,逐步实现从省级到市级、再从市级到县级的质量控制网络结构的建设和完善,以利于质量控制工作的开展,目前地市级超声质量控制中心已成立 8 个,质量控制委员 226 名(主要成员是市级、县级超声科主任)。

自 2014 年云南省省级超声诊断质量控制中心成立以后,在省级中心指导下,各地级市超声诊断质量控制中心相继成立,云南省有 16 个地级市,目前已成立 9 个地级市质量控制中心,分别是昆明市质量控制中心、怒江州超声诊断质量控制中心、曲靖市超声诊断质量控制中心、德宏州超声诊断质量控制中心、红河州超声诊断质量控制中心、西双版纳傣族自治州超声诊断质量控制中心、大理州超声诊断质量控制中心、玉溪市超声诊断质量控制中心、普洱市超声诊断质量控制中心。

（二）2019年重点工作

1. 2019年10月召开第六届云南省超声质量控制大会，进行质量控制工作总结、计划及专业知识培训，传达国家质量控制中心工作精神，继续完善全省医疗机构超声诊断网络的构建，维护完善质量控制微信群（成员500人，主要是云南省超声专家、各地级市质量控制中心主任、各市级和县级质量控制委员），以利于各级医疗机构间的沟通及交流。

2. 质量控制中心曾多次组织专家团队到地州市进行质量控制及专业技术相关课程的讲授，并以昭通市中医医院工作站和普洱市思茅区医院工作站为中心对周边地州超声专业人员进行手把手教学，修改超声报告、规范当地超声诊断报告的书写，指导超声新技术的开展，为当地医院的超声诊疗水平提供更大的帮助。

3. 主动和国家中心联系，积极参加国家超声医学质量控制中心大会，以国家质量控制中心为平台，加强与各省专家的联系，了解最新质量控制信息，并传达到云南省。

4. 过去一年云南省超声诊断质量控制中心加强了四级质量控制网络的建立，完善了质量控制及业务指导平台的建设，开展了新技术培训，在明年的工作中将更加注重对县级以上医院超声骨干医师的培养，对即将成立质量控制中心的各地州给予指导及帮助，以工作站所在医院作为基地医院对当地及周围医院进行介入操作规范及介入新技术培训帮扶，希望通过各级医院的共同努力，使全省的质量控制工作有序开展，全省的超声诊断质量明显提高。

5. 定期报告本专业医疗质量状况，并认真完成卫生行政部门交办的其他工作。

二十一、西藏自治区超声医学质量控制中心

（一）基本情况

西藏自治区超声医学质量控制中心于2018年成立，目前主任委员单位为西藏自治区人民医院。

（二）2019年重点工作

1. 拟定西藏自治区医学影像（超声专业）的质量控制程序、标准和计划。

2. 在自治区卫生健康委员会指导下，负责质量控制工作的实施。

3. 经自治区卫生健康委员会同意定期对外发布专业考核方案、质量控制指标和考核结果。

4. 逐步组建本行政区相关质量控制网络，指导各地市区县级质量控制机构开展工作。

5. 建立超声专业的信息资料数据。

6. 拟定超声专业人才队伍的发展规划、组织对行政区域内相关人员的培训。

7. 对超声专业的设置规划、布局、基本建设标准、相关技术及设备应用等工作进行调研和论证，为卫生行政部门决策提供依据。

8. 负责实施对医疗机构进行行政管理的部分职能，承担本专业医疗质量的检查、评比工作，及时向卫生行政部门上报医疗质量检查、评比情况。

二十二、陕西省超声医学质量控制中心

（一）基本情况

陕西省超声诊断质量控制中心于2005年成立，主任委员单位为西安交通大学第二附属医院。

（二）2019年重点工作

1. 超声医学质量控制体系建设。指导和帮助咸阳市、商洛市、铜川市、渭南市成立质量控制中心。

2. 组织专家进行督导检查和技术帮扶，先后赴安康市第一人民医院、白河县人民医院、汉阴县人民医院、宝鸡市扶风县人民医院以及商洛市、铜川市的医疗机构开展质量控制督导和帮扶工作，提出督导意见，并形成专家组成员的建议性意见提交给省卫生健康委员会。

3. 举办2019年陕西省超声诊断质量控制大会。2019年9月20—21日来自省内外超声领域的知名专家与全省各市县级医院超声科主任和质量控制相关人员350余人参加了本次会议，获得良好反响。

4. 按时完成国家超声医学质量控制中心指令性任务。

5. 开展陕西省超声诊断质量控制基线数据调研，为陕西省后续开展不同级别医院超声诊断质量控制建设提供数据支撑。

二十三、甘肃省超声医学质量控制中心

（一）基本情况

甘肃省超声医学质量控制中心成立时间为2013年5月，目前主任委员单位为兰州大学第二医院。

（二）2019年重点工作

1. 成功召开了甘肃省第七届超声医疗质量控制大会

2019年8月3—4日，由甘肃省超声医学质量控制中心主办，兰州大学第二医院承办的甘肃省第七届超声医疗质量控制大会在兰州隆重召开。

2. 召开年度超声质量控制工作会议并举行了甘肃省超声质量控制中心团队诗词擂台赛

2019年10月25日，甘肃省超声质量控制工作会议在兰州召开，工作会议内容包括：地州市超声质量控制中心年度工作汇报、哨点医院单位代表分享区域质量控制需求、专家汇总点评、举行甘肃省超声诗词擂台赛。

3. 评选和表彰了优秀基层超声科医师及各地州市优秀基层管理者

根据基层医师专业技能水平、在超声科医师群内参与病例讨论的积极性、参加质量控制大会的次数等综合测评，评选出20名优秀超声基层医师、省内10个优秀超声组织，在年会上给予了表彰激励。

4. 推动地州市超声质量控制中心的建立，相继成立了嘉峪关市、兰州市、陇南市超声质量控制中心

根据国家卫生健康委员会《医疗质量管理办法》《医疗质量控制中心管理办法》、省卫生健康委员会《关于进一步建立健全全省市级医疗质量控制中心的意见》，为加强甘肃省基层超声专业医疗质量管理，在原有的9家质量控制中心（平凉、庆阳、天水、定西、甘南、临夏、武威、白银、酒泉）基础上新增了嘉峪关、兰州、陇南市质量控制中心。

二十四、青海省超声医学质量控制中心

（一）基本情况

青海省超声医学质量控制中心成立于2016年12月，目前主任委员单位为青海省人民医院。

（二）2019年重点工作

1. 督查青海省所有二级及二级以上医院的超声质量控制工作。

2. 举办学习班，组织培训学习《超声医学专业质量管理控制指标专家共识》。

3. 对于超声质量控制相对薄弱的医院进行多种形式的帮扶。

4. 对青海省各级医疗机构数据填报工作进行培训。

5. 积极完成上级安排的各项工作任务。

二十五、新疆维吾尔自治区超声医学质量控制中心

（一）基本情况

新疆维吾尔自治区超声诊断质量控制中心成立于2003年，目前主任委员单位为新疆医科大学第一附属医院。

（二）2019年重点工作

1. 不断完善质量控制中心组织架构。目前已成立13家各地市州质量控制中心，指导自治区最后一个地市建立质量控制中心，建立完善的全区质量控制网络体系。

2. 指导各地市州质量控制中心进行质量控制管理工作。指导各地市州质量控制中心对当地所属医疗机构进行质量控制调查和督导，在昌吉回族自治州进行培训和督导，在超声质量控制方面提出了一些建议和要求，如危急值报告内容、超声报告质量控制、超声图像质量控制要求等。阿克苏地区质量控制中心、哈密市质量控制中心、昌吉州质量控制中心、博州地区质量控制中心对二级以上医疗机构进行了督导检查。

3. 进行专题质量控制培训。主要对胎儿超声心动图检查技术进行质量控制及培训；同时注重对青年医师的培训，每两个月进行一次超声专业疑难病例诊断讨论会；以线上形式举办"临床超声医疗质量控制培训班"；质量控制中心协助基层多家医院在当地开展超声诊断培训，与各地基层医院进行了网上疑难病例及超声质量控制在线交流。

4. 定期召开超声诊断专业质量控制中心会议。研究讨论本地区超声医学专业学科发展情况，商讨超声诊断质量持续改进方法。进一步规范超声医学质量控制检查指标，做到超声检查和超声报告描述同质化。

5. 完成自治区卫生健康委员会和国家超声医学质量控制中心交办的其他工作。

附录

2020 年全国超声医学质量控制哨点医院名单

序号	省(自治区、直辖市)	医院名称	级别	专科/综合	公立/民营
1	北京市	首都医科大学附属北京朝阳医院	三级	综合	公立
2		北京大学第三医院	三级	综合	公立
3		北京大学第一医院	三级	综合	公立
4		北京大学人民医院	三级	综合	公立
5		北京大学首钢医院	三级	综合	公立
6		北京怀柔医院	二级	综合	公立
7		北京积水潭医院	三级	综合	公立
8		北京世纪坛医院	三级	综合	公立
9		北京市昌平区妇幼保健院	二级	专科	公立
10		北京市大兴区人民医院	三级	综合	公立
11		北京市房山区第一医院	二级	综合	公立
12		北京市丰台中西医结合医院	三级	综合	公立
13		北京市顺义区妇幼保健院	二级	专科	公立
14		北京四季青医院	二级	综合	公立
15		北京协和医院	三级	综合	公立
16		北京医院	三级	综合	公立
17		北京市昌平区医院	三级	综合	公立
18		中国航天科工集团七三一医院	二级	综合	公立
19		航天中心医院	三级	综合	公立
20		火箭军特色医学中心	三级	综合	公立
21		解放军总医院第四医学中心	三级	综合	公立

续表

序号	省(自治区、直辖市)	医院名称	级别	专科/综合	公立/民营
22	北京市	首都医科大学附属北京潞河医院	三级	综合	公立
23		清华大学附属北京清华长庚医院	三级	综合	公立
24		首都儿科研究所附属儿童医院	三级	专科	公立
25		首都医科大学附属北京安贞医院	三级	综合	公立
26		首都医科大学附属北京地坛医院	三级	专科	公立
27		首都医科大学附属北京儿童医院	三级	专科	公立
28		首都医科大学附属北京妇产医院	三级	专科	公立
29		首都医科大学附属北京友谊医院	三级	综合	公立
30		首都医科大学附属北京佑安医院	三级	专科	公立
31		首都医科大学附属北京中医医院	三级	综合	公立
32		首都医科大学附属复兴医院	三级	综合	公立
33		首都医科大学宣武医院	三级	综合	公立
34		北京市顺义区医院	三级	综合	公立
35		中日友好医院	三级	综合	公立
36	上海市	复旦大学附属中山医院(超声科)	三级	综合	公立
37		复旦大学附属华山医院(超声科)	三级	综合	公立
38		复旦大学附属肿瘤医院	三级	专科	公立
39		上海交通大学医学院附属瑞金医院(超声科)	三级	综合	公立
40		上海交通大学医学院附属瑞金医院(心超室)	三级	综合	公立
41		上海交通大学医学院附属新华医院(超声科)	三级	综合	公立
42		上海市第一人民医院(超声科)	三级	综合	公立
43		上海市第六人民医院	三级	综合	公立
44		中国福利会国际和平妇幼保健院	三级	专科	公立
45		上海中医药大学附属龙华医院	三级	专科	公立
46		上海市宝山中西医结合医院	三级	专科	公立
47		上海交通大学医学院附属同仁医院	三级	综合	公立
48		上海市第一人民医院宝山分院	二级	综合	公立
49		上海市浦东新区公利医院	三级	综合	公立
50		上海市江湾医院	二级	综合	公立
51		上海市闵行区中心医院	三级	综合	公立

序号	省（自治区、直辖市）	医院名称	级别	专科／综合	公立／民营
52	上海市	上海市长宁区妇幼保健院	二级	专科	公立
53		上海市方塔中医院	二级	专科	公立
54		上海天佑医院	二级	综合	民营
55		上海市大华医院	二级	综合	公立
56		上海市嘉定中心医院	二级	综合	公立
57		复旦大学附属华东医院	三级	综合	公立
58		上海市杨浦区中心医院	三级	综合	公立
59		上海交通大学医学院附属仁济医院	三级	综合	公立
60		上海市第四人民医院	二级	综合	公立
61		上海市第五人民医院	三级	综合	公立
62		上海同济大学附属同济医院	三级	综合	公立
63		上海同济大学附属第十人民医院	三级	综合	公立
64		上海市奉贤区中心医院	三级	综合	公立
65		上海市浦东新区周浦医院	三级	综合	公立
66		上海市松江区方塔中医医院	二级	综合	公立
67		上海市徐汇区中心医院	三级	综合	公立
68		上海市浦东医院	三级	综合	公立
69	黑龙江省	哈尔滨医科大学附属第二医院	三级	综合	公立
70		哈尔滨医科大学附属第一医院	三级	综合	公立
71		哈尔滨医科大学附属第四医院	三级	综合	公立
72		黑龙江省医院	三级	综合	公立
73		黑龙江省农垦总局总医院	三级	综合	公立
74		哈尔滨市第一医院	三级	综合	公立
75		哈尔滨市第二医院	三级	综合	公立
76		哈尔滨市中医医院	三级	综合	公立
77		哈尔滨市儿童医院	三级	专科	公立
78		佳木斯大学附属第一医院	三级	综合	公立
79		大庆油田总医院	三级	综合	公立
80		鸡西市人民医院	三级	综合	公立
81		七台河七煤总医院	三级	综合	公立

续表

序号	省(自治区、直辖市)	医院名称	级别	专科/综合	公立/民营
82		鹤岗市人民医院	三级	综合	公立
83		双鸭山双矿医院	三级	综合	公立
84		绥化市第一医院	三级	综合	公立
85		黑河市第一人民医院	三级	综合	公立
86		大兴安岭地区人民医院	三级	综合	公立
87		牡丹江市肿瘤医院	三级	专科	公立
88		黑龙江玛丽亚妇产医院	三级	专科	民营
89		牡丹江医学院红旗医院	三级	综合	公立
90		佳木斯市肿瘤医院	三级	专科	公立
91		佳木斯市妇幼保健院/佳木斯市儿童医院	三级	专科	公立
92		佳木斯市中医院	三级	综合	公立
93		农垦红兴隆管理局中心医院	三级	综合	公立
94	黑龙江省	双鸭山市人民医院	三级	综合	公立
95		双鸭山市妇幼保健院	三级	专科	公立
96		黑龙江中医药大学附属第四医院	三级	综合	公立
97		大庆龙南医院	三级	综合	公立
98		大庆市人民医院	三级	综合	公立
99		鸡西妇幼保健院	二级	专科	公立
100		黑龙江省第二医院	三级	专科	公立
101		哈尔滨二四二医院	三级	综合	公立
102		哈尔滨市第五医院	三级	综合	公立
103		齐齐哈尔医学院附属第三医院	三级	综合	公立
104		齐齐哈尔医学院附属第一医院	三级	综合	公立
105		齐齐哈尔医学院附属第二医院	三级	综合	公立
106		齐齐哈尔市中医院(南院)	三级	综合	公立
107		齐齐哈尔市中医院(北院)	三级	综合	公立
108		龙江县第一人民医院	二级	综合	公立
109		佳木斯市中心医院	三级	综合	公立
110		牡丹江市第一人民医院	三级	综合	公立
111		牡丹江市中医医院	三级	综合	公立

序号	省(自治区、直辖市)	医院名称	级别	专科／综合	公立／民营
112	黑龙江省	七台河市人民医院	三级	综合	公立
113		齐齐哈尔建华医院	三级	综合	民营
114		齐齐哈尔一厂医院	二级	综合	民营
115		鸡西鸡矿医院	三级	综合	民营
116		牡丹江林业中心医院	三级	综合	公立
117	辽宁省	中国医科大学附属盛京医院	三级	综合	公立
118		中国医科大学附属第一医院	三级	综合	公立
119		大连医科大学附属第二医院	三级	综合	公立
120		中国人民解放军北部战区总医院	三级	综合	公立
121		大连市中心医院	三级	综合	公立
122		鞍山市中心医院	三级	综合	公立
123		辽宁健康产业集团抚矿总医院	三级	综合	公立
124		葫芦岛市中心医院	三级	综合	公立
125		大连大学附属中山医院	三级	综合	公立
126		大连市友谊医院	三级	综合	公立
127		沈阳医学院附属第二医院	三级	综合	公立
128		鞍钢集团总医院	三级	综合	公立
129		沈阳市妇幼保健院	三级	专科	公立
130		沈阳市儿童医院	三级	综合	公立
131		沈阳市红十字会医院	三级	综合	公立
132		大连市妇女儿童医疗中心	三级	专科	公立
133		盘锦辽油宝石花医院	三级	综合	民营
134		辽宁省健康产业集团本钢总医院	三级	综合	公立
135		辽阳市中心医院	三级	综合	公立
136		辽宁省人民医院	三级	综合	公立
137		朝阳市中心医院	三级	综合	公立
138		辽宁中医药大学附属医院	三级	综合	公立
139		沈阳医学院附属中心医院	三级	综合	公立
140		锦州医科大学附属第一医院	三级	综合	公立
141		中国医科大学附属第四医院	三级	综合	公立

续表

序号	省(自治区、直辖市)	医院名称	级别	专科/综合	公立/民营
142	辽宁省	本溪市中心医院	三级	综合	公立
143		丹东市中心医院	三级	综合	公立
144		锦州市中心医院	三级	综合	公立
145		大连医科大学附属第一医院	三级	综合	公立
146		盘锦市中心医院	三级	综合	公立
147		阜新市中心医院	三级	综合	公立
148		铁岭市中心医院	三级	综合	公立
149		锦州医科大学附属第三医院	三级	综合	公立
150	青海省	青海省人民医院	三级	综合	公立
151		青海大学附属医院	三级	综合	公立
152		青海省妇女儿童医院	三级	专科	公立
153		青海省妇幼保健院	三级	专科	公立
154		青海红十字医院	三级	综合	公立
155		西宁市第一人民医院	三级	综合	公立
156		西宁市第二人民医院	三级	综合	公立
157		青海省康乐医院	三级	综合	民营
158		青海仁济医院	三级	综合	民营
159		青海省海西州人民医院	三级	综合	公立
160		青海省海南州人民医院	三级	综合	公立
161		青海省海东市第一人民医院	二级	综合	公立
162		青海省心脑血管病专科医院	三级	专科	公立
163		青海省格尔木市人民医院	三级	综合	公立
164		大通县人民医院	二级	综合	公立
165		互助土族自治县人民医院	三级	综合	公立
166		海东市乐都区人民医院	二级	综合	公立
167		玛沁县人民医院	二级	综合	公立
168	河南省	河南省人民医院	三级	综合	公立
169		郑州大学第一附属医院	三级	综合	公立
170		河南科技大学第一附属医院	三级	综合	公立
171		河南省肿瘤医院	三级	专科	公立

序号	省(自治区、直辖市)	医院名称	级别	专科／综合	公立／民营
172		郑州大学第二附属医院	三级	综合	公立
173		郑州大学第五附属医院	三级	综合	公立
174		河南省胸科医院	三级	专科	公立
175		新乡医学院第一附属医院	三级	综合	公立
176		河南大学第一附属医院	三级	综合	公立
177		平煤神马集团总医院	三级	综合	公立
178		开封市中心医院	三级	综合	公立
179		新乡市中心医院	三级	综合	公立
180		信阳市中心医院	三级	综合	公立
181		商丘市第一人民医院	三级	综合	公立
182		周口市中心医院	三级	综合	公立
183		河南科技大学第二附属医院	三级	综合	公立
184		河南大学淮河医院	三级	综合	公立
185		南阳市中心医院	三级	综合	公立
186	河南省	驻马店市中心医院	三级	综合	公立
187		三门峡市中心医院	三级	综合	公立
188		焦作市人民医院	三级	综合	公立
189		鹤壁市人民医院	三级	综合	公立
190		许昌市中心医院	三级	综合	公立
191		漯河市中心医院	三级	综合	公立
192		辉县市人民医院	二级	综合	公立
193		郑州大学医院	二级	综合	公立
194		汝南县人民医院	二级	综合	公立
195		偃师市人民医院	二级	综合	公立
196		许昌市立医院	二级	综合	民营
197		河南省职工医院	三级	综合	公立
198		南阳市第一人民医院	三级	综合	公立
199		洛阳东方医院	三级	综合	民营
200		确山县人民医院	二级	综合	公立
201		太康县人民医院	二级	综合	公立

续表

序号	省(自治区、直辖市)	医院名称	级别	专科/综合	公立/民营
202		重庆医科大学附属第二医院	三级	综合	公立
203		重庆医科大学附属第一医院	三级	综合	公立
204		重庆医科大学附属儿童医院	三级	专科	公立
205		重庆医科大学附属第三医院	三级	综合	民营
206		重庆市中医院	三级	综合	公立
207		重庆大学附属肿瘤医院	三级	专科	公立
208		重庆医科大学附属大学城医院	三级	综合	公立
209		重庆医科大学附属永川医院	三级	综合	公立
210		重庆市人民医院	三级	综合	公立
211		重庆市急救医疗中心	三级	综合	公立
212		重庆市第五人民医院	三级	综合	公立
213		重庆市妇幼保健院	三级	专科	公立
214		重庆市第九人民医院	三级	综合	公立
215		重庆大学附属三峡医院	三级	综合	公立
216	重庆市	重庆市黔江中心医院	三级	综合	公立
217		重庆市涪陵中心医院	三级	综合	公立
218		重庆市北碚区中医院	三级	综合	公立
219		重庆市璧山区人民医院	三级	综合	公立
220		重庆市南川区人民医院	三级	综合	公立
221		重庆市合川区人民医院	三级	综合	公立
222		重庆市江津区中心医院	三级	综合	公立
223		重庆市大足区人民医院	三级	综合	公立
224		重庆市綦江区人民医院	三级	综合	公立
225		重庆市垫江县人民医院	三级	综合	公立
226		重庆市开州区人民医院	三级	综合	公立
227		重庆市第七人民医院	二级	综合	公立
228		重庆市红十字会医院(江北区人民医院)	二级	综合	公立
229		重庆两江新区第一人民医院	二级	综合	公立
230		重庆医药高等专科学校附属第一医院	二级	综合	公立
231		重庆市巴南区人民医院	二级	综合	公立

续表

序号	省(自治区、直辖市)	医院名称	级别	专科/综合	公立/民营
232		重庆市渝北区人民医院	二级	综合	公立
233		彭水县人民医院	二级	综合	公立
234		酉阳土家族苗族自治县人民医院	二级	综合	公立
235		重庆市荣昌区人民医院	二级	综合	公立
236		奉节县人民医院	二级	综合	公立
237		丰都县人民医院	二级	综合	公立
238		重庆市铜梁区人民医院	二级	综合	公立
239		重庆市潼南区人民医院	二级	综合	公立
240		巫溪县人民医院	二级	综合	公立
241		重庆市梁平区人民医院	二级	综合	公立
242		忠县人民医院	二级	综合	公立
243		巫山县人民医院	二级	综合	公立
244		重庆市涪陵区妇幼保健院	二级	专科	公立
245		重庆三峡医药高等专科学校附属医院	二级	综合	公立
246	重庆市	重庆市江北区中医院	二级	综合	公立
247		重庆市长寿区人民医院	三级	综合	公立
248		重庆市开州区中医院	二级	综合	公立
249		重庆市巴南区中医院	二级	综合	公立
250		重庆市梁平区中医医院	二级	综合	公立
251		重庆市梁平区妇幼保健计划生育服务中心	二级	专科	公立
252		重庆市綦江区妇幼保健院	二级	专科	公立
253		重庆市大足区妇幼保健计划生育服务中心	二级	专科	公立
254		城口县人民医院	二级	综合	公立
255		重庆市武隆区妇幼保健院	二级	专科	公立
256		重庆市潼南区中医院	二级	综合	公立
257		重庆市渝北区妇幼保健院	二级	专科	公立
258		重庆市武隆区人民医院	二级	综合	公立
259		垫江县妇幼保健计划生育服务中心	二级	专科	公立
260		彭水县妇幼保健计划生育服务中心	二级	专科	公立
261		重庆市潼南区妇幼保健计划生育服务中心	二级	专科	公立

续表

序号	省(自治区、直辖市)	医院名称	级别	专科／综合	公立／民营
262	重庆市	重庆建设医院	二级	综合	公立
263		重庆市大渡口区人民医院	二级	综合	公立
264		重庆市永川区中医院	三级	综合	公立
265		重庆市綦江区中医院	二级	综合	公立
266		重庆市万州区第一人民医院	二级	综合	公立
267		重庆市巴南区妇幼保健计划生育服务中心	二级	专科	公立
268		重庆市巴南区第二人民医院	二级	综合	公立
269		重庆市黔江区妇幼保健计划生育服务中心	二级	专科	公立
270		重庆市江津区中医院	三级	综合	公立
271		重庆市第十三人民医院	二级	综合	公立
272		重庆市九龙坡区人民医院	二级	综合	公立
273		云阳县人民医院	二级	综合	公立
274		重庆市沙坪坝区人民医院	二级	综合	公立
275		重庆市万州区上海医院	二级	综合	公立
276		丰都县中医院	二级	综合	公立
277		重庆市九龙坡区第二人民医院	二级	综合	公立
278		城口县妇幼保健院	二级	专科	公立
279		重庆市涪陵区中医院	三级	综合	公立
280		重庆市万州区妇幼保健院	二级	专科	公立
281		重庆市万州区人民医院	二级	综合	公立
282		云阳县中医院	三级	专科	公立
283		重庆市大足区中医院	二级	综合	公立
284		涪陵郭昌毕骨伤科医院	二级	专科	民营
285		重庆市开州区妇幼保健院	二级	专科	公立
286		重庆市南川区妇幼保健院	二级	专科	公立
287		重庆市南川区中医院	二级	综合	公立
288		云阳县妇幼保健院	二级	专科	公立
289		重庆市黔江区中医院	二级	综合	公立
290	江苏省	常州市第一人民医院	三级	综合	公立
291		常州第二人民医院	三级	综合	公立

续表

序号	省(自治区、直辖市)	医院名称	级别	专科/综合	公立/民营
292		常州市妇幼保健院	三级	专科	公立
293		淮安市第一人民医院	三级	综合	公立
294		连云港市第一人民医院	三级	综合	公立
295		连云港市妇幼保健院	三级	专科	公立
296		江苏省人民医院	三级	综合	公立
297		南京市妇幼保健院	三级	专科	公立
298		南京大学医学院附属鼓楼医院	三级	综合	公立
299		南京明基医院	三级	综合	民营
300		中国人民解放军东部战区总医院	三级	综合	公立
301		江苏省肿瘤医院	三级	专科	公立
302		江苏省中医院	三级	综合	公立
303		南京市第一医院	三级	综合	公立
304		南京医科大学第二附属医院	三级	综合	公立
305		东南大学附属中大医院	三级	综合	公立
306	江苏省	南京市浦口医院	二级	综合	公立
307		南通市第一人民医院	三级	综合	公立
308		南通市妇幼保健院	三级	专科	公立
309		南通大学附属医院	三级	综合	公立
310		苏州市立医院	三级	综合	公立
311		苏州大学附属第一医院	三级	综合	公立
312		苏州大学附属第二医院	三级	综合	公立
313		太仓市第一人民医院	三级	综合	公立
314		江阴市人民医院	三级	综合	公立
315		无锡市人民医院	三级	综合	公立
316		沭阳县人民医院	三级	综合	民营
317		南京鼓楼医院集团宿迁市人民医院	三级	综合	民营
318		徐州市第一人民医院	三级	综合	公立
319		徐州市中心医院	三级	综合	公立
320		盐城市第一人民医院	三级	综合	公立
321		盐城市第三人民医院	三级	综合	公立

序号	省(自治区、直辖市)	医院名称	级别	专科 / 综合	公立 / 民营
322		苏北人民医院	三级	综合	公立
323		江苏大学附属医院	三级	综合	公立
324		镇江市第一人民医院	三级	综合	公立
325		扬中市人民医院	三级	综合	公立
326		南京瑞东医院	三级	综合	公立
327		徐州医科大学附属医院	三级	综合	公立
328		扬州大学附属医院	三级	综合	公立
329		靖江市人民医院	三级	综合	公立
330		南京市溧水区人民医院	三级	综合	公立
331		睢宁县人民医院	三级	综合	公立
332		苏州市立医院北区	三级	综合	公立
333	江苏省	苏州九龙医院	三级	综合	民营
334		南京医科大学附属苏州科技城医院	三级	综合	公立
335		苏州市中西医结合医院	三级	专科	公立
336		苏州市中医医院	三级	综合	公立
337		苏州市相城人民医院	二级	综合	公立
338		苏州市吴中人民医院	二级	综合	公立
339		常熟市第一人民医院	三级	综合	公立
340		无锡市第二人民医院	三级	综合	公立
341		无锡市儿童医院	三级	专科	公立
342		无锡市中医医院	三级	专科	公立
343		江阴市中医院	三级	综合	公立
344		丹阳市人民医院	三级	综合	公立
345		淮安市第二人民医院	三级	综合	公立
346		连云港市第二人民医院	三级	综合	公立
347		海南医学院第一附属医院	三级	综合	公立
348		海南省人民医院	三级	综合	公立
349	海南省	海南医学院第二附属医院	三级	综合	公立
350		海口市人民医院	三级	综合	公立
351		海南省妇女儿童医学中心	三级	专科	公立

续表

序号	省（自治区、直辖市）	医院名称	级别	专科／综合	公立／民营
352	海南省	海口市妇幼保健院	三级	专科	公立
353		海南现代妇女儿童医院	三级	专科	民营
354		海口市琼山区妇幼保健院	二级	专科	公立
355		三亚中心医院	三级	综合	公立
356		三亚市人民医院	三级	综合	公立
357		三亚市妇幼保健院	三级	专科	公立
358		海南西部中心医院	三级	综合	公立
359		儋州市人民医院	三级	综合	公立
360		琼海市人民医院	三级	综合	公立
361		万宁市人民医院	三级	综合	公立
362		海南省第二人民医院	二级	综合	公立
363		文昌市庆龄妇幼保健院	二级	专科	公立
364		文昌市人民医院	三级	综合	公立
365		临高县人民医院	二级	综合	公立
366		乐东县第二人民医院	二级	综合	公立
367		屯昌县人民医院	二级	综合	公立
368	广东省	珠海市人民医院	三级	综合	公立
369		中山市人民医院	三级	综合	公立
370		中山大学孙逸仙纪念医院	三级	综合	公立
371		中山大学附属第一医院	三级	综合	公立
372		中山大学附属第三医院	三级	综合	公立
373		中山大学附属第六医院	三级	综合	公立
374		湛江中心人民医院	三级	综合	公立
375		粤北人民医院	三级	综合	公立
376		深圳市人民医院	三级	综合	公立
377		汕头大学医学院第二附属医院	三级	综合	公立
378		清远市人民医院	三级	综合	公立
379		南方医科大学南方医院	三级	综合	公立
380		梅州市人民医院	三级	综合	公立
381		暨南大学附属第一医院	三级	综合	公立

序号	省(自治区、直辖市)	医院名称	级别	专科／综合	公立／民营
382	广东省	广州中医药大学第一附属医院	三级	综合	公立
383		广州医科大学附属第一医院	三级	综合	公立
384		广州市第一人民医院	三级	综合	公立
385		广东医科大学附属医院	三级	综合	公立
386		广东省人民医院	三级	综合	公立
387		广东省第二人民医院	三级	综合	公立
388		佛山市中医院	三级	综合	公立
389		佛山市第一人民医院	三级	综合	公立
390		广州市番禺何贤纪念医院	三级	专科	公立
391		东莞市人民医院	三级	综合	公立
392		东莞市厚街医院	三级	综合	公立
393		东莞东华医院	三级	综合	民营
394		北京大学深圳医院	三级	综合	公立
395	吉林省	吉林大学中日联谊医院	三级	综合	公立
396		吉林大学第一医院	三级	综合	公立
397		吉林大学第二医院	三级	综合	公立
398		吉林省人民医院	三级	综合	公立
399		长春市中心医院	三级	综合	公立
400		吉林省肿瘤医院	三级	专科	公立
401		长春市妇产医院	三级	专科	公立
402		吉林省一汽总医院	三级	综合	公立
403		长春中医药大学附属医院	三级	综合	公立
404		长春市第二人民医院	三级	综合	公立
405		吉林省妇幼保健院	三级	专科	公立
406		吉林省前卫医院	二级	综合	公立
407		长春市九台区人民医院	二级	综合	公立
408		吉林市人民医院	三级	综合	公立
409		吉林市中心医院	三级	综合	公立
410		北华大学附属医院	三级	综合	公立
411		辽源市中心医院	三级	综合	公立

续表

序号	省(自治区、直辖市)	医院名称	级别	专科/综合	公立/民营
412		四平市妇婴医院	三级	专科	公立
413		四平市中心人民医院	三级	综合	公立
414		松原市中心医院	三级	综合	公立
415		通化市中心医院	三级	综合	公立
416		白城市医院	三级	综合	公立
417		延边大学附属医院	三级	综合	公立
418		长春市人民医院	二级	综合	公立
419		长春市儿童医院	三级	专科	公立
420		长春市农安县医院	二级	综合	公立
421		吉林省吉林中西医结合医院	二级	综合	公立
422		吉林医药学院附属医院	三级	综合	公立
423		吉林市化工医院	三级	综合	公立
424	吉林省	吉林市妇产医院	二级	综合	公立
425		辽源市中医院	三级	综合	公立
426		辽源市妇婴医院	二级	专科	公立
427		四平市第一人民医院	三级	综合	公立
428		通化市妇幼保健院	二级	专科	公立
429		通化市人民医院	二级	综合	公立
430		通化矿业有限责任公司总医院	三级	综合	公立
431		通化市第二人民医院	二级	综合	公立
432		通化市第三人民医院	二级	综合	公立
433		松原油田医院	三级	综合	公立
434		白山市中心医院	三级	综合	公立
435		白城市中心医院	三级	综合	公立
436		延边第二人民医院	二级	综合	公立
437		浙江大学医学院附属第二医院	三级	综合	公立
438		浙江大学医学院附属第一医院	三级	综合	公立
439	浙江省	浙江大学医学院附属邵逸夫医院	三级	综合	公立
440		浙江大学医学院附属妇产科医院	三级	专科	公立
441		浙江大学医学院附属儿童医院	三级	专科	公立

续表

序号	省(自治区、直辖市)	医院名称	级别	专科/综合	公立/民营
442		温州医科大学附属第一医院	三级	综合	公立
443		温州医科大学附属第二医院	三级	综合	公立
444		浙江省肿瘤医院	三级	专科	公立
445		浙江省人民医院	三级	综合	公立
446		浙江大学医学院附属第四医院	二级	综合	公立
447		杭州师范大学附属医院	三级	综合	公立
448		淳安县第一人民医院	二级	综合	公立
449		浙江萧山医院	三级	综合	民营
450		宁波市第一医院	三级	综合	公立
451		宁海县第一医院	二级	综合	公立
452		宁波市鄞州区第二医院	三级	综合	公立
453		宁波市镇海区人民医院	二级	综合	公立
454		温州市中心医院	三级	综合	公立
455		温州市人民医院	三级	综合	公立
456	浙江省	浙江省乐清开发区同乐医院	二级	综合	民营
457		永嘉县人民医院	二级	综合	公立
458		浙江省台州医院	三级	综合	公立
459		台州市中心医院(台州学院附属医院)	三级	综合	公立
460		台州市立医院	三级	综合	公立
461		台州市第一人民医院	三级	综合	公立
462		仙居县人民医院	二级	综合	公立
463		金华市中心医院	三级	综合	公立
464		兰溪市人民医院	二级	综合	公立
465		义乌市妇幼保健院	三级	专科	公立
466		金华广福肿瘤医院	三级	专科	民营
467		东阳市人民医院	三级	综合	公立
468		绍兴市人民医院	三级	综合	公立
469		绍兴市妇幼保健院	三级	专科	公立
470		诸暨市中心医院	二级	综合	公立
471		浙江新安国际医院	三级	综合	民营

续表

序号	省(自治区、直辖市)	医院名称	级别	专科／综合	公立／民营
472	浙江省	嘉兴市第一医院	三级	综合	公立
473		嘉兴市妇幼保健院	三级	专科	公立
474		平湖市第一人民医院	二级	综合	公立
475		常山县人民医院	二级	综合	公立
476		衢州市妇幼保健院	二级	专科	公立
477		衢州市人民医院	三级	综合	公立
478		衢州市柯城区人民医院	二级	综合	公立
479		舟山医院	三级	综合	公立
480		舟山市妇幼保健院	三级	专科	公立
481		舟山市普陀区人民医院	三级	综合	公立
482		岱山县第一人民医院	二级	综合	公立
483		嵊泗县人民医院	二级	综合	公立
484		丽水市中心医院	三级	综合	公立
485		丽水市人民医院	三级	综合	公立
486		丽水市妇幼保健院	二级	专科	公立
487		缙云县人民医院	二级	综合	公立
488		遂昌县人民医院	二级	综合	公立
489		湖州市中心医院	三级	综合	公立
490		安吉县妇幼保健院	二级	专科	公立
491		南浔人民医院	二级	综合	公立
492		湖州交通医院	二级	综合	民营
493	福建省	福建省妇幼保健院	三级	综合	公立
494		福建省立金山医院	三级	综合	公立
495		福建省立医院	三级	综合	公立
496		福建省肿瘤医院	三级	专科	公立
497		福建医科大学附属第一医院	三级	综合	公立
498		福建医科大学附属协和医院	三级	综合	公立
499		福建中医药大学附属第二人民医院	三级	综合	公立
500		福建中医药大学附属人民医院	三级	综合	公立
501		福州市第二医院	三级	专科	公立

续表

序号	省（自治区、直辖市）	医院名称	级别	专科／综合	公立／民营
502		福州市第一医院	三级	综合	公立
503		福建医科大学附属龙岩第一医院	三级	综合	公立
504		龙岩市第二医院	三级	综合	公立
505		龙岩人民医院	二级	综合	公立
506		福建医科大学附属南平第一医院	三级	综合	公立
507		光泽县医院	二级	综合	公立
508		南平市人民医院	三级	专科	公立
509		武夷山市立医院	二级	综合	公立
510		福鼎市医院	三级	综合	公立
511		宁德市闽东医院	三级	综合	公立
512		宁德市医院	三级	综合	公立
513		寿宁县医院	二级	综合	公立
514		柘荣县医院	二级	综合	公立
515		莆田市城厢区医院	二级	综合	公立
516	福建省	莆田人民医院	二级	综合	民营
517		莆田市第一医院	三级	综合	公立
518		莆田学院附属医院	三级	综合	公立
519		福建医科大学附属第二医院	三级	综合	公立
520		晋江市医院	三级	综合	公立
521		泉州市第一医院	三级	综合	公立
522		建宁县总医院	二级	综合	公立
523		三明市第一医院	三级	综合	公立
524		三明市永安总医院	三级	综合	公立
525		复旦大学附属中山医院厦门医院	三级	综合	公立
526		厦门长庚医院	三级	综合	民营
527		厦门大学附属第一医院	三级	综合	公立
528		厦门大学附属心血管病医院	三级	专科	公立
529		厦门大学附属中山医院	三级	综合	公立
530		厦门海沧新阳医院	二级	综合	民营
531		厦门弘爱医院	三级	综合	民营

续表

序号	省(自治区、直辖市)	医院名称	级别	专科/综合	公立/民营
532	福建省	厦门莲花医院	三级	综合	民营
533		厦门市儿童医院	三级	专科	公立
534		厦门市妇幼保健院	三级	专科	公立
535		厦门市湖里区妇幼保健院	二级	专科	公立
536		厦门市中医院	三级	综合	公立
537		厦门医学院附属第二医院	三级	综合	公立
538		龙海市第一医院	三级	综合	公立
539		漳州市第三医院	三级	综合	民营
540		福建医科大学附属漳州市医院	三级	综合	公立
541		漳州正兴医院	三级	综合	民营
542	湖北省	武汉大学人民医院	三级	综合	公立
543		华中科技大学附属同济医院	三级	综合	公立
544		华中科技大学附属协和医院	三级	综合	公立
545		武汉亚洲心脏病医院	三级	专科	民营
546		武汉大学中南医院	三级	综合	公立
547		湖北省肿瘤医院	三级	专科	公立
548		湖北省妇幼保健院	三级	专科	公立
549		中国人民解放军中部战区总医院	三级	综合	公立
550		武汉市中心医院	三级	综合	公立
551		武汉市第三医院	三级	综合	公立
552		湖北省中西医结合医院	三级	综合	公立
553		华润武钢总医院	三级	综合	公立
554		华中科技大学同济医学院附属梨园医院	三级	综合	公立
555		武汉科技大学附属天佑医院	三级	综合	公立
556		武汉市第一医院	三级	综合	公立
557		武汉市第五医院	三级	综合	公立
558		武汉市第六医院	三级	综合	公立
559		武汉市第八医院	三级	综合	公立
560		武汉市第九医院	二级	综合	公立
561		武汉市汉口医院	三级	综合	公立

序号	省(自治区、直辖市)	医院名称	级别	专科／综合	公立／民营
562		武汉儿童医院	三级	专科	公立
563		长江航运总医院	三级	综合	公立
564		随州市中心医院	三级	综合	公立
565		荆州市中心医院	三级	综合	公立
566		咸宁市中心医院	三级	综合	公立
567		鄂州市中心医院	三级	综合	公立
568		黄石市中心医院	三级	综合	公立
569		大冶市中医医院	二级	综合	公立
570		阳新县人民医院	三级	综合	公立
571		黄石市妇幼保健院	三级	专科	公立
572		黄石市第二医院	二级	综合	公立
573		阳新县第三人民医院	二级	专科	公立
574		黄冈市中心医院	三级	综合	公立
575		黄州区妇幼保健院	二级	专科	公立
576	湖北省	长阳土家族自治县人民医院	二级	综合	公立
577		英山县人民医院	二级	综合	公立
578		武穴市人民医院	二级	综合	公立
579		红安县人民医院	二级	综合	公立
580		汉川市人民医院	三级	综合	公立
581		应城市人民医院	二级	综合	公立
582		孝感市妇幼保健院	三级	专科	公立
583		孝感市第一人民医院	三级	综合	公立
584		孝感市中心医院	三级	综合	公立
585		仙桃市第一人民医院	三级	综合	公立
586		仙桃市第三人民医院	二级	综合	民营
587		仙桃市妇幼保健院	二级	专科	公立
588		宣恩县人民医院	二级	综合	公立
589		巴东县人民医院	二级	综合	公立
590		咸丰县人民医院	二级	综合	公立
591		恩施市亚菲亚妇产医院	二级	专科	民营

续表

序号	省(自治区、直辖市)	医院名称	级别	专科/综合	公立/民营
592	湖北省	恩施土家族苗族自治州中心医院	三级	综合	公立
593		京山市人民医院	二级	综合	公立
594		沙洋县人民医院	二级	综合	公立
595		荆门市妇幼保健院	二级	专科	公立
596		荆门市康复医院	二级	综合	公立
597		荆门市掇刀人民医院	二级	综合	公立
598		荆门市第二人民医院	三级	综合	公立
599		十堰市太和医院	三级	综合	公立
600		竹山县人民医院	二级	综合	公立
601		郧西县人民医院	二级	综合	公立
602		房县妇幼保健院	二级	专科	公立
603		竹溪县妇幼保健院	二级	专科	公立
604		丹江口市第一医院	二级	综合	公立
605		国药东风总医院	三级	综合	公立
606		襄阳市第一人民医院	三级	综合	公立
607		枣阳市人民医院	二级	综合	公立
608		宜城市人民医院	二级	综合	公立
609		谷城县人民医院	二级	综合	公立
610		南漳县人民医院	二级	综合	公立
611		老河口市第一医院	二级	综合	公立
612		保康县人民医院	二级	综合	公立
613		襄州区人民医院	二级	综合	公立
614		宜昌市夷陵医院	二级	综合	公立
615		宜昌市中心人民医院	三级	综合	公立
616	广西壮族自治区	广西医科大学第一附属医院	三级	综合	公立
617		广西中医药大学第一附属医院	三级	综合	公立
618		广西壮族自治区人民医院	三级	综合	公立
619		广西医科大学第二附属医院	三级	综合	公立
620		广西壮族自治区肿瘤医院	三级	综合	公立
621		广西壮族自治区妇幼保健院	三级	专科	公立

续表

序号	省(自治区、直辖市)	医院名称	级别	专科／综合	公立／民营
622	广西壮族自治区	广西壮族自治区南溪山医院	三级	综合	公立
623		广西民族医院	三级	综合	公立
624		南宁市第一人民医院	三级	综合	公立
625		桂林医学院第一附属医院	三级	综合	公立
626		桂林医学院第二附属医院	三级	综合	公立
627		桂林市人民医院	三级	综合	公立
628		右江民族医学院附属医院	三级	综合	公立
629		百色市人民医院	三级	综合	公立
630		柳州第一人民医院	三级	综合	公立
631		柳州市工人医院	三级	综合	公立
632		玉林市第一人民医院	三级	综合	公立
633		梧州市工人医院	三级	综合	公立
634		梧州市红十字会医院	三级	综合	公立
635		贵港市人民医院	三级	综合	公立
636		北海市人民医院	三级	综合	公立
637		钦州市第一人民医院	三级	综合	公立
638		河池市人民医院	三级	综合	公立
639		贺州市人民医院	三级	综合	公立
640		防城港市第一人民医院	三级	综合	公立
641		来宾市人民医院	三级	综合	公立
642	安徽省	安徽医科大学第二附属医院	三级	综合	公立
643		安徽医科大学第一附属医院	三级	综合	公立
644		中国科学技术大学附属第一医院	三级	综合	公立
645		安徽中医药大学第一附属医院	三级	综合	公立
646		安徽医科大学第四附属医院	三级	综合	公立
647		合肥市第一人民医院	三级	综合	公立
648		合肥市第二人民医院	三级	综合	公立
649		庐江县人民医院	二级	综合	公立
650		宣城市人民医院	三级	综合	公立
651		宿州市立医院	三级	综合	公立

续表

序号	省(自治区、直辖市)	医院名称	级别	专科/综合	公立/民营
652		皖南医学院弋矶山医院	三级	综合	公立
653		芜湖市第二人民医院	三级	综合	公立
654		芜湖市第一人民医院	三级	综合	公立
655		南陵县医院	二级	综合	公立
656		芜湖市妇幼保健院	二级	专科	公立
657		铜陵市人民医院	三级	综合	公立
658		马鞍山市中心医院	三级	综合	公立
659		六安市人民医院	三级	综合	公立
660		黄山市人民医院	三级	综合	公立
661		淮南市第一人民医院	三级	综合	公立
662		淮南市第二人民医院	二级	综合	公立
663		淮北市人民医院	三级	综合	公立
664	安徽省	阜阳市人民医院	三级	综合	公立
665		颍上县人民医院	二级	综合	公立
666		皖东人民医院	二级	综合	民营
667		来安县人民医院	二级	综合	公立
668		天长市人民医院	二级	综合	公立
669		明光市人民医院	二级	综合	公立
670		定远县总医院	二级	综合	公立
671		池州市人民医院	三级	综合	公立
672		亳州市人民医院	三级	综合	公立
673		蚌埠医学院第一附属医院	三级	综合	公立
674		蚌埠市第一人民医院	三级	综合	公立
675		蚌埠市第三人民医院	三级	综合	公立
676		安庆市第一人民医院	三级	综合	公立
677		安庆市立医院	三级	综合	公立
678		贵州医科大学附属医院	三级	综合	公立
679	贵州省	贵州省人民医院	三级	综合	公立
680		贵阳市第一人民医院	三级	综合	公立
681		贵阳市第二人民医院	三级	综合	公立

序号	省(自治区、直辖市)	医院名称	级别	专科／综合	公立／民营
682		贵阳小河 300 医院	一级	综合	公立
683		遵义医科大学附属医院	三级	综合	公立
684		遵义市第一人民医院	三级	综合	公立
685		安顺市人民医院	三级	综合	公立
686		贵航集团三〇二医院	三级	综合	公立
687		贵州医科大学第二附属医院	三级	综合	公立
688		毕节市第一人民医院	三级	综合	公立
689		贵州医科大学第三附属医院	三级	综合	公立
690		都匀市人民医院	二级	综合	公立
691	贵州省	兴义市人民医院	三级	综合	公立
692		铜仁市人民医院	三级	综合	公立
693		铜仁市中医院	二级	综合	公立
694		六盘水市人民医院	三级	综合	公立
695		六盘水市妇幼保健院	三级	专科	公立
696		长顺县人民医院	二级	综合	公立
697		纳雍县人民医院	二级	综合	公立
698		威宁县人民医院	二级	综合	公立
699		麻江县人民医院	二级	综合	公立
700		息烽县人民医院	二级	综合	公立
701		罗甸县人民医院	二级	综合	公立
702		天柱县人民医院	二级	综合	公立
703		固原市原州区人民医院	二级	综合	公立
704		固原市人民医院	三级	综合	公立
705		隆德县人民医院	二级	综合	公立
706		泾源县人民医院	二级	综合	公立
707	宁夏回族自治区	西吉县人民医院	二级	综合	公立
708		灵武市人民医院	二级	综合	公立
709		宁夏回族自治区第三人民医院	二级	综合	公立
710		宁夏回族自治区妇幼保健院	二级	专科	公立
711		宁夏回族自治区人民医院	三级	综合	公立

序号	省(自治区、直辖市)	医院名称	级别	专科/综合	公立/民营
712	宁夏回族自治区	银川市第二人民医院	二级	综合	公立
713		银川市第三人民医院	二级	综合	公立
714		银川市第一人民医院	三级	综合	公立
715		宁夏医科大学总医院	三级	综合	公立
716		宁夏第五人民医院	三级	综合	公立
717		平罗县人民医院	二级	综合	公立
718		石嘴山市第二人民医院	二级	综合	公立
719		石嘴山市第一人民医院	三级	综合	公立
720		盐池县人民医院	二级	综合	公立
721		同心县人民医院	二级	综合	公立
722		青铜峡市人民医院	二级	综合	公立
723		吴忠市人民医院	三级	综合	公立
724		中宁县人民医院	二级	综合	公立
725		海原县人民医院	二级	综合	公立
726		中卫市人民医院	三级	综合	公立
727		中卫市沙坡头区人民医院	二级	综合	公立
728		宁夏第三人民医院	二级	综合	公立
729		彭阳县人民医院	二级	综合	公立
730		固原市中医院	二级	综合	公立
731		宁夏回族自治区中医医院暨中医研究院	三级	综合	公立
732	山东省	山东大学齐鲁医院	三级	综合	公立
733		山东省立医院	三级	综合	公立
734		济南市中心医院	三级	综合	公立
735		济南市妇幼保健院	三级	专科	公立
736		山东大学附属生殖医院	三级	专科	公立
737		济宁医学院附属医院	三级	综合	公立
738		泰安市中心医院	三级	综合	公立
739		淄博市妇幼保健院	三级	专科	公立
740		淄博市中心医院	三级	综合	公立
741		淄博莲池妇婴医院	二级	专科	民营

续表

序号	省(自治区、直辖市)	医院名称	级别	专科／综合	公立／民营
742	山东省	德州市人民医院	三级	综合	公立
743		菏泽市立医院	三级	综合	公立
744		临沂市人民医院	三级	综合	公立
745		临沂市中心医院	三级	专科	公立
746		滨州医学院附属医院	三级	综合	公立
747		枣庄市妇幼保健院	三级	专科	公立
748		枣庄市立医院	三级	综合	公立
749		滨州医学院烟台附属医院	三级	综合	公立
750		日照市人民医院	三级	综合	公立
751		聊城市人民医院	三级	综合	公立
752		潍坊市人民医院	三级	综合	公立
753	山西省	山西医科大学第一医院	三级	综合	公立
754		山西省人民医院	三级	综合	公立
755		山西省肿瘤医院	三级	专科	公立
756		山西医科大学第二医院	三级	综合	公立
757		山西白求恩医院	三级	综合	公立
758		山西省心血管病医院	三级	专科	公立
759		山西省儿童医院	三级	专科	公立
760		山西中医学院附属医院	三级	综合	公立
761		山西省第二人民医院	三级	专科	公立
762		太原市第二人民医院	二级	综合	公立
763		太原市中心医院	三级	综合	公立
764		临汾市中心医院	三级	综合	公立
765		运城市中心医院	三级	综合	公立
766		晋中市第一人民医院	三级	综合	公立
767		晋城市人民医院	三级	综合	公立
768		大同市第五人民医院	三级	综合	公立
769		忻州市人民医院	三级	综合	公立
770		山西省汾阳医院	三级	综合	公立
771		长治医学院附属和平医院	三级	综合	公立

续表

序号	省(自治区、直辖市)	医院名称	级别	专科/综合	公立/民营
772	山西省	朔州市人民医院	二级	综合	公立
773		阳泉市第一人民医院	三级	综合	公立
774		临汾市人民医院	三级	综合	公立
775		运城盐湖区医院	二级	综合	公立
776		大同市第三人民医院	三级	综合	公立
777		长治市和济医院	三级	综合	公立
778		河津市人民医院	二级	综合	公立
779		临县人民医院	二级	综合	公立
780		山西省煤炭中心医院	三级	综合	公立
781		太原市人民医院	二级	综合	公立
782		吕梁市人民医院	三级	综合	公立
783		太原市第三人民医院	三级	专科	公立
784		晋中市第二人民医院	三级	综合	公立
785		朔州市中心医院	二级	综合	公立
786	陕西省	安康市中心医院	三级	综合	公立
787		安康市中医医院	三级	综合	公立
788		安康汉滨区第一医院	二级	综合	公立
789		安康汉滨区第二医院	二级	综合	公立
790		安康汉滨区第三医院	二级	综合	公立
791		白河县人民医院	二级	综合	公立
792		宝鸡市中心医院	三级	综合	公立
793		汉中市中心医院	三级	综合	公立
794		汉阴县人民医院	二级	综合	公立
795		陕西省人民医院	三级	综合	公立
796		陕西省肿瘤医院	三级	专科	公立
797		西安交通大学第一附属医院	三级	综合	公立
798		西安交通大学第二附属医院	三级	综合	公立
799		西安市第四医院	三级	综合	公立
800		西安市儿童医院	三级	专科	公立
801		西安市中心医院	三级	综合	公立

续表

序号	省(自治区、直辖市)	医院名称	级别	专科／综合	公立／民营
802	陕西省	西安市红会医院	三级	专科	公立
803		陕西省第二人民医院	三级	综合	公立
804		西北妇女儿童医院	三级	专科	公立
805		咸阳市中心医院	三级	综合	公立
806		咸阳市第一人民医院	三级	综合	公立
807		延安大学咸阳医院	三级	综合	公立
808		陕西中医药大学附属医院	三级	综合	公立
809		陕西省核工业二一五医院	三级	综合	公立
810		铜川市人民医院	三级	综合	公立
811		铜川矿务局中心医院	三级	综合	公立
812		渭南市中心医院	三级	综合	公立
813		蒲城高新医院	二级	综合	民营
814		延安大学附属医院	三级	综合	公立
815		延安市人民医院	三级	综合	公立
816		榆林市第一医院	三级	综合	公立
817		商洛市中心医院	三级	综合	公立
818		商洛市商州区人民医院	二级	综合	公立
819	四川省	汶川县人民医院	三级	综合	公立
820		阿坝藏族羌族自治州人民医院	三级	综合	公立
821		金川县人民医院	二级	综合	公立
822		巴中市中心医院	三级	综合	公立
823		平昌县人民医院	三级	综合	公立
824		巴中市中医医院	三级	综合	公立
825		成都市温江区人民医院	三级	综合	公立
826		成都市第三人民医院	三级	综合	公立
827		四川省妇幼保健院	三级	专科	公立
828		四川天府新区人民医院	三级	综合	公立
829		成都市第一人民医院	三级	综合	公立
830		成都市新都区人民医院	三级	综合	公立
831		成都市第五人民医院	三级	综合	公立

续表

序号	省(自治区、直辖市)	医院名称	级别	专科/综合	公立/民营
832		成都市龙泉驿区第一人民医院	三级	综合	公立
833		四川大学华西第二医院	三级	专科	公立
834		三六三医院	三级	综合	公立
835		成都市妇女儿童中心医院	三级	专科	公立
836		四川省肿瘤医院	三级	专科	公立
837		大竹县人民医院	三级	综合	公立
838		达州市中心医院	三级	综合	公立
839		达州善泽健康体检中心		综合	民营
840		万源市中心医院	二级	综合	公立
841		达川区人民医院	三级	综合	公立
842		德阳市人民医院	三级	综合	公立
843		德阳市第二人民医院	三级	综合	公立
844		德阳市旌阳区妇幼保健院	三级	专科	公立
845		德阳第五医院	二级	综合	民营
846	四川省	什邡市人民医院	三级	综合	公立
847		广汉市人民医院	三级	综合	公立
848		中江县人民医院	三级	综合	公立
849		四川大学华西医院绵竹医院	三级	综合	公立
850		罗江区人民医院	二级	综合	公立
851		甘孜藏族自治州人民医院	三级	综合	公立
852		康定市人民医院	二级	综合	公立
853		丹巴县人民医院	二级	综合	公立
854		甘孜县人民医院	二级	综合	公立
855		广安市人民医院	三级	综合	公立
856		广安区人民医院	二级	综合	公立
857		邻水县人民医院	三级	综合	公立
858		岳池县人民医院	三级	综合	公立
859		广元市第一人民医院	三级	综合	公立
860		乐山市妇幼保健院	三级	专科	公立
861		乐山市人民医院	三级	综合	公立

续表

序号	省(自治区、直辖市)	医院名称	级别	专科／综合	公立／民营
862		凉山彝族自治州第一人民医院	三级	综合	公立
863		西昌市人民医院	三级	综合	公立
864		德昌县人民医院	三级	综合	公立
865		凉山州妇幼保健计划生育服务中心	三级	专科	公立
866		西南医科大学附属医院	三级	综合	公立
867		泸州市纳溪区人民医院	二级	综合	公立
868		泸县人民医院	三级	综合	公立
869		西南医科大学附属中医医院	三级	专科	公立
870		合江县人民医院	三级	综合	公立
871		泸州市龙马潭区人民医院	二级	综合	公立
872		眉山市人民医院	三级	综合	公立
873		仁寿县第二人民医院	二级	综合	公立
874		仁寿县人民医院	三级	综合	公立
875		丹棱县人民医院	二级	综合	公立
876	四川省	眉山市妇幼保健院	三级	专科	公立
877		彭山区人民医院	二级	综合	公立
878		四川省妇幼保健计划生育服务中心	二级	专科	公立
879		绵阳市中心医院	三级	综合	公立
880		四川绵阳四〇四医院	三级	综合	公立
881		绵阳市第三人民医院	三级	综合	公立
882		江油市人民医院	三级	综合	公立
883		三台县人民医院	三级	综合	公立
884		川北医学院附属医院	三级	综合	公立
885		南充市高坪区人民医院	三级	综合	公立
886		南充市妇幼保健计划生育服务中心	二级	专科	公立
887		南充市中心医院	三级	综合	公立
888		隆昌市人民医院	三级	综合	公立
889		内江市中医医院	三级	综合	公立
890		内江市妇幼保健院	二级	专科	公立
891		资中县人民医院	三级	综合	公立

续表

序号	省（自治区、直辖市）	医院名称	级别	专科／综合	公立／民营
892		攀枝花市中心医院	三级	综合	公立
893		攀枝花市中西医结合医院	三级	综合	公立
894		盐边县人民医院	二级	综合	公立
895		攀枝花市妇幼保健医院	三级	专科	公立
896		攀枝花市仁和区人民医院	二级	综合	公立
897		遂宁市中心医院	三级	综合	公立
898		大英县人民医院	二级	综合	公立
899		遂宁市第一人民医院	三级	综合	公立
900		遂宁市第三人民医院	二级	综合	公立
901		雅安市人民医院	三级	综合	公立
902		石棉县人民医院	三级	综合	公立
903		雅安市中医医院	三级	综合	公立
904		石棉县中医医院	二级	综合	公立
905		汉源县人民医院	三级	综合	公立
906	四川省	宜宾市第一人民医院	三级	综合	公立
907		宜宾市第二人民医院	三级	综合	公立
908		江安县中医院	三级	综合	公立
909		宜宾市第四人民医院	三级	专科	公立
910		宜宾市叙州区人民医院	三级	综合	公立
911		资阳市第一人民医院	三级	综合	公立
912		资阳市雁江区人民医院	二级	综合	公立
913		资阳市人民医院	三级	综合	公立
914		安岳县人民医院	三级	综合	公立
915		乐至县人民医院	三级	综合	公立
916		自贡市第一人民医院	三级	综合	公立
917		自贡市中医医院	三级	专科	公立
918		自贡市第三人民医院	三级	综合	公立
919		自贡市第四人民医院	三级	综合	公立
920		自贡市妇幼保健院	三级	专科	公立
921		自贡市自流井区第二人民医院	二级	综合	公立

续表

序号	省(自治区、直辖市)	医院名称	级别	专科/综合	公立/民营
922	四川省	自贡市大安区妇幼保健院	二级	专科	公立
923		自贡市富顺新区医院	二级	综合	民营
924	西藏自治区	西藏自治区人民医院	三级	综合	公立
925		拉萨市人民医院	三级	综合	公立
926		日喀则市人民医院	三级	综合	公立
927		江孜县人民医院	二级	综合	公立
928		日喀则市桑珠孜区人民医院	二级	综合	公立
929		阿里地区人民医院	二级	综合	公立
930		阿里地区噶尔县人民医院	二级	综合	公立
931		阿里地区普兰县人民医院	二级	综合	公立
932		阿里地区妇幼保健院	二级	综合	民营
933		那曲地区人民医院	二级	综合	公立
934		尼玛县人民医院	二级	综合	公立
935		那曲地区妇幼保健院	二级	专科	公立
936		那曲地区班嘎县人民医院	二级	综合	公立
937	江西省	抚州市第一人民医院	三级	综合	公立
938		赣南医学院第一附属医院	三级	综合	公立
939		赣州市人民医院	三级	综合	公立
940		泰和县妇幼保健计划生育服务中心	二级	专科	公立
941		吉安市中心人民医院	三级	综合	公立
942		上海市东方医院吉安医院	三级	综合	公立
943		井冈山大学附属医院	三级	综合	公立
944		景德镇市第一人民医院	三级	综合	公立
945		九江市第一人民医院	三级	综合	公立
946		九江学院附属医院	三级	综合	公立
947		九江市妇幼保健院	三级	专科	公立
948		南昌大学第二附属医院	三级	综合	公立
949		中国人民解放军联勤保障部队第908医院	三级	综合	公立
950		南昌市第三医院	三级	综合	公立
951		江西省人民医院	三级	综合	公立

续表

序号	省(自治区、直辖市)	医院名称	级别	专科／综合	公立／民营
952	江西省	江西省妇幼保健院	三级	专科	公立
953		南昌大学第一附属医院	三级	综合	公立
954		江西省中西医结合医院	三级	综合	公立
955		南昌市第一医院	三级	综合	公立
956		江西省肿瘤医院	三级	专科	公立
957		江西中医药大学附属医院	三级	专科	公立
958		南昌大学第四附属医院	三级	综合	公立
959		萍乡市人民医院	三级	综合	公立
960		萍乡市湘东区人民医院	二级	综合	公立
961		赣西肿瘤医院	二级	专科	民营
962		芦溪县妇幼保健院	二级	专科	公立
963		上栗县妇幼保健院	二级	专科	公立
964		萍乡矿业集团有限责任公司总医院	三级	综合	公立
965		萍乡市妇幼保健院	二级	专科	公立
966		江西医学高等专科学校第一附属医院	二级	综合	公立
967		万年县人民医院	二级	综合	公立
968		上饶市立医院	三级	综合	公立
969		上饶市皮肤病性病防治所	二级	专科	公立
970		新余市新钢中心医院	三级	综合	公立
971		新余市人民医院	三级	综合	公立
972		万载县人民医院	二级	综合	公立
973		宜丰县人民医院	二级	综合	公立
974		宜春市人民医院	三级	综合	公立
975		丰城市人民医院	三级	综合	公立
976		丰城市妇幼保健院	二级	专科	公立
977	内蒙古自治区	内蒙古自治区妇幼保健院	三级	专科	公立
978		内蒙古科技大学包头医学院第一附属医院	三级	综合	公立
979		巴彦淖尔市医院	三级	综合	公立
980		内蒙古自治区人民医院	三级	综合	公立
981		内蒙古医科大学附属医院	三级	综合	公立

续表

序号	省(自治区、直辖市)	医院名称	级别	专科/综合	公立/民营
982		乌海市人民医院	三级	综合	公立
983		内蒙古林业总医院	三级	综合	公立
984		包头市中心医院	三级	综合	公立
985		赤峰学院附属医院	三级	综合	公立
986		锡林郭勒盟蒙医医院	三级	综合	公立
987		内蒙古民族大学附属医院	三级	综合	公立
988		内蒙古包钢医院	三级	综合	公立
989		巴彦淖尔市中医医院	三级	综合	公立
990		鄂尔多斯市中心医院	三级	综合	公立
991	内蒙古自治区	呼和浩特市第一医院	三级	综合	公立
992		兴安盟人民医院	三级	综合	公立
993		赤峰市医院	三级	综合	公立
994		鄂尔多斯市东胜区人民医院	二级	综合	公立
995		赤峰市妇幼保健计划生育服务中心	二级	专科	公立
996		鄂尔多斯市伊金霍洛旗人民医院	二级	综合	公立
997		呼伦贝尔市人民医院	三级	综合	公立
998		阿拉善盟中心医院	三级	综合	公立
999		包头市九原区医院	二级	综合	公立
1000		乌兰察布市中心医院	三级	综合	公立
1001		内蒙古国际蒙医医院	三级	综合	公立
1002		锡林郭勒盟中心医院	三级	综合	公立
1003		天水市第一人民医院	三级	综合	公立
1004		庆阳市人民医院	三级	综合	公立
1005		平凉市人民医院	三级	综合	公立
1006		酒泉市人民医院	三级	综合	公立
1007	甘肃省	白银市第二人民医院	三级	综合	公立
1008		临夏州人民医院	三级	综合	公立
1009		武威市人民医院	三级	综合	公立
1010		定西市人民医院	三级	综合	公立
1011		兰州市第二人民医院	三级	综合	公立

续表

序号	省(自治区、直辖市)	医院名称	级别	专科／综合	公立／民营
1012	甘肃省	兰州市西固区人民医院	二级	综合	公立
1013		天水四零七医院	三级	综合	民营
1014		白银市妇幼保健院	二级	专科	公立
1015		甘肃省中医院白银分院	三级	综合	公立
1016		敦煌市医院	二级	综合	公立
1017		酒钢医院	三级	综合	公立
1018		天水市第四人民医院	二级	综合	公立
1019		成县人民医院	二级	综合	公立
1020		灵台县人民医院	二级	综合	公立
1021		武威肿瘤医院	三级	专科	公立
1022		金昌市中西医结合医院	二级	综合	公立
1023		河西学院附属张掖人民医院	三级	综合	公立
1024		甘州区妇幼保健院	二级	专科	公立
1025	湖南省	茶陵县人民医院	二级	综合	公立
1026		常德市第一人民医院	三级	综合	公立
1027		常德市妇幼保健院	三级	专科	公立
1028		湖南中医药高等专科学校附属第一医院	三级	综合	公立
1029		湖南省妇幼保健院	三级	专科	公立
1030		湖南省肿瘤医院	三级	专科	公立
1031		华容县人民医院	二级	综合	公立
1032		怀化市第一人民医院	三级	综合	公立
1033		醴陵泰安医院	二级	综合	民营
1034		浏阳市人民医院	三级	综合	公立
1035		娄底市中心医院	三级	综合	公立
1036		南华大学附属第一医院	三级	综合	公立
1037		南华大学附属南华医院	三级	综合	公立
1038		南华大学附属长沙中心医院	三级	综合	公立
1039		邵阳学院附属第二医院	三级	综合	公立
1040		湘西土家族苗族自治州民族中医院	三级	综合	公立
1041		湘西土家族苗族自治州人民医院	三级	综合	公立

续表

序号	省(自治区、直辖市)	医院名称	级别	专科/综合	公立/民营
1042	湖南省	益阳市中心医院	三级	综合	公立
1043		岳阳市一人民医院	三级	综合	公立
1044		长沙市第四医院	三级	综合	公立
1045		长沙市第一医院	三级	综合	公立
1046		中南大学湘雅三医院	三级	综合	公立
1047		中南大学湘雅医院	三级	综合	公立
1048		株洲恺德心血管病医院	三级	专科	民营
1049		株洲市人民医院	三级	综合	公立
1050		株洲市三三一医院	三级	综合	公立
1051		株洲市中心医院	三级	综合	公立
1052		郴州市第一人民医院	三级	综合	公立
1053		长沙市第三医院	三级	综合	公立
1054	河北省	邯郸市妇幼保健院	三级	专科	公立
1055		冀中能源峰峰总院	三级	综合	公立
1056		河北工程大学附属医院	三级	综合	公立
1057		邯郸市人民医院	二级	综合	公立
1058		临漳县医院	二级	综合	公立
1059		邯郸市第七医院	二级	综合	公立
1060		大名县人民医院	二级	综合	公立
1061		邯郸市第四医院	二级	综合	公立
1062		鸡泽县医院	二级	综合	公立
1063		邯郸市肥乡区中心医院	二级	综合	公立
1064		魏县人民医院	二级	综合	公立
1065		涉县医院	二级	综合	公立
1066		邱县中心医院	二级	综合	公立
1067		曲周县医院	二级	综合	公立
1068		沧州和平医院	二级	综合	民营
1069		泊头市医院	二级	综合	公立
1070		泊头市妇幼保健院	二级	专科	公立
1071		沧州市南大港医院	二级	综合	公立

续表

序号	省（自治区、直辖市）	医院名称	级别	专科/综合	公立/民营
1072		南皮县人民医院	二级	综合	公立
1073		泊头第三人民医院	二级	综合	公立
1074		邢台市妇幼保健院	二级	专科	公立
1075		河北省眼科医院	三级	专科	公立
1076		邢台市第二医院	二级	专科	公立
1077		华北理工大学附属医院	三级	综合	公立
1078		开滦总医院	三级	综合	公立
1079		唐山市第二医院	三级	专科	公立
1080		唐山市妇幼保健院	三级	专科	公立
1081		唐山市工人医院	三级	综合	公立
1082		唐山市弘慈医院	三级	综合	民营
1083		唐山南湖医院	三级	综合	民营
1084		唐山市人民医院	三级	综合	公立
1085		唐山市协和医院	三级	综合	公立
1086	河北省	唐山市中医院	三级	综合	公立
1087		唐山市第三医院	二级	综合	公立
1088		唐山市丰南区医院	二级	综合	公立
1089		丰润区第二人民医院	二级	综合	公立
1090		唐山市古冶区医院	二级	综合	公立
1091		唐山市开平医院	二级	综合	公立
1092		乐亭县人民医院	二级	综合	公立
1093		滦南县人民医院	二级	综合	公立
1094		滦州市人民医院	二级	综合	公立
1095		唐山市南堡开发区医院	二级	综合	公立
1096		迁安市人民医院	二级	综合	公立
1097		迁安市中医医院	二级	综合	公立
1098		迁西县人民医院	二级	综合	公立
1099		玉田县医院	二级	综合	公立
1100		遵化市人民医院	二级	综合	公立
1101		石家庄市第四医院	三级	专科	公立

续表

序号	省(自治区、直辖市)	医院名称	级别	专科／综合	公立／民营
1102		石家庄市中医院	三级	专科	公立
1103		赵县妇幼保健院	二级	专科	公立
1104		灵寿县医院	二级	综合	公立
1105		赞皇县医院	二级	综合	公立
1106		高邑县医院	二级	综合	公立
1107		石家庄平安医院	三级	综合	民营
1108		栾城人民医院	二级	综合	公立
1109		安新县中医医院	二级	综合	公立
1110		保定市竞秀区医院	二级	综合	公立
1111		博野县人民医院	二级	综合	公立
1112		定兴县妇幼保健院	二级	专科	公立
1113		定兴县人民医院	二级	综合	公立
1114		蠡县人民医院	二级	综合	公立
1115		保定市清苑区妇幼保健院	二级	综合	公立
1116	河北省	曲阳县妇幼保健院	二级	专科	公立
1117		曲阳县人民医院	二级	综合	公立
1118		曲阳县中医医院	二级	综合	公立
1119		顺平兴和医院	二级	综合	民营
1120		徐水区宝石花东方医院	二级	综合	公立
1121		保定市徐水区妇幼保健院	二级	专科	公立
1122		涿州市中医医院	二级	综合	民营
1123		易县妇幼保健院	二级	专科	公立
1124		唐县妇幼保健院	二级	专科	公立
1125		保定市徐水区人民医院	二级	综合	公立
1126		武强县医院	二级	综合	公立
1127		饶阳县人民医院	二级	综合	公立
1128		深州市医院	二级	综合	公立
1129		衡水市中医院	三级	综合	公立
1130		衡水市桃城区妇幼保健院	二级	综合	公立
1131		安平县人民医院	二级	综合	公立

续表

序号	省(自治区、直辖市)	医院名称	级别	专科／综合	公立／民营
1132		衡水市第六人民医院	二级	综合	公立
1133		阜城县人民医院	二级	综合	公立
1134		衡水市心血管病医院	二级	专科	民营
1135		张家口市沙岭子医院	二级	综合	公立
1136		河北北方学院附属第二医院	三级	综合	公立
1137		张家口市宣化区人民医院	二级	综合	公立
1138		张家口市宣化区医院	二级	综合	公立
1139		张家口宣钢医院	二级	综合	民营
1140		张家口市宣化区中医院	二级	综合	公立
1141		张家口市万全区中医院	二级	综合	公立
1142		张家口市万全区医院	二级	综合	公立
1143		张家口市万全区妇幼保健和计划生育服务中心	二级	专科	公立
1144	河北省	张家口市崇礼区中医院	二级	综合	公立
1145		张家口市崇礼区妇幼保健计划生育服务中心	二级	专科	公立
1146		怀安县医院	二级	综合	公立
1147		怀安县妇幼保健院	二级	专科	公立
1148		怀安县中医院	二级	综合	公立
1149		怀来县妇幼保健计划生育服务中心	二级	专科	公立
1150		赤城县人民医院	二级	综合	公立
1151		赤城县妇幼保健计划生育服务中心	二级	专科	公立
1152		赤城县中医院	二级	综合	公立
1153		尚义县医院	二级	综合	公立
1154		尚义县妇幼保健院	二级	专科	公立
1155		康保县人民医院	二级	综合	公立
1156		涿鹿县医院	二级	综合	公立
1157		涿鹿县中医院	二级	综合	公立
1158		涿鹿县妇幼保健计划生育服务中心	二级	专科	公立
1159		张北县医院	二级	综合	公立
1160		张北县妇幼保健院	二级	专科	公立
1161		沽源县人民医院	二级	综合	公立

续表

序号	省(自治区、直辖市)	医院名称	级别	专科/综合	公立/民营
1162		沽源县妇幼卫生保健院	二级	专科	公立
1163		沽源县中医医院	二级	综合	公立
1164		蔚县人民医院	二级	综合	公立
1165		蔚县中医院	二级	综合	公立
1166		阳原县人民医院	二级	综合	公立
1167		阳原县中医院	二级	综合	公立
1168		阳原县妇幼保健院	二级	专科	公立
1169		承德市中医院	三级	综合	公立
1170		承德市妇幼保健院	二级	专科	公立
1171		承德市第三医院	二级	专科	公立
1172		承德钢铁集团有限公司职工医院	二级	综合	公立
1173		承德市双滦区人民医院	二级	综合	公立
1174		围场满族蒙古族自治县妇幼保健院	二级	专科	公立
1175		围场满族蒙古族自治县中医院	二级	综合	公立
1176	河北省	隆化县医院	二级	综合	公立
1177		承德县医院	二级	综合	公立
1178		兴隆县人民医院	二级	综合	公立
1179		滦平县医院	二级	综合	公立
1180		滦平县妇幼保健院	二级	专科	公立
1181		宽城满族自治县医院	二级	综合	公立
1182		宽城满族自治县中医院	二级	综合	公立
1183		廊坊长征医院	二级	综合	民营
1184		廊坊红十字霸州开发区医院	二级	综合	民营
1185		大城县医院	二级	综合	公立
1186		河北省人民医院	三级	综合	公立
1187		河北医科大学第一医院	三级	综合	公立
1188		河北医科大学第三医院	三级	综合	公立
1189		河北医科大学第四医院	三级	综合	公立
1190		石家庄市第一医院	三级	综合	公立
1191		石家庄市第二医院	二级	综合	公立

序号	省(自治区、直辖市)	医院名称	级别	专科／综合	公立／民营
1192		石家庄市第三医院	二级	综合	公立
1193		石家庄市妇幼保健院	三级	专科	公立
1194		河北北方学院附属第一医院	三级	综合	公立
1195		张家口市第二医院	二级	综合	公立
1196		张家口市妇幼保健院	二级	专科	公立
1197		张家口市第五医院	二级	综合	公立
1198		张家口市中医院	二级	综合	公立
1199		张家口市下花园区医院	二级	综合	公立
1200		怀来县医院	二级	综合	公立
1201		怀来县中医医院	二级	综合	公立
1202		沧州市中心医院	三级	综合	公立
1203		沧州市人民医院	三级	综合	公立
1204		河北省沧州中西医结合医院	三级	综合	公立
1205		沧州市妇幼保健院	二级	专科	公立
1206	河北省	华北石油管理局总医院	三级	综合	公立
1207		河间市人民医院	二级	综合	公立
1208		任丘市人民医院	二级	综合	公立
1209		黄骅市人民医院	二级	综合	公立
1210		吴桥县人民医院	二级	综合	公立
1211		东光县医院	二级	综合	公立
1212		肃宁县人民医院	二级	综合	公立
1213		沧县医院	二级	综合	公立
1214		保定市第一中心医院	三级	综合	公立
1215		保定市第一中心医院东院	三级	综合	公立
1216		河北大学附属医院	三级	综合	公立
1217		保定市第一医院	三级	综合	公立
1218		保定市第二医院	三级	综合	公立
1219		保定市第二中心医院	三级	综合	公立
1220		保定市第一中医院	三级	综合	公立
1221		保定市妇幼保健院	三级	专科	公立

序号	省(自治区、直辖市)	医院名称	级别	专科/综合	公立/民营
1222		安国市医院	二级	综合	公立
1223		保定市清苑区人民医院	二级	综合	公立
1224		容城县人民医院	二级	综合	公立
1225		曲阳县第二医院	二级	综合	民营
1226		保定市第七医院	二级	综合	民营
1227		河北省第七人民医院	二级	综合	公立
1228		定州市人民医院	二级	综合	公立
1229		保定市第三中心医院	二级	综合	公立
1230		雄县医院	二级	综合	公立
1231		顺平县医院	二级	综合	公立
1232		保定牡丹妇婴医院	二级	专科	民营
1233		保定市中医院	二级	专科	公立
1234		高碑店市医院	二级	综合	公立
1235		涞水县医院	二级	综合	公立
1236	河北省	保定市满城区人民医院	二级	综合	公立
1237		河北省易县医院	二级	综合	公立
1238		保定市第五医院	二级	综合	公立
1239		高阳县医院	二级	综合	公立
1240		安新县中医医院	二级	专科	公立
1241		秦皇岛市第一医院	三级	综合	公立
1242		秦皇岛市第二医院	三级	综合	公立
1243		秦皇岛市妇幼保健院	三级	专科	公立
1244		秦皇岛市第四医院	二级	综合	公立
1245		秦皇岛市海港医院	二级	综合	公立
1246		秦皇岛市港口医院	二级	综合	公立
1247		秦皇岛市军工医院	二级	综合	公立
1248		秦皇岛市骨科医院	二级	综合	公立
1249		秦皇岛市北戴河医院	二级	综合	公立
1250		秦皇岛市抚宁区医院	二级	综合	公立
1251		秦皇岛市卢龙县医院	二级	综合	公立

序号	省(自治区、直辖市)	医院名称	级别	专科／综合	公立／民营
1252		秦皇岛市青龙县医院	二级	综合	公立
1253		秦皇岛市山海关区医院	二级	综合	公立
1254		中国石油天然气集团公司中心医院	三级	综合	民营
1255		三河市燕郊人民医院	二级	综合	民营
1256		廊坊市中医医院	三级	综合	公立
1257		廊坊市广阳区人民医院	二级	综合	公立
1258		廊坊万福妇产医院	二级	专科	民营
1259		廊坊市人民医院	三级	综合	公立
1260		廊坊市妇幼保健中心	二级	专科	公立
1261		廊坊爱德堡医院	二级	综合	民营
1262		固安县人民医院	二级	综合	公立
1263		廊坊市第四人民医院	二级	综合	公立
1264		承德市中心医院	三级	综合	公立
1265		承德医学院附属医院	三级	综合	公立
1266	河北省	丰宁满族自治县医院	三级	综合	公立
1267		围场满族蒙古族自治县医院	二级	综合	公立
1268		隆化县妇幼保健院	二级	综合	公立
1269		邢台市人民医院	三级	综合	公立
1270		清河县人民医院	二级	综合	公立
1271		河北省民政总医院	三级	综合	公立
1272		邢台医学高等专科学校第二附属医院	三级	综合	公立
1273		邢台市第三医院	三级	综合	公立
1274		华北理工大学附属医院	三级	综合	公立
1275		唐山市妇幼保健院	三级	专科	公立
1276		唐山市丰南区医院	二级	综合	公立
1277		乐亭县医院	二级	综合	公立
1278		衡水市人民医院	三级	综合	公立
1279		衡水市第四人民医院	三级	综合	公立
1280		衡水市妇幼保健院	二级	专科	公立
1281		邯郸市中心医院	三级	综合	公立

续表

序号	省（自治区、直辖市）	医院名称	级别	专科/综合	公立/民营
1282	河北省	邯郸市第一医院	三级	综合	公立
1283		河北医科大学第二医院	三级	综合	公立
1284		涿州市医院	三级	综合	民营
1285		保定市儿童医院	二级	专科	公立
1286		望都县医院	二级	综合	公立
1287	天津市	天津医科大学总医院	三级	综合	公立
1288		天津市第一中心医院	三级	综合	公立
1289		天津市第三中心医院	三级	综合	公立
1290		天津医科大学第二医院	三级	综合	公立
1291		天津市肿瘤医院	三级	专科	公立
1292		中国医学科学院血液病医院	三级	专科	公立
1293		天津市人民医院	三级	综合	公立
1294		天津市天津医院	三级	综合	公立
1295		天津市儿童医院	三级	专科	公立
1296		天津市中心妇产科医院	三级	专科	公立
1297		天津市中医药研究院附属医院	三级	综合	公立
1298		天津市第四中心医院	三级	综合	公立
1299		天津市胸科医院	三级	专科	公立
1300		天津市南开医院	三级	综合	公立
1301		天津市环湖医院	三级	专科	公立
1302		天津市第二人民医院	三级	综合	公立
1303		天津市海河医院	三级	综合	公立
1304		天津市安定医院	三级	专科	公立
1305		天津医科大学朱宪彝纪念医院	三级	综合	公立
1306		天津中医药大学第一附属医院	三级	综合	公立
1307		天津中医药大学第二附属医院	三级	综合	公立
1308		天津市第三中心医院分院	三级	综合	公立
1309		天津市第四医院	三级	综合	公立
1310		天津市职业病防治院	三级	专科	公立
1311		天津市第五中心医院	三级	综合	公立

续表

序号	省(自治区、直辖市)	医院名称	级别	专科/综合	公立/民营
1312		天津市北辰医院	三级	综合	公立
1313		天津市北辰中医医院	三级	综合	公立
1314		天津市宝坻区人民医院	三级	综合	公立
1315		天津市蓟州区人民医院	三级	综合	公立
1316		天津市静海区医院	三级	综合	公立
1317		天津市宁河区医院	三级	综合	公立
1318		天津市武清区人民医院	三级	综合	公立
1319		天津市武清区中医医院	三级	综合	公立
1320		天津市西青医院	三级	综合	公立
1321		天津医科大学总医院空港医院	三级	综合	公立
1322		天津市肿瘤医院空港医院	三级	专科	公立
1323		天津北大医疗海洋石油医院	二级	综合	公立
1324	天津市	天津海滨人民医院	二级	综合	公立
1325		天津市滨海新区中医医院	二级	综合	公立
1326		天津市滨海新区大港医院	二级	综合	公立
1327		天津市滨海新区塘沽妇产医院	二级	专科	公立
1328		天津港口医院	二级	综合	公立
1329		天津医科大学总医院滨海医院	二级	综合	公立
1330		天津医科大学中新生态城医院	二级	综合	公立
1331		天津市和平区妇产医院	二级	专科	公立
1332		天津市公安医院	二级	综合	公立
1333		天津市水阁医院	二级	专科	公立
1334		天津市美津宜和妇儿医院	二级	专科	民营
1335		天津南开天孕医院	二级	专科	民营
1336		天津市河东区中医医院	二级	综合	公立
1337		天津市第二医院	二级	综合	公立
1338		天津市红桥医院	二级	综合	公立
1339		天津市东丽区东丽医院	二级	综合	公立
1340		天津市东丽区中医医院	二级	综合	公立
1341		天津市武清区第二人民医院	二级	综合	公立

续表

序号	省(自治区、直辖市)	医院名称	级别	专科/综合	公立/民营
1342	天津市	天津市静海区中医医院	二级	综合	公立
1343		天津市宝坻区妇产医院	二级	专科	公立
1344		天津市宝坻区中医医院	二级	综合	公立
1345		天津市宁河区中医医院	二级	综合	公立
1346		天津市蓟州区中医医院	二级	综合	公立
1347		天津市北辰区妇女儿童保健和计划生育服务中心	二级	专科	公立
1348		天津坤如玛丽妇产医院	二级	专科	民营
1349		天津市河西区中医医院	二级	综合	公立
1350		天津市河西区妇产科医院	二级	专科	公立
1351	新疆维吾尔自治区	新疆医科大学第一附属医院	三级	综合	公立
1352		新疆医科大学第二附属医院	三级	综合	公立
1353		新疆医科大学附属肿瘤医院	三级	专科	公立
1354		新疆医科大学第五附属医院	三级	综合	公立
1355		新疆医科大学第六附属医院	三级	综合	公立
1356		新疆维吾尔自治区人民医院	三级	综合	公立
1357		乌鲁木齐市友谊医院	三级	综合	公立
1358		新疆维吾尔自治区维吾尔医医院	三级	综合	公立
1359		新疆乌鲁木齐市第一人民医院	三级	专科	公立
1360		乌鲁木齐市中医医院	三级	专科	公立
1361		新疆佳音医院	三级	专科	民营
1362		克拉玛依市中心医院	三级	综合	公立
1363		克拉玛依市人民医院	二级	综合	公立
1364		喀什地区第二人民医院	三级	综合	公立
1365		喀什地区第一人民医院	三级	综合	公立
1366		喀什地区妇幼保健院	二级	专科	公立
1367		喀什市人民医院	二级	综合	公立
1368		新疆维吾尔自治区喀什远东医院	二级	综合	民营
1369		疏勒县人民医院	二级	综合	公立
1370		疏附县人民医院	二级	综合	公立
1371		英吉沙县人民医院	二级	综合	公立

续表

序号	省（自治区、直辖市）	医院名称	级别	专科 / 综合	公立 / 民营
1372		麦盖提县人民医院	二级	综合	公立
1373		莎车县人民医院	二级	综合	公立
1374		伽师县人民医院	二级	综合	公立
1375		叶城县人民医院	二级	综合	公立
1376		岳普湖县人民医院	二级	综合	公立
1377		哈密市中心医院	三级	综合	公立
1378		新疆生产建设兵团第十三师红星医院	三级	综合	公立
1379		哈密市第二人民医院	二级	专科	公立
1380		哈密市中医医院	二级	综合	公立
1381		巴里坤县人民医院	二级	综合	公立
1382		伊吾县人民医院	二级	综合	公立
1383	新疆维吾尔自治区	伊州区人民医院	二级	综合	公立
1384		哈密市伊州区三道岭人民医院	二级	综合	公立
1385		哈密市宝石花吐哈医院	二级	综合	民营
1386		哈密惠康妇产医院	二级	专科	民营
1387		昌吉市人民医院	二级	综合	公立
1388		新疆医科大学第一附属医院昌吉分院	二级	综合	公立
1389		呼图壁县人民医院	二级	综合	公立
1390		玛纳斯县人民医院	二级	综合	公立
1391		阜康市人民医院	二级	综合	公立
1392		奇台县人民医院	二级	综合	公立
1393		奇台县中医医院	二级	专科	公立
1394		木垒县人民医院	二级	综合	公立
1395		玛纳斯县人民医院	二级	综合	公立
1396		阿勒泰地区人民医院	三级	综合	公立
1397		富蕴县人民医院	二级	综合	公立
1398		哈巴河县人民医院	二级	综合	公立
1399		福海县人民医院	二级	综合	公立
1400		吉木乃县人民医院	二级	综合	公立
1401		阿图什市人民医院	二级	综合	公立

序号	省(自治区、直辖市)	医院名称	级别	专科/综合	公立/民营
1402		阿克陶县人民医院	二级	综合	公立
1403		乌恰县人民医院	二级	综合	公立
1404		阿合奇县人民医院	二级	综合	公立
1405		阿克苏地区第一人民医院	三级	综合	公立
1406		新疆生产建设兵团第一师医院	三级	综合	公立
1407		新疆生产建设兵团第一师阿拉尔医院	二级	综合	公立
1408		库车县人民医院	二级	综合	公立
1409		阿克苏地区妇幼保健院	三级	专科	公立
1410		阿克苏地区第二人民医院	二级	综合	公立
1411		阿瓦提县人民医院	二级	综合	公立
1412		新和县人民医院	二级	综合	公立
1413		温宿县人民医院	二级	综合	公立
1414		乌什县人民医院	二级	综合	公立
1415	新疆维吾尔自治区	沙雅县人民医院	二级	综合	公立
1416		拜城县人民医院	二级	综合	公立
1417		阿克苏市人民医院	二级	综合	公立
1418		柯坪县人民医院	二级	综合	公立
1419		巴州人民医院	三级	综合	公立
1420		新疆生产建设兵团第二师库尔勒医院	三级	综合	公立
1421		库尔勒市第一人民医院	二级	综合	公立
1422		库尔勒市第二人民医院	二级	综合	公立
1423		和硕县人民医院	二级	综合	公立
1424		和静县人民医院	二级	综合	公立
1425		尉犁县人民医院	二级	综合	公立
1426		库尔勒市妇幼保健院	二级	专科	公立
1427		焉耆县妇幼保健院	二级	专科	公立
1428		若羌县人民医院	二级	综合	公立
1429		博湖县人民医院	二级	综合	公立
1430		伊犁州新华医院	三级	综合	公立
1431		伊犁州妇幼保健院	三级	专科	公立

续表

序号	省(自治区、直辖市)	医院名称	级别	专科／综合	公立／民营
1432		伊犁州奎屯医院	三级	综合	公立
1433		伊宁市人民医院	二级	综合	公立
1434		伊宁县人民医院	二级	综合	公立
1435		新源县人民医院	二级	综合	公立
1436		霍城县第一人民医院	二级	综合	公立
1437		尼勒克县人民医院	二级	综合	公立
1438		昭苏县中医医院	二级	综合	公立
1439		特克斯县人民医院	二级	综合	公立
1440		察布查尔县人民医院	二级	综合	公立
1441		巩留县人民医院	二级	综合	公立
1442		和田地区人民医院	三级	综合	公立
1443		和田地区人民医院西院区	三级	综合	公立
1444	新疆维吾尔自治区	策勒县人民医院	二级	综合	公立
1445		民丰县人民医院	二级	综合	公立
1446		和田县人民医院	二级	综合	公立
1447		洛浦县人民医院	二级	综合	公立
1448		于田县人民医院	二级	综合	公立
1449		墨玉县人民医院	二级	综合	公立
1450		皮山县人民医院	二级	综合	公立
1451		塔城市人民医院	二级	综合	公立
1452		额敏县人民医院	二级	综合	公立
1453		乌苏市人民医院	二级	综合	公立
1454		沙湾县人民医院	二级	综合	公立
1455		托里县人民医院	二级	综合	公立
1456		裕民县人民医院	二级	综合	公立
1457		石河子大学医学院第一附属医院	三级	综合	公立
1458		石河子人民医院	三级	综合	公立
1459		石河子妇幼保健院	二级	专科	公立
1460		石河子经济技术开放区医院	二级	综合	公立

续表

序号	省(自治区、直辖市)	医院名称	级别	专科/综合	公立/民营
1461		昆明医科大学第一附属医院	三级	综合	公立
1462		安宁市中医医院	二级	综合	公立
1463		昆明市妇幼保健院	三级	专科	公立
1464		宜良县第一人民医院	二级	综合	公立
1465		昆明市晋宁区第二人民医院	二级	综合	公立
1466		楚雄彝族自治州人民医院	三级	综合	公立
1467		景东彝族自治县人民医院	二级	综合	公立
1468		孟连傣族拉祜族佤族自治县人民医院	二级	综合	公立
1469		澜沧县第一人民医院	二级	综合	公立
1470		普洱市中医医院	三级	综合	公立
1471		思茅区人民医院	二级	综合	公立
1472		昭通市第一人民医院	三级	综合	公立
1473		昭通市中医医院	三级	综合	公立
1474		彝良县人民医院	二级	综合	公立
1475	云南省	昭通市第二人民医院	二级	综合	公立
1476		昭通市妇幼保健院	二级	专科	公立
1477		昭阳区妇幼保健计划生育服务中心	二级	专科	公立
1478		绥江县人民医院	二级	综合	公立
1479		水富市人民医院	二级	综合	公立
1480		红河州第一人民医院	三级	综合	公立
1481		蒙自市人民医院	三级	综合	公立
1482		开远市人民医院	三级	综合	公立
1483		个旧市人民医院	三级	综合	公立
1484		建水县人民医院	二级	综合	公立
1485		陆良县中医医院	二级	综合	公立
1486		曲靖市第一人民医院	三级	综合	公立
1487		曲靖市妇幼保健院	三级	专科	公立
1488		曲靖市麒麟区人民医院	二级	综合	公立
1489		会泽县人民医院	二级	综合	公立
1490		宣威市第一人民医院	三级	综合	公立

续表

序号	省(自治区、直辖市)	医院名称	级别	专科/综合	公立/民营
1491	云南省	临沧市人民医院	三级	综合	公立
1492		沧源佤族自治县人民医院	二级	综合	公立
1493		凤庆县人民医院	二级	综合	公立
1494		临沧市第二人民医院	二级	综合	公立
1495		通海县人民医院	二级	综合	公立
1496		峨山彝族自治县人民医院	二级	综合	公立
1497		元江县人民医院	二级	综合	公立
1498		玉溪市人民医院	三级	综合	公立
1499		保山市人民医院	三级	综合	公立
1500		腾冲市中医医院	二级	综合	公立
1501		丽江市人民医院	三级	综合	公立
1502		华坪县人民医院	二级	综合	公立
1503		文山壮族苗族自治州人民医院	三级	综合	公立
1504		丘北县人民医院	二级	综合	公立
1505		迪庆藏族自治州人民医院	三级	综合	公立
1506		德宏州人民医院	三级	综合	公立
1507		大理市第一人民医院	二级	综合	公立
1508		大理大学第一附属医院	三级	综合	公立
1509		宾川县人民医院	二级	综合	公立
1510		大理市第二人民医院	二级	综合	公立
1511		鹤庆县人民医院	二级	综合	公立